急性脑卒中护理
Acute Stroke Nursing

原著　Jane Williams

　　　Lin Perry

　　　Caroline Watkins

主译　刘云娥　姜卫剑

译者　康　莎　李　晨　李晓翠

　　　梁婧婧　刘傲飞　吕　进

　　　张方贞　王　丹　王伶俐

　　　徐晓颖　张轶群　赵思琦

北京大学医学出版社

JIXING NAOCUZHONG HULI

图书在版编目（CIP）数据

急性脑卒中护理/（美）简-威廉姆斯(Jane Williams),（美）林-佩里(Lin Perry),（美）卡洛琳-瓦特金斯(Caroline Watkins)原著；刘云娥，姜卫剑主译．—北京：北京大学医学出版社，2018.6
书名原文：Acute Stroke Nursing
ISBN 978-7-5659-1632-8

Ⅰ．①急… Ⅱ．①简… ②林… ③卡… ④刘… ⑤姜… Ⅲ．①急性病－脑血管疾病－护理 Ⅳ．① R473.5

中国版本图书馆 CIP 数据核字 (2017) 第 150115 号

北京市版权局著作权合同登记号：图字：01-2014-5301

急性脑卒中护理

主　　译：刘云娥　姜卫剑
出版发行：北京大学医学出版社
地　　址：(100191) 北京市海淀区学院路 38 号　北京大学医学部院内
电　　话：发行部 010-82802230；图书邮购 010-82802495
网　　址：http://www.pumpress.com.cn
E-mail：booksale@bjmu.edu.cn
印　　刷：中煤（北京）印务有限公司
经　　销：新华书店
责任编辑：陈　然　　责任校对：金彤文　　责任印制：李　啸
开　　本：710mm×1000mm　1/16　印张：19　字数：401 千字
版　　次：2018 年 6 月第 1 版　2018 年 6 月第 1 次印刷
书　　号：ISBN 978-7-5659-1632-8
定　　价：95.00 元
版权所有，违者必究
（凡属质量问题请与本社发行部联系退换）

译者前言

　　脑卒中是引起成年人死亡和残疾的主要原因，正受到全球越来越多的关注，其救治方法近些年发展迅速，这无疑给卒中护理带来了极大的发展空间，同时也带来了巨大的挑战。国外发达国家如英国、美国等就卒中护理进行了大量的循症医学研究，使其不断成熟完善，也使其日益成为一个令人兴奋、具有挑战性的行业。国内近几年关于这方面的研究在增多，但相对来说，尚处于发展阶段，借鉴西方发达国家的经验来促进我国卒中护理的发展无疑是非常有必要的。

　　本书作者 Jane Williams，Lin Perry，Caroline Watkins 均是脑卒中方面享有盛誉的专家，他们参与了一系列的英国脑卒中政策制定和研究，促进了卒中护理实践的发展。众所周知，英国是现代护理的发源地，其卒中护理的成功非常值得我们借鉴。本书对脑卒中护理进行了全方位的阐述，包括院前急救、急性期管理、并发症的管理、二级预防和神经功能恢复等，为读者提供一个以循证医学为基础的整体方法来管理和预防神经血管疾病，此外，能为读者提供广阔的卒中探索、研究思路。

　　历经 2 年，译者团队在保留原意的基础上，将原著的内容以符合中文语言习惯的方式表达出来，相信会给读者带来一个愉快充实的阅读旅程。

刘云娥　姜卫剑

2017 年 12 月

原著前言

美国视角

Anne W. Alexandrov

十五年前，为了达到临床质量改进和成效管理的目的，我被调到美国中南部的一个大型学术医疗中心，负责管理一个临床质量和效益不断下降的脑卒中服务单元。我不情愿地接受了这份工作，毕竟，除了受传统束缚的侧重于诊断、某种程度的二级预防和康复的方法，当时还没有治疗急性脑卒中的有效方法。此外，关于重症护理和急诊护士管理急性脑卒中患者的资料很少，没有系统覆盖脑卒中护理的教科书，且由护士写的急性脑卒中管理的论文也相对较少。但是，不到一年时间，随着国立神经障碍与卒中研究所（NINDS）"组织纤溶酶原激活物治疗急性缺血性脑卒中"这一随机对照试验的开展，情况有所好转（National Institute of Neurological Disorder et al.1995）。

现在，急性脑卒中管理紧紧跟着心脏病学发展的脚步，得到越来越多干预措施的支持，可减少神经性残疾、死亡以及预防首次和二次卒中事件的发生。脑卒中护理这个曾经不受欢迎且难以招聘到护士的领域，现在在一些采用了积极再灌注疗法的中心则成了新鲜刺激又吸引人的领域。脑卒中的康复策略也得到迅猛发展，现在引进了令人兴奋的技术，如机器人技术和一系列支持自主功能恢复的方法。大体上来说，曾经被传统的、不太科学的做法而困扰的中心，现在采取了循证、交叉连续的策略，能支持跨学科卫生保健的进步，最终达到患者康复和提高社会成效的目的。总之，脑卒中护理已经走向成熟。

本书对脑卒中护理进行了全方位的阐述，从院前环境到急性期管理、避免并发症、二级预防以及神经功能恢复，为读者提供了一个管理和预防神经血管疾病的循证的、整体的方法。我鼓励临床护士对脑卒中采取循证医学的跨学科管理模式，以推动当地医疗实践的发展，并打破传统，研究新的护理模式以提高患者及其家人的生活质量。

护士是世界范围内提高医疗卫生质量的主要驱动者。由于在脑卒中患者所有救治流程中，护士是数量最庞大的一个群体，因此护士有责任在日益复杂和快节奏的卫生保健环境中保证脑卒中幸存者和家属的安全。掌握这本书所涵盖的知识是提供高质量脑卒中护理服务重要的第一步；接下来，护士借助正规教育、知识的生成和传播，以及持续不断的自我反思，是保证脑卒中患者获得最佳护理质量的关键步骤。我祝贺本书的编辑和作者们使这成为可能，并期待看到书中的脑卒中护理知识能够点燃读者激情，扩大读者视野。

澳大利亚视角

Sandy Middleton

与世界其他地方一样，在澳大利亚，脑卒中也是一个导致死亡和残疾的主要原因（Senes，2006），因此，最佳管理势在必行。2003 年发表了一篇脑卒中救治随机对照试验的 Cochrane 系统性文献综述，其结果为脑卒中单元的有效性提供了令人信服的证据（Stroke Unit Trialists' Collaboration 2003）。在本书第一章中，Watkins 教授对这个证据以及卒中单元主要特点做出了解释。由此可见，在卒中单元中，由多学科团队协作为脑卒中患者提供救治服务，是改善患者预后的全球性关键策略之一。此证据支撑了遍及世界各地的脑卒中住院患者的医疗改革，包括澳大利亚。

与英国一样，脑卒中也是澳大利亚的一个全国性健康重点领域。2006 年，针对心脏、脑卒中和血管病的全国服务改进框架出台，列出了脑卒中持续性救治中，使健康改善和服务提高更有可能实现的"关键干预点"[National Health Priority Action Council（NHPAC）2006]。该框架提出了一个重点，即"所有患脑卒中的澳大利亚人都可以使用"卒中救治单元。联邦政府资助的全国卒中单元项目由国家脑卒中基金会（NSF）承担，该基金会是一个非盈利性的非政府组织。项目旨在促进脑卒中患者得到最佳治疗（National Stroke Foundation 2002）。该项目回顾了脑卒中服务政策、急性脑卒中指南和绩效指标的发展。此外，还根据医院结构、救治过程和患者的临床资料（Cadilhac et al. 2006c）开发了脑卒中服务模式，将医院分为 A，B，C，D 四类。A 类和 B 类医院具备全面的脑卒中服务，如现场 CT 扫描和重症监护床，而 A 类医院还具备现场神经外科条件。C 类医院可以在 12 小时内行 CT 扫描，而 D 类医院既没有 CT 扫描也没有其他可用的硬件条件。所有的 A 类和 B 类医院一般都应该开设卒中单元。然而，在 2004 年进行的一项调查表明，只有 83% 的 A 类和 30% 的 B 类医院设有卒中单元（Cadilhac et al. 2006b）。而澳大利亚公立医院中只有 19% 的医院有卒中单元。与世界上其他国家相比，这个数字并不乐观，特别是和挪威、瑞典相比。这两个国家分别有 60% 和 70% 的医院有脑卒中单元（Rudd & Matchar 2004）。因此，卒中救治单元的公平使用对于许多国家的卫生医疗政策来说都是难题，对澳大利亚尤其如此。

在澳大利亚提供公平的脑卒中救治仍然是一个挑战。大多数人口位于东部的海岸线，这是大多数脑卒中服务最初建立的地区。但目前澳大利亚脑卒中单元主要分布在城市里的医院或者床位在 300 张以上的医院（Cadilhac et al. 2006b）。这可能不利于农村和非城市居民获得卒中单元服务。新南威尔士州（NSW）目前在澳大利亚拥有数量最多的脑卒中单元，这是州政府 5 年多来为大都市地区提供专项资金的直接结果——使卒中单元的数量从 7 个增加到 23 个（Cadilhac et al. 2006b）。之后，在新南威尔士州的农村也已经开始建立了 7 个脑卒中单元。

令人鼓舞的是，澳大利亚医院内的脑卒中救治单元与移动性脑卒中服务或一般内科病房相比，能更严格地遵守重要的临床救治过程（Cadihac et al. 2004），如救治程序的选择包括早期的 CT 扫描、吞咽功能评估以及定期神经系统评估等，与患者预后改善有关。临床审计也证实了这一点：如新南威尔士州脑卒中单元（Cadilhac et al. 2006a）接收的死亡和残疾患者人数明显减少。随着本国急性卒中管理、康复和恢复的临床实践指南的研究和发表，和其他国家一样，澳大利亚也已有了"最佳实践"指南指导临床具体工作（National Stroke Foundation 2005, 2007）。

为了支持实践和服务的发展，新南威尔士州提供了一个综合性平台，来进行培训、教育，以及包括科研在内的多学科协作以实施脑卒中服务。采用类似的机制，维多利亚州和西澳大利亚州通过以州为基础的脑卒中策略，来培养临床医生和健康服务管理合作关系 [Department of Health Services，Victoria（DoHSV）2007; Department of Health Western Australia 2006]。其他支持举措包括安全文化导向（TASC）的临床支持系统项目和澳大利亚脑卒中临床注册表（AuSCR）的建立，已经在澳大利亚的几个州和地区开始实施了，目的是通过联机的、基于网页的数据收集和反馈系统，来集成脑卒中患者的基本数据和扩展数据库，将循证临床实践与临床质量改进活动紧密结合。急性卒中和救护车服务之间正式联络的建立，能够确保脑卒中患者获得适当的院前救治，并被运往设有急性卒中单元的医院。

由多学科临床医生、政策制定者和研究人员组成的专业网络，如澳大拉西亚（Australasia）脑卒中协会和澳大利亚卒中单元网等，致力于改善脑卒中循证护理的实践。此外，许多研究团队正在与澳大利亚各地和海外的研究者合作，进行从基础科学到公共卫生研究的脑卒中前沿研究。而且，全国很多脑卒中单元都参与了国家级或国际级别的多中心临床试验研究，旨在改善脑卒中服务。国家脑卒中基金会为脑卒中患者及其照护者提供信息，并且各州的脑卒中支持机构在提高社区意识和支持脑卒中患者及其家属方面，起到了至关重要的作用。

尽管覆盖面不全，但澳大利亚的确给正在经历脑卒中的患者提供了很好的支持系统。一个积极主动的、不断发展壮大的脑卒中保健专业团体是系统中至关重要的元素，而护理行业的重要贡献也是公认的因素。此外，教育和专业持续发展是这个支持系统的关键。本书以通俗易懂的风格详细地定义了最佳的脑卒中护理实践所包括的内容，为循证实践的开展、各级甚至国际脑卒中护理服务水平的改善和提高做出了独特而重要的贡献。

目　录

第一章 背景介绍

要点

1. 脑卒中医疗服务对拯救生命和减少患者依赖有非常重要的作用。

2. 虽然将研究证据运用到临床实践中极具挑战性，但很多例子证实这是可以实现并且值得实现的。

3. 通过扩大脑卒中护理知识面和展示技能来持续发展脑卒中护理，对于促进其未来专业化趋势非常重要。

4. 脑卒中护理的持续发展对于地区性、全国性，甚至世界性的卒中服务发展具有至关重要的作用。

一、引言

在英国乃至全球范围，脑卒中及其对人们生活产生的影响最终被认定为既是一种急性事件，同时也是一种慢性疾病。脑卒中越来越得到重视，一方面是因为它给患者、家属、健康服务体系及整个社会带来了负担，另一方面则是近年来出现了有效治疗脑卒中的方法。然而，要让患者利用这些治疗服务，非常有必要让人们知晓并提高识别脑卒中症状的能力。公众宣传运动逐渐让广大的民众意识到一旦怀疑有卒中，应该立即联系急救医疗服务。急救人员应快速处理，将患者送到医疗机构，提供专业性的急性期治疗、持续性的康复和长期的支持。在整个救治过程中，为使患者获得最好的服务，就要求医务人员具备其角色所需的卒中专业知识及技能，此外，还要求不同专业的医务人员相互配合以给患者提供无缝隙的医疗服务。其中，护士作为医务团队中数量最多的人员，参与了整个救治过程，在引导和实施卒中循症护理方面发挥着关键性作用。

这一章将脑卒中护理放在一个大系统背景下，首先判断脑卒中所带来问题的程度，阐明为什么脑卒中会成为健康照护与研究中的热门话题，讨论政策制定的必要性和现有及未来脑卒中专有的设施建设；提出支持脑卒中服务发展、制定机制以为临床实践提供依据的必要性，并阐明如何将理论依据运用到实践中。实现其临床应用的基础是发展脑卒中护理专业人员，以保证在提供医疗服务的过程中，他们具备所需的专业知识、技能和经验，以及对本专业认同。这种认同感将会使大部分有能力的护士将卒中护理作为自己所追求的事业，从而形成一个良性循环，让有能力的员工从事本专业并奉献更多，长远来看能为脑卒中医疗服务提供可持续性的质量改进。

二、脑卒中流行病学

脑卒中是引起成年人死亡和残疾的主要原因，是第三大致死因素，也是导致成年人神经性残疾的主要原因。在英国，每年大约有 13 万人发生脑卒中，其中，大约有 2 万人发生短暂性的缺血性卒中（transient ischemic attack，TIA）（National Audit Office 2005），每年每 10 万人中约有 200 人首次发生脑卒中（Sudlow & Warlow 1997），这和其他西方国家如澳大利亚是一致的。据报道显示，首次发生脑卒中的患者 7 天死亡的概率是 12%，30 天为 20%，1 年为 30%，5 年为 60%，10 年为 80%（Dennis et al. 1993；Hankey et al. 2000；Hardie et al. 2003）。在 7 天内有 10% 的风险再次发生卒中，3 个月内有 18% 的概率（Coull et al. 2004；Hankey 2005；Hill et al. 2004）。

早期研究预测英国从 1983 年到 2023 年，首次卒中发作的人数将会有 30% 的增长，这将大大提高卒中医疗服务的需求。近来，虽然脑卒中的发生率有所下降，但随着老年人口的增加，加之脑卒中发生更为普遍，总体脑卒中负担仍然在增加（Rothwell et al. 2005）。生活方式的问题，例如肥胖和过度饮酒也可能提高卒中发生的风险（Reynolds. 2003；Zaninotto et al. 2006），并已成为公共健康信息的焦点。目前，卒中的发展趋势不明了，需要更多的研究来挖掘。尽管 Dey 等（2007）的研究表明卒中发生率可能不会增加，甚至可能会下降（见图 1.1）。但很显然大多数人在发生脑卒中后，或多或少都留了后遗症，给生活的各个方面都带来了很大的影响（Jagger et al. 2007）。我们不仅想通过急性卒中干预提高生存率，同时也想保证患者能独立地生活。

表1.1 脑卒中相关预测数据总结

疾病界定	2005 年发生例数	根据初级模型确定的 2015 年预测例数	模型敏感度分析：2015 年例数预测范围
脑卒中发生	137 917	83 959	79 263 ～ 116 396
脑卒中死亡	33 428	20 206	20 138 ～ 28 356
脑血管疾病	47 213	34 429	34 429 ～ 46 538
脑血管疾病结合危险因素的增加	47 213	34 829	34 829 ～ 42 259

根据 Dey 等 2007 年的研究重新预测的数据，经原作者同意。（Dey，P，Sutton，C，Marsden，J，Leathley，M，Burton，C，& Atkins，C，2007，Medium Term Stroke Projections for England 2006 to 2015，Department of Health.）
脑血管疾病根据国际疾病分类中脑卒中种类（ICD-10 中的 160-19）

三、脑卒中政策

（一）发展脑卒中为可优先获得的健康服务

在过去的十年中，脑卒中得到健康服务提供者和英国政府越来越多的关注，类似情况在澳大利亚也存在（见前言，澳大利亚视角）。1998年第一次英国国家定点审计（National Sentinel Audit，NSA）开始实施时，就强调了脑卒中医疗服务的匮乏。其中最大的问题之一就是卒中单元数量不足，导致患者住院期间很难入住卒中单元。这非常令人沮丧，因为住院照护的好处早在20年前就已明确（Indredavik et al. 1991；Langhorne et al. 1993）。在第一次审计结束后不久，第1版英国《国家卒中临床指南》问世（Intercollegiate Stroke Working Party 2000）。从那时起，指南制定者就已认可了"患者的观点"在决定服务实施上是一个非常重要的因素；他们利用小组座谈法挖掘患者卒中体会，对健康服务提供是否满意及相关的服务提供建议（Kelson et al. 1998）。指南以研究结果、专家共识与患者观点为依据，为医护人员提供了最好的临床建议。NSA和临床指南在改善卒中护理方面发挥了重要作用，证明了卒中指标（数据收集点）和临床医生主导的实践标准所能达到的巨大影响力。这种模式的成功使其在澳大利亚和其他国家得以推广。

卒中照护的核心要素是评估、管理和治疗，这些要素的理论依据已用来形成和改进英国《国家卒中临床指南》（Intercollegiate Stroke Working Party 2000，2004a，2008a）。同时，连续几年的英国国家审计揭示了证据和实践的关系及不足（Intercollegiate Stroke Working Party 2002，2004b，2007，2008b）。总的说来，主要存在的问题是对疑似脑卒中做出的应对不够迅速，无论是对脑卒中患者现有救治措施的实施方面，还是科学研究所提出的应有措施的实施方面，均存在这个问题（National Audit Office 2005）。换言之，科学发展并没有持续、快速地转换为临床实践，因此才形成了现在的卒中服务标准体系。

2001年，英国国家老年服务框架（National Service Framework，NSF）出版（Department of Health 2001），NSF建立了以患者为中心的服务标准，消除了年龄歧视，并促进了老年人的健康和独立性。其中的标准5以脑卒中为重点，规划了护理服务的阶段性措施，如脑卒中患者可以住进卒中单元，但NSA提出尚未完全实施这些措施，而且需要花费一定的时间来识别所有重要的措施。如2004年出版了脑卒中临床指南第2版，虽然在第1版的基础上得到了改进，但仍然忽略了脑卒中救护路径中一个重要元素：即从症状出现到送入医院这段过程。一份关于早期发现和管理可疑脑卒中和TIA的文件提到了这一缺陷（Jones et al. 2007）。

2005年英国国家审计局的一项报告列出了脑卒中照护的进展并对未来的发展提出了建议（National Audit Office 2005）。2006年，英国国家心脏疾病和脑卒中主任Roger Boyle教授出版了《修补心脏和大脑》的文章，旨在促进人们对脑卒中和心脏疾病的看法和做法的持续性发展和转变。该文件对NHS人员的辛勤工作和热情予以认可，并对改进服务提出了新的挑战，即"应该提高人们期望得到的服务水平"（Department of Health 2006）。2007 年，通过访谈健康服务提供者和使用者，制定了英国国家脑卒中方针（Department of Health 2007）。进一步的指导方针改进见于英国国家卫生医疗质量标准署（NICE）出版的急性卒中和 TIA 的初级管理，即第 3 版国家脑卒中临床指南（Intercollegiate Stroke Working Party 2008a）。

2004—2005 年，英国脑卒中协会开展"快速运动（FAST campaign）"，即通过使用"脸部（Face）、手臂（Arm）、语言（Speech）、测试（Test）"来提高大众对脑卒中的认识（Harbison et al. 2003）。这项运动在 2009 年得到修订，将 FAST 中的 'T' 由测试改为时间（Time），强调了快速救治的重要性。这项运动与公共卫生部门的公众意识运动（也使用 FAST）同时进行，后者是通过电视和广播进行宣传。这类运动的潜在价值是非常大的，因为脑卒中花费了 NHS 约 28 亿英镑的直接成本，还有因患者失去生产力和残疾的附加成本 18 亿英镑以及 24 亿英镑的非专业照护费用（National Audit Office 2005）。英国审计局报告称救治脑卒中没有达到应有的速度和效率，如果能提高效率，则每年可以节约 2 千万英镑，挽救 550 例患者和使 1700 多人康复（National Audit Office 2005）。

（二）英国脑卒中政策发展

纵观全球，各国都在发展相关政策和文件来管理卒中照护质量。例如英国卫生部 2007 年颁发了英国国家脑卒中方针（National Stroke Strategy，NSS）。这一方针以大量的研究证据和专家认定为依据，致力于阐明指南指导下的照护要素，同时提出目前缺少全面、综合的卒中护理系统来实施照护。为了推动实施 NSS 提出的建议，2007 年公共支出审查指出需为脑卒中救治额外拨款 1.05 亿英镑。此外，还发展了一项调试方案来指导成员们如何在重要问题及资源上进行决策（Department of Health 2006）。

然而要保证能"为患者提供准确、合适、及时的干预"是非常有挑战性的（Woolf & Johnson 2005，p. 545）。尽管 NSS 能告诉我们需要做什么，但我们自己得决定怎样在当地的医疗系统下实施。对于那些有效的干预研究，我们应该了解是如何设计的、存在哪些潜在的因素和研究的背景是什么（如机构，地理和人口学等）。通常，那些报道干预措施有效的研究仅叙述了大致情况，除详细阐述研究方法外，很少介绍干预过程中所遇到的障碍、促进因素等。且没有关于研究证据如何运用到实践中的具体知识，临床实践的实施受到阻碍，患者也不能完全从中获益。因此，尽管有治疗脑卒中和 TIA 的有效方法，但如果我们不能理解健康照护模式并保证患者及时得到治疗和护理，仍会有很多 TIA 患者发展成完全性卒中，而完全性卒中患者也仍然可能死亡，或者留下重度残疾。然而，实施 NSS 的建议是富有挑战性的，如急诊收入医院的高危患者可能对急性卒中服务需求较高（图 1.1）。

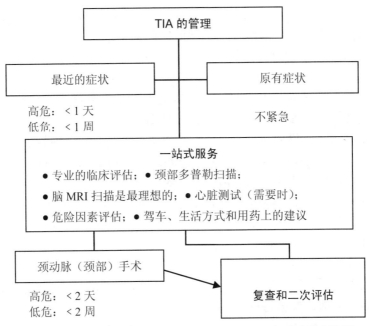

图 1.1　短暂性缺血性卒中的管理。（Department of Health 2007）经许可使用。

英国国家脑卒中方针

英国国家脑卒中方针 NSS 于 2007 年 12 月颁布，它为脑卒中服务的发展提供了一个质量标准。方针的成功实施能挽救生命、减少残疾率、节约医疗与社会关怀成本和减少脑卒中对人们生活带来的巨大影响。NSS 的前 16 个质量指标（Quality Marker，QM）表示最佳的实践，覆盖整个流程，包括从发现和处理疑似脑卒中到后期的长期照护（见图 1.2）；此外，QM 17 ~ 20 表示医务人员所应具备的脑卒中相关知识、培训和技能，以及应了解的支持临床实践的审计和研究。

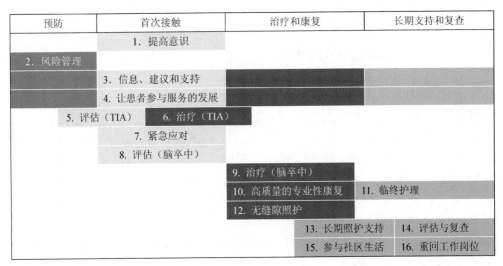

图 1.2　脑卒中路径（经允许改编自英国国家脑卒中方针，Department of Health 2007）

　　NSS 提出的建议不仅给 NHS，同时也给其他健康、社会和自愿照护服务体系带来了挑战。为贯彻建议，NSS 在英国国家脑卒中改进项目支持下（http://www.improvement.nhs.uk/stroke），提出了建立脑卒中照护网。主要借鉴心脏服务的发展方式，并获得地区心脏网和全国心脏改进组织团队的支持。目前已经建立地区脑卒中照护网，例如英国西北脑卒中特别小组（North West Stroke Task Force，NWSTF），成立于 1999 年，通过审查、分享纲领、建立交流等方式，再加上当地卒中小组成员的工作热情和努力，使急性和康复单元及特定的脑卒中床位在 5 年的时间内翻了一倍（Watkins et al. 2001，2003，2006）。脑卒中照护网为 50～200 万群众提供了服务，和心脏网一样，共有 28 个，遍布于英格兰。

　　这些网络的目的是保证服务公平分配，并审查综合脑卒中服务朝 NSS 提出的质量指标发展的进度，同时支持脑卒中服务的发展。通过以下方法这些网络相互合作以改进和实施脑卒中服务：

　　（1）社会宣传，对象包括公众和医护人员；

　　（2）发展人力资源，如通过教育、训练和更新知识的方式培养工作能力；

　　（3）制定标准，如达到 QM；

　　（4）成效监督管理，如质量的改进、患者的反馈和临床效果。

　　脑卒中改进项目，通过这些网及与当地机构合作，开发了一系列国家认可的协调性项目来覆盖整个脑卒中照护路径。

　　为了确定需要发展哪些服务和通过什么样的途径来实施服务，必须在实施过程中采用证据的有效性和以证据为基础的方法。现今，NSS 有效性的最大挑战是将现有的研究证据运用到临床实践中（Tooke 2008）。实施存在的问题和潜在压力包括：

　　（1）机构背景和文化的不同，包括研究型的教学中心与地方性的综合性医院相比；参与带教的与不参与带教的医生相比；领导的水平和类型；交流策略等。

　　（2）地理位置，包括大城市、城市、郊区、乡村和偏远地区。

　　（3）团队结构，包括专家、全才、协调者、专业领导层。

　　（4）职业角色，包括传统型和新型。

　　（5）研究氛围，包括参加和使用的能力。

　　通过国家脑卒中研究网提高了临床试验的参与率（http://www.uksrn.ac.uk）。尽管试验为能做什么提供了依据，但仍然需要应用型健康研究承担起转化工作，来表明这些证据如何运用到临床实践中。这一转化需要医生、脑卒中照护网、脑卒中研究网和学者之间的密切配合。例如，怀疑有脑卒中的个体，由脑卒中网制定照护的流程，包括急性脑卒中照护的辐射状模式。这可能包括在一个区域，由一个中心提供急性治疗，如溶栓，其他中心以卒中单元的方式提供特定的护理。这个流程的基础是能准确地判断那些可疑脑卒中对象，选择最佳的地点，发挥当地服务如救护车的作用，也就是说需要确定当地救治的可行性和后期的成本效益。

四、脑卒中管理策略

（一）卒中单元照护

脑卒中服务的主体是卒中单元，至少 15 年前的一项统计综述揭示了专业性卒中单元的价值（Langhorne et al. 1993）。此后关于这方面的研究增多，有学者对这些研究结果进行 Meta 分析，并发表了一篇 Cochrane 综述（Stroke Unit Trialists' Collaboration 1997），分析结果表明卒中单元照护能降低死亡率和残疾率，还能缩短住院时间。

临床试验的结果可能不能直接反映临床效果，但结合观察性研究提供的证据，也能表明卒中单元可带来显著的效果（Seenan et al. 2007）。鉴于这些广泛而有力的证据，许多国家指南中推荐将所有卒中患者准入卒中单元，如澳大利亚（（National Stroke Foundation 2005，2007）、英国（Intercollegiate Stroke Working Party 2008a）和美国（Adams et al. 2007）。由于多数卒中患者能够获益于这种照护模式，因此已被认定为最重要的治疗方式（Indredavik 2009）。

整体的院内照护不是单一的干预，结合卒中单元试验目前并没有系统地挖掘干预成分，意味着卒中单元照护盲区的内容是未知的（Gladman et al. 1996）。因此，有研究致力于揭开这一盲区并判断整体院内照护的主要成分（Langhorne & Pollock 2002）。一项关于 11 个卒中单元的试验研究总结了以下的一些共同方法：

（1）评估过程（医疗、护理和疗效评估）。

（2）管理策略：如早期预防和治疗可疑感染。

（3）持续性的康复策略：如可协调的多学科团队照护（Langhorne & Pollock 2002）。

最近的一些研究表明以上这些方法的价值表现在：减少了患者的残疾率（Bernhardt et al. 2008）和并发症（Govan et al. 2007）。

通过监测生命体征，护士在发现急性卒中后的并发症上起到了重要作用，特别是在首个 72h 内，护士应保持警惕、观察并及时应对病情变化。然而，使用监护设备监测病情只是一部分，护士还必须能对各项生命体征的变化做出应对，因为总共有 1/3 的脑卒中患者在卒中后尤其是 24h 内神经功能退化，并且有超过 1/4 的患者在入院后卒中进行性加重（神经功能永久显著地退化）（Jorgensen et al. 1996）。卒中进行性发展的后果非常严重，因为在死亡的或留有终身残疾的卒中患者中，约一半都在首个 72h 内经历了卒中进行性发展（Birschel et al. 2004）。在某些病例中，进行性加重主要由大脑内某些反应如缺血连锁反应引起（见第 3 章），如何预防进行性加重已经成了大多数药理学研究的重点（Davis & Donnan 2002）。在很多病例中，进行性加重主要和血液动力学的、生化的和生理的失调有关，这些往往有可能治愈（Davis & Barer 1999）。整体的急性卒中照护应包含重症监护和应对干预。重症管理体制目前没有研究证据基础，但专家们认为这是临床的常识，由于患者生理方面不稳定，因而需要相关的支持。

85% 的卒中患者潜在的病理学是脑梗死，这意味着治疗这部分患者能够产生最大的影响。因此，有效治疗缺血性脑卒中的要点之一是在既定位置安全进行溶栓治疗。而在英国推广溶栓治疗存在的困难有：

（1）缺少脑卒中溶栓治疗的相关知识。

（2）缺少必要的综合技能。

（3）护理方面担心出现大出血副作用。

（4）知情同意问题（Innes 2003）。

因而，为了更安全地实施溶栓治疗，适当的培训是必要的，能保证实施卒中医疗服务的能力。安全地进行急性和重症干预需要专业培训，在英国，只有医护人员能够通过培训（最新出台的）途径成为一名脑卒中专家，而在美国脑卒中专家的认证是不分专业的。在英国，护士和其他专业的医务人员应该发展标准的卒中专家合格认证和培训，使更多的人能够接受培训（见本章英国脑卒中培训和专业化教育框架内容）。

（二）脑卒中作为一种医疗紧急事件

将脑卒中作为一种医疗紧急事件并确保所有脑卒中患者尽早接受有效治疗，能够带来长远的临床效益，包括成本方面。因此，识别早期脑卒中的症状和体征，并及时抢救是非常必要的，如急救服务应立即处理可疑的脑卒中，采取 A 类型的应对（8 分钟以内）迅速赶到现场。从脑卒中症状出现开始即采取措施快速应对是 NSS 的一个关键问题，因为及时的救治能够改善脑卒中预后（Wojner Alexandrov et al. 2005）。

急救人员一到现场，应立即辨别可疑脑卒中症状，分诊并迅速运送患者到合适的医院，这样才有更大概率及时提供脑卒中治疗（如溶栓）（Wojner - Alexandrov et al. 2005）。脑成像技术和介入技术的发展增加了可接受治疗的急性卒中患者比例。更多获得一体化卒中医疗服务的快速通道能提高生存率，并降低残疾率（Stroke Unit Trialists' Collaboration 1997）。因此，快速通道能够减轻卒中严重程度、减少健康医疗服务的使用及缩短住院时间，并能减少患者、照顾者和社会的总体负担。

在英国，急诊快速通道在 1997 年建立，能使患者快速转到急性脑卒中单元（Harbison et al. 1999），其中 FAST 评估是整个过程的一部分（见第四章中脑卒中筛查工具的讨论）。救护人员使用该工具在对卒中患者分级上与医生具有很好的一致性（Nor et al. 2004）。发展有效的量表只是整个过程的第一步，还需要对地区医务人员进行培训，尤其是一线医务人员，此外，接听急救电话的人员和急救调度员也需要接受培训。一个多层次的教育项目已被报道能够提高入院速度和医护人员诊断的准确性，并能增加 3 小时窗口期溶栓治疗的患者数量（Wojner - Alexandrov et al. 2005）。

科研在健康服务的发展上起到很重要的作用，世界上很多国家都优先支持和促进科研的发展。目前已采取不同的策略来支持科研的发展、最大化提高卒中单元水平、接收脑卒中患者数量。在英国采取的策略包括建立卒中研究网络。

（三）脑卒中研究网络

英国国家脑卒中研究网络（Stroke Research Network，SRN），作为英国临床研究网络的一部分，主要目的是通过巩固 NHS 研究基础和探索克服困难方法进行世界一流研究，来促进临床脑卒中研究的发展。这需要研究者、临床医生、患者和研究资助者的通力合作。脑卒中研究网络由以下部门组成，包括英国调配中心，当地（区域性）研究网络（Local Research Network，LRN），苏格兰、北爱尔兰和威尔士研究网络，一个指导组和一些国家临床研究小组（Clinical Studies Group，CSG，如急性、康复和生物统计学）。CSG 的任务是促进研究整体的发展并建议开展适合的研究。LRN 的任务是增加脑卒中研究的参与率，并让脑卒中患者及其照护者参加网络上的一些活动。这些部门支持在当地建立和进行 SRN 体系内的研究，发展当地研究人员数量和建立服务使用人群。

（四）专业化训练

为脑卒中患者提供高质量的护理和服务，需要医务人员具备一定的知识和技能，但目前英国没有相应的培训机构来实现这点。效仿 NSS，英国建立了脑卒中培训论坛，致力于建立认可的、有质量保证的和适用性强的脑卒中教育项目。这个论坛负责将培训教育、人员能力、专业发展和职业路径联系起来。同时，一个指导小组和四个工作组也成立了，代表脑卒中及相关专业团体、健康和社会救治者、自愿组织和服务使用者。四个工作组还基于覆盖整个卒中救治路径（图 1.2）的 16 个质量指标（QM），建立了一个脑卒中专业教育框架。其中，以 QM17～20 为基础，计划未来的设施建设，以保证进一步发展的可持续性，并通过培养脑卒中专业人员来促使该框架嵌入其他项目（框 1.1）。

这个教育框架的总目标是在健康、社会、自愿者和独立救治人员已有的一般知识基础上，增加脑卒中专业方面知识。为实现这一目标首先要考虑的是如何：

（1）在已有的技能、知识和经验基础上建立——一般能力。

（2）发展脑卒中专业性知识和技能—脑卒中专业能力。

（3）发展将教育培训所获知识和技能应用到临床实践的能力—工作为基础的学习。

以上这三方面之间的关系对于培养一个脑卒中专业人员非常关键，下面将详细阐述（图 1.3）。为了在教育培训中加强学习，参加者应仔细思考如何将新知识与实践联系起来，如何将理论性知识应用到实践中。理想情况是能利用以"工作为基础的学习"，因为在这种情况下，临床教员能指导参加者思考。

框 1.1　从 UK 国家脑卒中策略得到的质量指标 QM。（Department of Health 2007），经允许使用

1. 提高意识：脑卒中是一种医疗紧急事件
2. 风险管理：一级和二级预防
3. 为那些脑卒中患者提供信息、建议和支持
4. 让患者参与护理服务计划
5. 评估（TIA）：在事件发生时立即评估和管理
6. 治疗（TIA）：随访期间评估和管理
7. 紧急反应：院前评估和管理
8. 评估（脑卒中）：紧急状态下评估和管理
9. 治疗（脑卒中）：超急性期评估和管理
10. 高质量专业性康复
11. 临终护理
12. 无缝隙转接照护
13. 长期照护和支持
14. 审查
15. 参与社区生活
16. 重返工作岗位
17. 网络
18. 领导力和技能
19. 劳动力评估和发展
20. 研究和审计

　　通过参加英国脑卒中培训专栏，NHS、社会服务组织、志愿者和独立的部门组织者能够致力于发展脑卒中专业人员。健康服务提供者按照卒中路径实施照护，必须得有正确的脑卒中知识、具备技能和经验，及走向清晰界定的职业路径的机会。认可脑卒中为一个重要、有前途的专业，能够保证未来质量的改进，具体途径是向脑卒中专业、脑卒中相关服务，及服务提供者队伍增加投资。

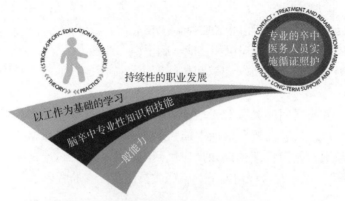

图 1.3　脑卒中专业性教育框架：培训脑卒中专业人员

（经允许改编自 National Stroke Strategy，Department of Health 2007）

五、结语

本章描述了英国近年来的脑卒中服务环境，展示了脑卒中如何发展成为一种政策优先的服务，包括得到国家战略、服务管理发展、卒中框架与卒中网络的建立等支持，以促进其教育和研究的发展。其他国家也有类似的发展进程。总之，这些能保证提供给脑卒中患者及其家属的服务得到最优结果。脑卒中服务现在能给医护人员提供一个具有挑战性的工作环境，使其在明确的职业路径中得到教育性和职业性的发展。脑卒中正在从一个无人愿意从事的冷门专业成长为一个激动人心的、具有挑战性和先进性的专业；这一转变对脑卒中护士的工作意味着什么呢？后续章节将通过匿名的实例详细阐述。

卒中护理现在是一个有意义、有价值的专业，能为护士提供参与到前沿临床实践、研究和教育中的机会。本书目的是鼓励护士参与，使护士成为专业发展的驱动力。

（刘云娥　赵思琦　姜卫剑　译）

参考文献

Adams, HP, Jr, del Zoppo G, Alberts, MJ, Bhatt, DL, Brass, L et al., 2007, Guidelines for the early management of adults with ischemic stroke: a guideline from the American Heart Association/American Stroke Association Stroke Council, Clinical Cardiology Council, Cardiovascular Radiology and Intervention Council, and the Atherosclerotic Peripheral Vascular Disease and Quality of Care Outcomes in Research Interdisciplinary Working Groups: the American Academy of Neurology affirms the value of this guideline as an educational tool for neurologists, *Stroke*, vol. 38, no. 5, pp. 1655–1711.

Bernhardt, J, Chitravas, N, Meslo, IL, Thrift, AG, & Indredavik, B, 2008, Not all stroke units are the same: a comparison of physical activity patterns in Melbourne, Australia, and Trondheim, Norway, *Stroke*, vol. 39, no. 7, pp. 2059–2065.

Birschel, P, Ellul, J, & Barer, D, 2004, Progressing stroke: towards an internationally agreed definition, *Cerebrovascular Diseases*, vol. 17, no. 2–3, pp. 242–252.

Coull, AJ, Lovett, JK, & Rothwell, PM, 2004, Population based study of early risk of stroke after transient ischaemic attack or minor stroke: implications for public education and organisation of services, *British Medical Journal*, vol. 328, no. 7435, pp. 326–328.

Davis, M, & Barer, D, 1999, Neuroprotection in acute ischaemic stroke. II: Clinical potential, *Vascular Medicine*, vol. 4, no. 3, pp. 149–163.

Davis, SM, & Donnan, GA, 2002, Neuroprotection: establishing proof of concept in human stroke, *Stroke*, vol. 33, no. 1, pp. 309–310.

Dennis, MS, Burn, JP, Sandercock, PA, Bamford, JM, Wade, DT et al., 1993, Long-term survival after first-ever stroke: the Oxfordshire Community Stroke Project, *Stroke*, vol. 24, no. 6, pp. 796–800.

Department of Health, 2001, *The National Service Framework for Older People*, Department of Health, London.

Department of Health, 2006, *Mending Hearts and Brains*, Department of Health, London.

Department of Health, 2007, *National Stroke Strategy*, Department of Health, London.

Dey, P, Sutton, C, Marsden, J, Leathley, M, Burton, C, & Atkins, C, 2007, *Medium Term Stroke Projections for England 2006 to 2015*, Department of Health, London.

Gladman, J, Barer, D, & Langhorne, P, 1996, Specialist rehabilitation after stroke, *British Medical Journal*, vol. 312, no. 7047, pp. 1623–1624.

Govan, L, Langhorne, P, & Weir, CJ, 2007, Does the prevention of complications explain the survival benefit of organized inpatient (stroke unit) care?: further analysis of a systematic review, *Stroke*, vol. 38, no. 9, pp. 2536–2540.

Hankey, GJ, 2005, Secondary prevention of recurrent stroke, *Stroke*, vol. 36, no. 2, pp. 218–221.

Hankey, GJ, Jamrozik, K, Broadhurst, RJ, Forbes, S, Burvill, PW et al., 2000, Five-year survival after first-ever stroke and related prognostic factors in the Perth Community Stroke Study, *Stroke*, vol. 31, no. 9, pp. 2080–2086.

Harbison, J, Massey, A, Barnett, L, Hodge, D, & Ford, GA, 1999, Rapid ambulance protocol for acute stroke, *Lancet*, vol. 353, no. 9168, p. 1935.

Harbison, J, Hossain, O, Jenkinson, D, Davis, J, Louw, SJ et al., 2003, Diagnostic accuracy of stroke referrals from primary care, emergency room physicians, and ambulance staff using the face arm speech test, *Stroke*, vol. 34, no. 1, pp. 71–76.

Hardie, K, Hankey, GJ, Jamrozik, K, Broadhurst, RJ, & Anderson, C, 2003, Ten-year survival after first-ever stroke in the Perth community stroke study, *Stroke*, vol. 34, no. 8, pp. 1842–1846.

Hill, MD, Yiannakoulias, N, Jeerakathil, T, Tu, JV, Svenson, LW et al., 2004, The high risk of stroke immediately after transient ischemic attack: a population-based study, *Neurology*, vol. 62, no. 11, pp. 2015–2020.

Indredavik, B, 2009, Stroke unit care is beneficial both for the patient and for the health service and should be widely implemented, *Stroke*, vol. 40, no. 1, pp. 1–2.

Indredavik, B, Bakke, F, Solberg, R, Rokseth, R, Haaheim, LL et al., 1991, Benefit of a stroke unit: a randomized controlled trial, *Stroke*, vol. 22, no. 8, pp. 1026–1031.

Innes, K, 2003, Thrombolysis for acute ischaemic stroke: core nursing requirements, *British Journal of Nursing*, vol. 12, no. 7, pp. 416–424.

Intercollegiate Stroke Working Party, 2000, *National Clinical Guidelines for Stroke*, Royal College of Physicians, London.

Intercollegiate Stroke Working Party, 2002, *National Sentinel Stroke Audit*, ICWPS, London, Royal College of Physicians.

Intercollegiate Stroke Working Party, 2004a, *National Clinical Guidelines for Stroke*, ICWPS, Royal College of Physicians, London.

Intercollegiate Stroke Working Party, 2004b, *National Sentinel Stroke Audit*, Royal College of Physicians, London.

Intercollegiate Stroke Working Party, 2007, *National Sentinel Stroke Audit: Phase I (Organisational Audit) 2006: Phase II (Clinical audit) 2006*, Royal College of Physicians, London.

Intercollegiate Stroke Working Party, 2008a, *National Clinical Guidelines for Stroke*, 3rd edn, Royal College of Physicians, London.

Intercollegiate Stroke Working Party, 2008b, *National Sentinel Stroke Audit (organisational audit)*, Royal College of Physicians, London.

Jagger, C, Matthews, R, Spiers, N, Brayne, C, Comas-Herrera, A, Robinson, T, Lindesay, J, & Croft, P, 2007, *Compression or expansion of disability? Forecasting future disability levels under changing patterns of diseases*, University of Leicester.

Jones, SP, Jenkinson, MJ, Leathley, MJ, Rudd, AG, Ford, GA et al., 2007, The recognition and emergency management of suspected stroke and transient ischaemic attack, *Clinical Medicine*, vol. 7, no. 5, pp. 467–471.

Jorgensen, H, Nakama, H, Reith, J, Raaschou, H, & Olsen, T, 1996, Factors delaying hospital admission in acute stroke: the Copenhagen study, *Neurology*, vol. 47, pp. 383–387.

Kelson, M, Ford, C, & Rigge, M, 1998, *Stroke Rehabilitation: Patient and Carer Views. A Report by the College of Health for the Intercollegiate Working Party for Stroke*, Royal College of Physicians, London.

Langhorne, P, Pollock, A, 2002, What are the components of effective stroke unit care? *Age and Ageing*, vol. 31, no. 5, pp. 365–371.

Langhorne, P, Williams, BO, Gilchrist, W, & Howie, K, 1993, Do stroke units save lives? *Lancet*, vol. 342, no. 8868, pp. 395–398.

Langhorne, P, Cadilhac, D, Feigin, V, Grieve, R, & Liu, M, 2002, How should stroke services be organised? *Lancet Neurology*, vol. 1, no. 1, pp. 62–68.

National Audit Office, 2005, *Reducing Brain Damage – Faster Access to Better Stroke Care*, The Stationery Office, London.

National Stroke Foundation, 2005, *Clinical Guidelines for Stroke Rehabilitation and Recovery*, National Stroke Foundation, Melbourne.

National Stroke Foundation, 2007, *Clinical Guidelines for Acute Stroke Management*, National Stroke Foundation, Melbourne.

Nor, AM, McAllister, C, Louw, SJ, Dyker, AG, Davis, M et al., 2004, Agreement between ambulance paramedic and physician-recorded neurological signs with Face Arm Speech Test (FAST) in acute stroke patients, *Stroke*, vol. 35, no. 6, pp. 1355–1359.

Reynolds, K, Lewis, B, Nolen, JD, Kinney, GL, Sathya, B et al., 2003, Alcohol consumption and risk of stroke: a meta-analysis, *Journal of the American Medical Association*, vol. 289, no. 5, pp. 579–588.

Rothwell, PM, Coull, AJ, Silver, LE, Fairhead, JF, Giles, MF et al. 2005, Population-based study of event-rate, incidence, case fatality, and mortality for all acute vascular events in all arterial territories (Oxford Vascular Study), *Lancet*, vol. 366, no. 9499, pp. 1773–1783.

Seenan, P, Long, M, & Langhorne, P, 2007, Stroke units in their natural habitat: systematic review of observational studies, *Stroke*, vol. 38, no. 6, pp. 1886–1892.

Stroke Unit Trialists' Collaboration, 1997, Collaborative systematic review of the randomised controlled trials of organised inpatient (stroke unit) care after stroke, *British Medical Journal*, vol. 314, no. 7088, pp. 1151–1159.

Sudlow, CL, & Warlow, CP, 1997, Comparable studies of the incidence of stroke and its pathological types: results from an international collaboration. International Stroke Incidence Collaboration, *Stroke*, vol. 28, no. 3, pp. 491–499.

Tooke, J, 2008, *Aspiring to Excellence. Findings and Final Recommendations of the independent Inquiry Into Modernising Medical Careers*, Aldridge Press, London.

Watkins CL, Lightbody CE, & Auton MF, 2001, *Stroke Services in the North West*, University of Central Lancashire, Preston.

Watkins CL, Lightbody CE, & Auton MF, 2003, *Stroke Services in the North West*, University of Central Lancashire, Preston.

Watkins, CL, Lightbody, CE, Auton, MF, & Bamford, C, 2006, *North West Stroke Task Force Services Survey Volume 3*, University of Central Lancashire, Preston.

Wojner-Alexandrov, AW, Alexandrov, AV, Rodriguez, D, Persse, D, & Grotta, JC, 2005, Houston paramedic and emergency stroke treatment and outcomes study (HoPSTO), *Stroke*, vol. 36, no. 7, pp. 1512–1518.

Woolf, SH, & Johnson, RE, 2005, The break-even point: when medical advances are less important than improving the fidelity with which they are delivered, *Annals of Family Medicine*, vol. 3, no. 6, pp. 545–552.

Zaninotto, P, Wardle, H, Stamatakis, E, Mindell, J, & Head, J, 2006, *Forecasting Obesity to 2010*, Department of Health, London.

第二章 发展脑卒中服务：护理和护士的一项重要职能

要点

1. 脑卒中服务正走向成熟，在全球范围内都享有临床和政策发展的优先权。
2. 护理在脑卒中服务走向成熟上发挥了重要作用。
3. 脑卒中护理工作的发展表现在专业性和全面性等方面。
4. 护理保持以患者为中心很重要。

一、引言

本章主要阐述脑卒中服务发展和探索护理促进其发展的潜能。在思考服务发展意味着什么后，探索护理在卒中救治中工作的不同成分，并考虑新的护理角色如专科护士和咨询护士。这种探索为判断脑卒中服务发展所需的知识、技能和专业特长提供了基础。本章还介绍了改变英国服务结构和临床实践的一系列政策和职业创新。

二、服务发展

由于健康政策和实践新证据的变化，健康服务尤其是脑卒中服务处于不断变化中。尽管通过国家临床指南宣传循证很重要（Intercollegiate Stroke Working Party 2008a），但将其转化到临床实践中改善患者情况仍然有限。

由于大量的政策支持，最近的一次英格兰、威尔士和北爱尔兰的脑卒中服务审计表明循证卒中救治的实施有小的改进（Intercollegiate Stroke Working Party 2008b，2008c）。例如，2006 年有 62% 的脑卒中患者在住院期间能进入卒中单元，只有 54% 的患者在卒中单元的时间超过一半的住院时间（Intercollegiate Stroke Working Party 2007）。2008 年，在审计当天，有 6452 名脑卒中或一过性缺血发作的患者住院，其中 1502 名占 23% 没有在卒中单元（Intercollegiate Stroke Working Party 2008b）。这份审计报告注明了非卒中患者在卒中单元的人数、床位紧张的特点和卒中单元全球准入的政策。表明有大量的脑卒中患者仍然没有接受最基本的有效的脑卒中救治，且脑卒中专业性护理人员有部分时间花费在照护非卒中患者上。报告者提出"一点点常识和简单的管理技能就可能导致患者效果有很大的差异"。

此外，英国不同区域获得卒中单元救治的途径存在较大的差异，如威尔士的患者与邻区域的英格兰和北爱尔兰相比存在地域上的不利。脑卒中救治的其它方面似乎变化比较缓慢，如所有脑卒中入院患者中有 6% 由于尿失禁而导尿，比2006 年的 10% 有所下降（Intercollegiate Stroke Working Party 2007，2008b）。导尿与临床并发症的增加和住院时间的延长有关，所以只有在没有其他可替代的方法下并经全面的诊断后推荐使用导尿术（更多详情见第 6 章）。

为改善循证实践的实施，政府部门出台了很多措施，主要集中在个体职业性方面，并纳入教育、当地决策领导、患者调解措施、审计和反馈（Grimshaw et al. 2004）。其他促进循证实践的策略包括临床审计和个体或团队绩效反馈（Jamtvedt et al. 2006）。然而，人们越来越意识到实施研究的机构背景的重要性，如一项研究语言治疗师管理卒中后吞咽困难患者的试验，通过实施两个教育和训练策略，结果表明机构的背景，包括员工参与研究项目和正式的宣传活动等特性，对教育的成功有重要意义（Pennington et al. 2005）。

在健康照护中进行研究是非常复杂的，且对各种不同的观点，采用循证法进行决策也存在一些困难，主要表现在研究者和研究使用者之间，及研究者和临床医生之间的有效交流障碍，例如怎样综合主要的研究结果形成国家脑卒中临床指南（Intercollegiate Stroke Working Party 2008a）。然而，脑卒中的循证实践的建立必须具备一定的机构环境，如包含较大范围的职业群体及可供选择的实践范式，和一个贯穿大量健康环境和机构的照护路径系统。

循证实践一直以来比较强调知识来源于科学的知识，这种方式已经获得了很多成功，但仍然具有局限性，主要有以下两个原因，一是实践者在研究中和研究开始前即需要建议和指导。如国家临床指南中的临终关怀建议是政策制定小组讨论一致决定的，或者是从癌症文献中提炼的。第二，人们越来越意识到其他类型知识的重要性，如患者的经验、实用的"窍门"及知识和服务发展的机构背景等信息（Rycroft - Malone et al. 2004）。

尽管研究的实施表明临床经济效益是所有健康和社会救治人员的主要问题，但护理采用了一种广泛的方法来促进服务的发展，如"技术实践发展"方法，已证明其与获得的科学知识相关，并反应了一种传统的知识和实践上紧密联系的循证实施模式。此外，"解放型的实践发展"方法，聚焦于转化组织文化背景来支持实践发展，并鼓励创新（Manley & McCormack 2003）。这两种方法建立在不同的价值观、假设和理论、工作方式上，现有的促进卒中服务发展的方法（如出版国家临床指南和通过国家审计评估指南采用情况，可见于英国和澳大利亚）为"技术实践发展"方法，重点在运用证据的过程中保证创新和发展组织机构的文化背景。

脑卒中服务的发展要能反应服务提供的多学科属性。所有的专业小组具有将自身的知识和专长奉献于服务发展的能力，尽管这可能出现不同的理论观点和实践模式。

三、护理在脑卒中服务中的作用

护士在脑卒中服务中的作用是非常明显的，从所列出的护理照护要素就能看出。然而，由于没有任何研究理论为基础，这种方法是存在问题的，可能原因是：

（1）存在护理角色重要成分缺失的风险。对于观察性研究来说，如果没有理论框架基础，可能会缺失护理实践中某些隐蔽的但往往临床上有效的护理工作。相反，理论框架将会指导需要观察什么，并能帮助理解及解释什么是不需要观察的。

（2）脑卒中服务委员会要求护士能够明确表达自己的贡献及所能取得的成果，包括能做什么，人员配置及其他资源要求，以达到最佳的临床实践。

（3）只有理解了护士的工作及工作扩展的启示，如不同职业小组之间干预方式的变化，才能有效地进行研究。例如，TIA 后的脑卒中风险的管理新标准和溶栓治疗的发展，能为护士提供重要的机会，给患者带来更多利益，尤其体现在急性卒中照护中。这些有助于提高人们对脑卒中是一个实践的专业性领域的认识，并增加学习新技能的机会，同时会招收更多从事脑卒中服务的员工。

很显然有必要保证患者在需要时，有机会接受到所需的干预。护理在某些方面越来越得到认可，如在等待评估患者吞咽功能期间，护士能有效地减少其未经口进食的时间。然而，在医疗资源重新分配的情况下，从患者的角度出发考虑哪些护理干预不能做或者谁去做是非常重要的。当护士承担某些特殊的护理工作，如护理吞咽困难的患者时，很难真正理解其启示，因为可能不太容易辨别哪些工作是不需要执行的。如果评估的重点为吞咽困难管理的效果，除非知道整个过程的护理任务，不然将无法评估整体的效果。

最后，如果护理渴求职业地位，那么应该通过理解那些与护士有特殊相关性的健康服务，来加强判断实践所需知识基础的能力。

（一）贡献的理论基础是什么

从英国的文字记载可看出，脑卒中的护理工作反映出英国卒中服务的主要模式：照护老年人。卒中服务是由这种服务模式产生的典型代表，表现为将脑卒中纳入为老年人国家服务框架的第五条标准（Department of Health 2001）。这与澳大利亚、美国和其他一些欧洲国家有很大的差别，因为这些国家卒中照护起源于神经病学。由于英国"老年照护"的衍生，因此比较关注护理工作中的康复成分，相对来说比较少强调急性期卒中的护理工作，而其他国家则正好相反。

一篇关于脑卒中的系统性文献回顾（Kirkevold 1997）描述了卒中康复期护理工作的两个方面，即有效康复所需环境及管理，该综述以一篇早期发表的关于有经验的护士在专科卒中单元工作的研究为基础，通过访谈和观察确定了卒中康复护理的 4 个治疗性职能。

（1）解释职能，帮助患者及其家属理解脑卒中的并发症。

（2）安慰职能，提供情感上的支持。

（3）维护职能，确保患者保持最好的治疗状态。

（4）整合和转化治疗，护士帮助患者将其从正式治疗中学到的不连贯的技能、活动转化为有意义的自我照护或社会活动。

在英格兰西北部的一项探索性研究中，护士倾向于把自己当做卒中患者的主要照护者，这点可以在康复单元中护士的频繁出现为证（Burton 2000），该研究指出护理活动的目的主要是满足患者基本的生理需求、维护患者的安全并防止患者受到任何伤害。通常这些护理活动由其他的健康服务小组规定，或者与护理政策和程序、条例法则相关，重要的是，护士没有直接将其护理活动与患者康复效果联系起来。

护士 24 小时照护卒中患者能为其康复营造有利的环境（Waters 1987），然而，分析这 24 小时内护士做了什么以及为什么做是非常关键的。除了照护活动外，护士也担负着一系列的照护管理活动，以协调其他医务人员的参与，实现无缝隙照护。案例讨论会已被确认是制定患者照护重要决策的主要过程（Burton 2000），其中护士可以提供患者病程、应对和心理健康、社会支持等信息。由于没有具体的功能界定，护理管理工作相对于其他医务小组，并没有突显出来。然而，如果护士的确深入患者的表象（Henderson 1980），用一种整体观来实施卒中康复，那这意味着一种独特的功能，护士将会是协调其他医务小组，以共同维持患者健康的最佳对象。然而，护理在患者管理政策的发展上所起的作用有限，且可能成为其他人决策的执行者（Gibbon 1999）。

卒中治疗性护理要求患者和护士进行更为有意义的互动，主要目的是发展应对策略，并维持和改善患者的健康（Burton 2003），这在某种程度上反应了 Kirkevold（1997）提出的护理解释功能。尽管提出这项功能在促进卒中患者康复上起到重要作用，但 Kirkevold 分析的重点局限在卒中早期，并且没有提及卒中后如何发展应对技能来重建生活。至今，卒中照护的护理工作理论上被描述为主要提供技术、管理和治疗性干预。照护的目的是保持和促进患者健康，并发展应对策略。目前已建立的护理活动的核心是预防患者病情的进一步恶化，防止伤害，并维护其安全。此外，护理还具有管理的功能，如主要协调患者的治疗和服务，然而，似乎还有一系列治疗性活动能够促进患者和护士之间的积极性合作关系。这种关系的重点是获得更好的康复效果，包括发展有效的策略使患者能正确处理卒中后果，护理在其中的干预似乎主要是教育与情感支持。

总之，护士能以临床实践中的经验为基础，为脑卒中服务的发展带来丰富的知识和技能。综合卒中服务中护理角色理论，和卒中照护中出现的一些政策和实践机会，可识别促进卒中服务发展的一些代表性的护理要素：

（1）提供照护满足生理需求，并防止伤害。

（2）照护管理以保证照护的连续性和提供一个合适的照护环境。

（3）教育和情感支持以帮助患者应对和适应卒中后果。

（4）家属和照顾者的参与。

这并不是说护士可以不参与服务发展的其他方面，应依据她们的个人技能和兴趣，及患者和服务的需要来定。然而，这的确提供了一个要素框架体现护士对卒中照护的贡献。

近年来，急性卒中照护的发展如溶栓治疗等早期卒中管理项目提供了新的护理工作和技能。包括综合性评估、监测和干预以减少大脑损伤，并在合适时行溶栓治疗。如今越来越受重视的基层医疗，也为发展一级和二级卒中预防措施提供了重要机会，然而，需要确保聚焦在发展急性护理上但同时不妨碍维持和发展现有的护理工作成分。研究一致表明实践还需要不断发展，以确保患者能使用这些基本的护理服务。

（二）卒中护理新角色

注册后的卒中专科教育机会有限，且不同地区之间存在差异。在能参加教育的地方，同样也能获得专科护士资格。随着卒中服务的发展，护士也产生了新的角色来支持政策和证据的实施，包括卒中协调者和护士咨询者。例如，在英格兰，护士咨询者在实施国家老年人服务体系框架（Burton et al. 2009）强调的服务模式上发挥了主导作用。

在英国，护士达到咨询者的水平要求强调四个核心角色方面：专家临床实践；领导力和咨询；教育和训练；服务发展、研究和评估（Department of Health 1999）。脑卒中的服务政策给护士咨询者提供了机会以主要发展卒中服务。尽管这是一个重大的成功，但首先考虑政策的实施可能会限制专业护理知识的发展。重要的是，似乎卒中服务的重组会给卒中护士咨询者带来新的发展服务内容的机会（如营养管理），从而建立和扩大护理角色功能（Burton et al. 2009）。

然而，发展卒中专业护理角色具有一定争议性，卒中护士可能更适合成为具有全科知识和技能的护理专家。脑卒中不单单是一种简单疾病，还常伴有复杂的病理学和不同范围的社会、心理学和环境上的因素。这种情况下需要护士具备应对复杂因素的能力，并能够利用全面的广泛的知识和技能。在任何情况下，很显然卒中服务能够给护士和护生提供更多的机会来增加他们的知识和技能。

和英国其他的健康服务类似，发展新的护理角色和职业发展的机会，意味着护士不仅仅需要承担一些常规的传统护理工作，还需要发展新的角色来实施新的干预服务。例如，为管理卒中后的失语，做了大量的工作来发展跨职业方面的能力（Boaden et al. 2006）。可以说护士的作用是无可争辩的，也有必要提及护士技能的提高所带来的潜在利益，包括减少患者吞咽评估的等待时间和提高安全性。短期护士为服务的发展做出的贡献是非常突出的，但从长远来看，将来并不能确保护士能为服务发展带来价值和专业技能。

增加卒中护理的专科性本质上需要与综合性护理相平衡，以界定总体的卒中服务质量。因此，护士需要清楚护理服务的重点，及需要密切关注哪些问题。这些问题应该反映护士所支持的理论，如整体的以家庭为中心的护理、相互合作和治疗性的沟通交流。考虑到现在和将来的职能发展，我们需要确保这些问题得到关注。

（三）发展急性卒中护理

已证实在专业卒中单元中提供整体护理能使患者获益，包括降低死亡率和残疾率（Stroke Unit Trialists' Collaboration 2007）。国家卒中临床指南（Intercollegiate Stroke Working Party 2008a）和国家脑卒中策略（e.g. Department of Health 2007；Welsh Assembly Government 2006）中，已将这项证据列为英国实施卒中服务的基础性建议的一部分，令人振奋的是，英格兰医院中卒中单元的比例在稳步增长，从 2001 年的 75%，到 2004 年的 84%，再到 2008 年的 96%（Intercollegiate Stroke Working Party 2008c）。

迄今为止，表明卒中单元为什么及怎样有效的证据较少，使得很难在既定的背景下实施有效的干预，例如，尽管有广泛的服务分类。但由什么组成卒中单元的最低标准没有统一，英国卒中医生协会在 2005 年采用了一个实际的方法将卒中单元划分为三个级别，即实施急性卒中救治的专业性人员及资源的可获得性（http://www.basp.ac.uk/LinkClick.aspx？fileticket=h6zszwmXQfk%3D&tabid=653&mid=1053&language=en-GB）。类似的方法如四分类法也可见于澳大利亚（National Stroke Foundation 2007）。然而，美国卒中联盟采取了不同的方法，并达成一致的建议来决定综合性卒中中心的组成（Alberts et al. 2005）。理论上，卒中单元的发展和重新设计需要大量的计划和支持，包括专业性的资源、培训人员以及其他各种要素。因此迫切需要明确卒中单元的组成。

根据一篇有关卒中单元试验的综述，卒中单元主要有以下六个特性：
（1）全面评估存在的医疗问题、损伤和残疾。
（2）积极的生理方面的管理。
（3）尽早活动，减少卧床时间。
（4）尽早和照顾者制定康复计划。
（5）尽早评估和计划出院后的需要。
（6）专业化的护理照顾。

"专业化的护理照顾"这一术语并没有进一步明确界定，且几乎没有研究明确提出护士哪些技能需要专业化。例如，护士通常被认为在皮肤护理和失禁的管理上需要专业化，然而，支持证据却很有限。

越来越多的患者纳入卒中单元，及在卒中单元的时间也越来越长，这无疑增加了卒中护士的总体工作量，此外，并没有明确为达到好的临床效果所需的最优护患比。在缺乏成熟的人力资源配置模式情况下，英国国家卒中护理论坛出版了一项人力资源配置的公告，主要根据专家的意见及综合大量的人力资源配置文献得到的。推荐前 36h 内一个护士护理两个急性卒中患者，总体的配置为 12.5 个全部时间相当的护士护理 10 个患者，不包括病房管理人员。

四、政策的变化影响着卒中服务的发展

健康服务发展的成功与否取决于很多因素，包括健康和社会救治策略是否匹配，发展的计划是否结合了当地的救治水平。有很多因素会引起变化，包括是否具备改善服务使用者经历的一种职业感。确保健康服务者和那些发展及实施公众卫生政策的服务者及服务委员们之间互相配合，似乎能取得最大化的成功。然而英国的四个区域之间的政策背景存在差异，西部的差异更加明显，核心的要素包括：

（1）最大化效率和效果。

（2）鼓励整合不同职业和机构之间的工作。

（3）加强建设基层和社区健康服务。

（4）优先考虑期望和偏爱水平高的服务使用者。

能主动寻求更大范围的支持，则更可能最好地利用现有的资源。

（一）脑卒中策略

由于一系列的脑卒中服务健康政策和国家评审的出台，英国卒中服务正在经历前所未有的变化。在英格兰出现了老年人和长期状况的国家服务框架（Department of Health 2001，2005a），国家审计局 2005 年报道"减少脑损伤：更快获得更好的卒中救治"，这些最后以 2007 年国家卒中策略的推出而告终（Department of Health 2007），第一章内有这方面的详细描述。通过提出如何在不同病程中提供服务，卒中策略给护士提供了一个展示护理专业技术如何支持服务提供的机会。同时国家卒中策略的出版为服务发展提供了巨大的动力和方向，其他的一系列的资源可用来促进服务的发展。尽管不是特别详细，接下来的章节简要回顾了一些比较相关的资源。

（二）获得临床实践的依据

国家卒中策略提供了综合性的临床实践依据，可用来设计服务模式的结构但不包括内容。国家临床指南（Intercollegiate Stroke Working Party 2008a）提供了一个现有的卒中救治临床依据的全面性综述，综合了最佳临床实践依据和使用者观点。各个职业机构有专业相关的临床依据总结，护士可从国家卒中护理专栏上看到专业方面的指南（http://www.uclan.ac.uk/nsnf），并可从 http://www.rcplondon.ac.uk/pubs/contents/0bcf7680-7e4b-4cd1-a863-6080efde9a12.pdf 下载，护理面临的挑战和机遇主要在于将指南建议运用到临床实践中，和影响研究的进行以填补临床实证的缺口。例如，临终关怀的建议是以专家一致的意见和通过癌症文献总结得到的，但卒中的临床环境显然和癌症不一样，尤其是约 1/3 的患者死于发生卒中后的 4 周内（Roberts & Goldacre 2003）。

（三）卒中路径的发展

卒中患者可从多个途径获得广泛的支持和服务，包括正规的健康和社会服务提供者到一系列社区机构，甚至是自愿的部门。显而易见的是，健康服务使用者认为卒中服务是复杂的且令人费解的。需要持续性提供卒中服务已有记载（Morris et al. 2007），发展一些举措如通过提高团队沟通，可促进照顾者和健康工作人员之间的转换，可结合当地的水平发展卒中路径为判断转换的点提供有利的机会，并且能计划干预措施使患者及其家属为转换做好准备。干预措施一般包括患者和家属的支持要素，以及不同服务间的连接等。这些已经被纳入专业的护理工作中，有望取得较好的效果。例如，一项关于专业性护理拓展的临床试验，表明在出院回家后立即持续支持患者，对其健康有利（Burton & Gibbon 2005）。

（四）卒中相关的能力

卒中救治方面的大部分发展似乎主要集中在"卒中路径"上：什么应该发生，什么时候发生，谁应该具备这些能力来实施。例如，英国健康技能机构提出了卒中救治需具备六方面的能力（http://www.skillsforhealth.org.uk/）：

（1）监测卒中患者

（2）回应卒中或 TIA 患者的需要。

（3）评估个体发生卒中或 TIA 的风险。

（4）评估个体发生可疑卒中或 TIA 的风险。

（5）为卒中或 TIA 患者拟定管理计划。

（6）为卒中或 TIA 患者实施干预。

应该注意的是，这些框架包括的要素非常广泛，似乎更多的是一般的护理活动能力要求，而不是专业的独特的干预能力。这些能力需要以知识和技能为基础，并且能获得临床实践依据。任何一个能力框架能使服务实践更加具体，同时对机构内人员的教育、培训和发展起到重要的作用。然而，如何运用这些能力对机构文化和照护实施有重要的作用。例如，卒中服务如何实施才能使患者在康复和适应的时候感到满意、容易接受、愿意参与，并有被关心的感觉。

（五）卒中登记本

非常有必要在医疗机构内建立卒中登记本记录患者日常的临床数据和特性，服务因素和结果，有利于监测照护的有效性和计划所需的资源。护士也可用登记本来记录一些能回答研究问题的数据。例如，卒中咨询护士目前主要记录卒中后尿失禁的一些常规数据，来判断所需提供的临床实践，并探索使用不同的卒中服务后患者相关的结局（French et al. 2007），这些信息能为探索数据规律，进而产生研究假设。

（六）卒中审计

可以依据国家临床指南的临床实证标准，来评估临床服务存在的差距。在英格兰、威尔士和北爱尔兰，学院间的卒中工会（Intercollegiate Stroke Working

Party）实行双月卒中审计。这项举措可为当地的服务绩效提供一个总体概况，并能进行不同地区和不同区域之间的比较，可用来突出当地卒中服务和实践发展的重点。在澳大利亚，国家卒中基金会的临床医生代表也会采取类似的方法。

（七）以患者为主导的服务

民众、患者和健康服务提供机构三者之间的关系变化能改变服务提供的方向，出版物"创造一个以患者为主导的 NHS（Department of Health 2005b）"，倾向于将机构和健康服务的提供与患者的需求紧密联系起来。有大量信息资源是关于脑卒中患者的经历和期望的，包括大量的质性研究文献（e.g. Murray et al. 2003）和网络信息资源（e.g. http://www.dipex.org）。尽管国家服务框架强调患者和照顾者参与卒中服务发展的重要性（Department of Health 2001），但缺少应该如何参与以及参与程度的相关资料。很多研究仅仅是咨询性的，但表明服务使用者似乎更积极地参与其中，如，优先参与服务发展和支持性行动的规划，但这似乎要求有更多的准备工作和外部便利化（Jones et al. 2008）。

（八）脑卒中网络

实施循证卒中护理会产生大量的服务需求，包括卒中服务本身的容量和能力需求。有效实施将会对很多其他卒中健康社会救治机构、自愿救治部门和社区资源支持机构产生影响（Department of Health 2007）。

在某些方面，癌症和心脏病患者的服务提供者强调了这些需求和影响的挑战，似乎用以往工作中的知识和经验促进脑卒中服务的发展是明智的。在英格兰，脑卒中已经被整合到心脏网络结构中，后者通过教育、宣传证据、服务创新和现代化使服务发展取得了巨大的成功。心脏网络应该结合当地的卒中服务情况，来判断其人员教育和培训需求，通过宣传和服务发展活动来实施循证实践，不管心脏网络的成功模式能否用到卒中服务上，在初期也可用来评估网络在服务实施上的作用，最终评估患者的临床预后。服务网络的角色也在第一章中讨论过。

（九）护理领导职能

临床领导职能以转换或运用临床职能使员工能够实施最高质量的照护这一假设为基础（Bass 1990）。然而将临床领导职能与患者的临床结局联系起来的过程和机制很复杂，（Cunningham & Kitson 2000），领导职能注重变化和行动，并鼓励和激发员工重组工作达到共享的战略性方向。领导职能与管理职能是有区别的，后者主要通过计划、预算、人员配置和解决问题来提供服务。

英国大多数的临床领导职能项目是一般性的，并主要关注参加者个体的领导技能，通常包括个体评估和发展、行动学习、主要领导问题研讨会、导师制、通过观察照护或患者陈述得到患者观点。然而，在将这些一般的临床领导职能发展模式应用到卒中服务环境时，应该考虑一系列的具体问题，包括：

（1）营造一种患者能主动参与而不是被动接受护理的挑战。

（2）在现代化的服务背景下，多个不同专业共同工作。

（3）提高患者的积极性和帮助应对消极的情绪反应。

（4）让患者家属适当参与决策。

（5）跨专业和服务界限解决长期复杂的健康和社会照护需要。

（6）管理卒中相关的具体照护需要，如交流、饮食和被尊重的需求。

全面的思考这些问题需要同时具备一般的和与卒中相关的专业性的领导技能。

为解决这些问题，卫生部资助了一个卒中护士和其他健康人员的领导技能培训项目，以行为学习法为基础，使参与者既能互相支持又能互相激励，以提高个人服务水平的发展。为确定发展的重点，需要综合一系列以工作为基础的学习行为活动，包括综合、准确评估卒中政策、患者和照顾者优先顺序、团队合作、个体的领导技能和实施变化的资源。

五、结语

护士应能适应新的策略方针，并为卒中服务提供临床依据。在很多方面，英国卒中照护政策环境似乎在期待某个时刻的到来，相应的，急需充分利用现有的条件来发展卒中服务。意识到护理也需具备丰富的患者照护知识和管理经验，这对国家卒中策略的成功实施至关重要。

然而，仍然有责任确保临床证据和策略的实施能反应核心的角色领域和护理价值观。如果没有发展和结合护理知识和实践，脑卒中服务的发展将会降低患者和健康服务人员的地位。然而，一项无鉴别力的方法无法挖掘患者和家属认为有价值的护理内容，同时限制了卒中护理的发展和推广。卒中护理的发展是卒中服务发展的重要基础。

译者注：http://www.rcplondon.ac.uk/pubs/contents/0bcf7680-7e4b-4cd1-a863-6080 efde9a12.pdf 无法打开

（刘云娥　赵思琦　译）

参考文献

Alberts, MJ, Latchaw, RE, Selman, WR, Shephard, T, Hadley, MN et al., 2005, Recommendations for comprehensive stroke centers: a consensus statement from the Brain Attack Coalition, *Stroke*, vol. 36, no. 7, pp. 1597–1616.

Bass, BM, 1990, *Bass and Stoghill's Handbook on Leadership Theory, Research and Managerial Applications*, The Free Press, London.

Boaden, E., Davies, S., Storey, L., & Watkins, C, 2006, *Inter-professional Dysphagia Framework*, University of Central Lancashire, Preston.

Burton, CR, 2000, A description of the nursing role in stroke rehabilitation, *Journal of Advanced Nursing*, vol. 32, no. 1, pp. 174–181.

Burton, C, 2003, Therapeutic nursing in stroke rehabilitation: a systematic review, *Clinical Effectiveness in Nursing*, vol. 7, pp. 124–133.

Burton, C, & Gibbon, B, 2005, Expanding the role of the stroke nurse: a pragmatic clinical trial, *Journal of Advanced Nursing*, vol. 52, no. 6, pp. 640–650.

Burton, CR, Bennett, B, & Gibbon, B, 2009, Embedding nursing and therapy consultantship: the case of stroke consultants, *Journal of Clinical Nursing*, vol. 18, no. 2, pp. 246–254.

Cunningham, G, & Kitson, A, 2000, An evaluation of the RCN Clinical Leadership Development Programme: Part 2, *Nursing Standard*, vol. 15, no. 13–15, pp. 34–40.

Department of Health, 1999, *Nurse, Midwife and Health Visitor Consultants: Establishing Posts and Making Appointments (HSC 1999/217)*, The Stationery Office, London.

Department of Health, 2001, *The National Service Framework for Older People*, Department of Health, London.

Department of Health, 2005a, *The National Service Framework for Long Term Conditions*, Department of Health, London.

Department of Health, 2005b, *Creating a Patient-led NHS – Delivering the NHS Improvement Plan*, Department of Health, London.

Department of Health, 2007, *National Stroke Strategy*, Department of Health, London.

French, B., Burton, C., & Thomas, LH, 2007, *Incontinence After Stroke: Collaboration on Minimum Data Set Construction by a National Network of Nurse Consultants*, Nursing Communication in Multidisciplinary Practice: Proceedings of the 6th European Conference of Acendio, Oud Consultancy, Amsterdam.

Gibbon, B, 1999, An investigation of interprofessional collaboration in stroke rehabilitation team conferences, *Journal of Clinical Nursing*, vol. 8, no. 3, pp. 246–252.

Grimshaw, JM, Thomas, RE, Maclennan, G, Fraser, C, Ramsay, CR et al., 2004, Effectiveness and efficiency of guideline dissemination and implementation strategies, *Health Technology Assessment*, vol. 8, no. 6.

Henderson, VA, 1980, Preserving the essence of nursing in a technological age, *Journal of Advanced Nursing*, vol. 5, no. 3, pp. 245–260.

Intercollegiate Stroke Working Party, 2007, *National Sentinel Stroke Audit: Phase I (Organisational Audit) 2006: Phase II (Clinical audit) 2006*, Royal College of Physicians, London.

Intercollegiate Stroke Working Party, 2008a, *National Clinical Guidelines for Stroke*, 3rd edn, Royal College of Physicians, London.

Intercollegiate Stroke Working Party, 2008b, *National Sentinel Audit for Stoke 2008. National and Local Results for the Process of Stroke Care Audit 2008*, Royal College of Physicians, London.

Intercollegiate Stroke Working Party, 2008c, *National Sentinel Stroke Audit. Phase 1 Organisational audit 2008. Report for England, Wales and Northern Ireland*, Royal College of Physicians, London.

Jamtvedt, G, Young, JM, Kristoffersen, DT, O'Brien, MA, & Oxman, AD, 2006, *Audit and feedback: effects on professional practice and health care outcomes*, Cochrane Database, Issue 2, Art. No. CD000259.

Jones, SP, Auton, MF, Burton, CR, & Watkins, CL, 2008, Engaging service users in the development of stroke services: an action research study, *Journal of Clinical Nursing*, vol. 17, no. 10, pp. 1270–1279.

Kirkevold, M, 1992, Balancing values and norms in the nursing care of stroke patients, *Rehabilitation Nursing Research*, vol. 1, pp. 24–33.

Kirkevold, M, 1997, The role of nursing in the rehabilitation of acute stroke patients: toward a unified theoretical perspective, *Advances in Nursing Science*, vol. 19, no. 4, pp. 55–64.

Kotter, JP, 1990, *A force for change: How leadership differs from management*, Free Press, New York.

Langhorne, P, & Pollock, A, 2002, What are the components of effective stroke unit care? *Age and Ageing*, vol. 31, no. 5, pp. 365–371.

Manley, K, & McCormack, B, 2003, Practice development: purpose, methodology, facilitation and evaluation, *Nursing in Critical Care*, vol. 8, no. 1, pp. 22–29.

Morris, R, Payne, O, & Lambert, A, 2007, Patient, carer and staff experience of a hospital-based stroke service, *International Journal for Quality in Health Care*, vol. 19, no. 2, pp. 105–112.

Murray, J, Ashworth, R, Forster, A, & Young, J, 2003, Developing a primary care-based stroke service: a review of the qualitative literature, *British Journal of General Practice*, vol. 53, no. 487, pp. 137–142.

National Audit Office, 2005, *Reducing Brain Damage: Faster Access to Better Stroke Care*, The Stationery Office, London.

National Stroke Foundation, 2007, *National Stroke Audit Organisational Report: Acute Services*, National Stroke Foundation, Melbourne.

O'Connor, SE, 1993, Nursing and rehabilitation: the interventions of nurses in stroke patient care, *Journal of Clinical Nursing*, vol. 2, pp. 29–34.

Pennington, L, Roddam, H, Burton, C, Russell, I, Godfrey, C et al., 2005, Promoting research use in speech and language therapy: a cluster randomized controlled trial to compare the clinical effectiveness and costs of two training strategies, *Clinical Rehabilitation*, vol. 19, no. 4, pp. 387–397.

Roberts, SE, & Goldacre, MJ. 2003, Case fatality rates after admission to hospital with stroke: linked database study, *British Medical Journal*, vol. 326, no. 7382, pp. 193–194.

Rycroft-Malone, J, Seers, K, Titchen, A, Harvey, G, Kitson, A et al., 2004, What counts as evidence in evidence-based practice? *Journal of Advanced Nursing*, vol. 47, no. 1, pp. 81–90.

Stroke Unit Trialists' Collaboration, 2007, *Organised inpatient (stroke unit) care for stroke (Cochrane Review)*, Oxford, Issue 4, Art No: CD000197, Cochrane Database of Systematic Reviews.

Waters, KR, 1987, The role of nursing in rehabilitation care, *Science and Practice*, vol. 5, pp. 17–21.

Welsh Assembly Government, 2006, *National Service Framework for Older People in Wales*, Welsh Assembly Government, Cardiff.

第三章　什么是脑卒中？

要点

1. 脑卒中是一种常见且复杂的神经血管性疾病，是影响公共健康的重要难题，也是医疗行业的一项重要课题。

2. 鉴于脑卒中疾病本身的复杂性和临床表现的多样性，以及为获得不同类型卒中的最佳结局所采取治疗方案的不同，要求所有参与脑卒中医疗救治的人员都应该充分理解脑卒中的基础解剖特征、生理机制和疾病过程。

3. 本章详细介绍了脑卒中评估过程中所需要用到的神经病学检查与工具。

脑卒中是吸引人的，它是如此复杂，只要是你能想到的问题，在卒中患者身上都有可能发生。卒中患者其实需要非常多的关护，但曾经我们所能够做的事情却微乎其微。而现在，一切改变了。我们对脑卒中越来越了解，我们懂得了卒中患者身上蕴藏着各种可能性，我们研发了新的治疗方案来实现这些可能性。可以说，在卒中病房工作是一件令人兴奋的事情。

（脑卒中专科护士，新南威尔士）

一、引言

在大多数国家，脑卒中是第三类最常见的致死性疾病，是成人致残的主要疾病，因此是一类非常重要的神经血管疾病。本章简介卒中的发生发展过程、相关的正常神经解剖和神经生理、以及神经血管方面诊断卒中的临床方法。

二、卒中的发生发展过程

卒中可以大致分为两大类：缺血性卒中和出血性卒中。缺血性卒中目前最为常见，大概占所有卒中事件的 70%（Adams et al. 2007）。它被定义为是突然发生、进展迅速的综合征，存在非病性神经功能障碍，伴有边界清楚的位于特定供血区的脑组织梗死灶，原有的 WHO 脑卒中定义将缺血性卒中与短暂性脑缺血发作（transient ischaemic attack，TIA）区分开来。在缺血性脑卒中中，梗死病变进一步发展，且相应的症状和体征持续超过 24 小时。然而 TIA 时，脑梗塞是可以没有临床症状的（或者说，没有持续存在的症状或体征），因此很多医生倾向于使用基于梗死组织的定义，即用阳性的磁共振成像弥散 - 加权成像序列来明确区分缺血性卒中和 TIA。许多临床医生喜欢用急性卒中综合征（acute stroke syndrome）代指TIA 与脑卒中，而不去区分两者，英国指南把任何神经血管事件都称作脑血管意外（brain attack），并认为该名称更明确（National Collaborating Centre for Chronic Conditions 2008）。

当某部位的血供因血管闭塞而受阻时，会出现两个主要受损区：核心缺血区和"缺血半暗带"。在核心区，较少的血流通过量意味着氧气和葡萄糖供应不足，原有的储存量会被迅速耗竭，从而导致相应区域脑细胞（神经元和起支持作用的神经胶质细胞）死亡。在核心缺血区和正常灌注组织之间，存在着一片轻中度缺血的区域，该区域脑组织在几个小时之内尚处于存活状态，即"缺血半暗带"。在"缺血半暗带"内，血流仍能通过与阻塞血管分支相连的动脉到达缺血区。然而，上述过程存在一定的时限性，如果在几小时内未能及时建立再灌注，半暗带内的细胞就会因侧支循环不足以满足其对氧和葡萄糖的长时间需求而死亡。

缺血性卒中的发生机制很多，目前最常用的分类法是 TOAST 分型，该方法基于 TOAST 这一急性脑卒中治疗的临床试验（Trial of Org 10172（Danaparoid）in Acute Stroke Treatment – TOAST（Adams et al. 1993），由以下缺血性卒中机制的亚分类组成。

（一）大动脉粥样硬化

动脉粥样硬化可以造成脑动脉主干或皮层分支动脉的显著狭窄（＞ 50%），梗死通常大于 1.5cm。此类脑梗死机制包括颅内血栓形成和颅内外动脉间栓塞，后者可见于颈内动脉斑块破裂。此类缺血性卒中的临床表现包括皮质、脑干、小脑损伤时所发生的功能障碍。患者普遍具有动脉粥样硬化性疾病，如间歇性跛行、冠心病、颈动脉狭窄、伴或不伴有发生于相同供血区域的 TIA。这类卒中患者不应有发生任何心源性脑栓塞的可能性（Adams et al. 1993）。在美国国家神经疾病与卒中协会（US National Institute of Neurological Disorders and Stroke，NINDS）的卒中数据库中，大动脉粥样硬化所致的卒中占 6%，另有 4% 的卒中由串联动脉闭塞引起。

（二）心源性栓塞

此类卒中是心源性栓子所导致的。至少应发现一项心源性病因、并排除大动脉粥样硬化之后，才能归类为心源性脑梗死。可以说，心源性脑梗死和大动脉粥样硬化所致脑梗死是两个互斥的分类（Adams et al. 1993）。与心源性脑梗死相关的疾病见表 3.1。心源性脑卒中患者在一段时间内可能存在多个颅内栓子。14% 的NINDS 卒中数据库患者属于心源性卒中（Foulkes et al. 1988）。

表3.1　心源性脑梗死相关的危险因素

高危因素	中危因素
心脏机械瓣置换	二尖瓣脱垂
二尖瓣狭窄伴房颤	二尖瓣环钙化
房颤	二尖瓣狭窄不伴房颤
左房／左心耳血栓	左房湍流
病窦综合征	房间隔动脉瘤
近期心肌梗死（4周内）	卵圆孔未闭
左室血栓	房扑
扩张型心肌病	独立性房颤
左室段无运动	生物瓣膜
心房黏液瘤	无菌性血栓性心内膜炎
感染性心内膜炎	充血性心力衰竭
	左室段运动功能减退
	心肌梗死（4周以上，6个月以内）

（三）小血管阻塞

此类卒中常被称为腔隙性脑梗死。最初认为脂透明膜病 lipohyalinosis（一种嗜酸性粒细胞沉积在血管壁上的小血管疾病）是引起腔隙性脑梗死的唯一病因，而目前认为动脉粥样硬化继发的小血管阻塞也是引起腔隙性脑梗死的常见原因。腔隙性脑梗死患者的临床表现有单纯感觉或运动功能障碍、或者感觉与运动均有障碍。此类卒中多发生在皮质下和脑干，患者多有长期高血压、糖尿病、高脂血症、或吸烟史（Adams et al. 1993）。NINDS 卒中数据库中, 19% 的患者为腔隙性脑梗死。

（四）其他确定原因导致的卒中

此类别包括一些不常见机制所致的卒中，如非动脉粥样硬化血管病变、血液高凝状态、血液系统疾病、动脉夹层、静脉血栓形成、可卡因或其他非法药物所致卒中、及不常见的栓子来源（医源性气体或小颗粒、肿瘤、寄生虫、脂肪）所致的卒中。根据不同的病因，此类卒中的位置和范围各异，同时必须排除心源性栓塞和大动脉粥样硬化病变（Adams et al. 1993）。

（五）不明原因的卒中

此类卒中也被称为"隐源性卒中"，指患者卒中的原因不明、或尚未完成所有病因学检查、或伴有至少两项致病因素（Adams et al. 1993）。由于查明卒中的机制是一项富有挑战性的任务，因此 NINDS 卒中数据库中 28% 的患者都归为此类也就不奇怪了（Foulkes et al. 1988）。在没有进行完整的病因学检查前，有隐匿性胸腔内右向左分流的患者可能会被错误归类为不明原因的卒中。例如，50%～56%曾被诊断为隐源性卒中的患者其实都存在卵圆孔未闭（Cabanes et al. 1993；Lechat et al. 1989；Webster et al. 1988），被发现后又被重新归为心源性栓塞。

（六）出血性卒中

由于出血所导致的卒中不足 30%（Broderick et al. 2007；Foulkes et al. 1988）。与高血压急症相关的脑实质出血（Intraparenchymal haemorrhage，IPH），又被称为脑出血（intracerebral haemorrhage—ICH）是最常遇到的出血性卒中。另一种略少见的引起脑实质出血的疾病如脑淀粉样血管病（老年人多见）或动静脉畸形、动脉瘤破裂。颅内动脉瘤破裂所致的蛛网膜下腔出血虽然较少见，却是导致出血性卒中的一个重要原因，目前报道其在亚洲人群中发病率最高（Johnston et al. 2002）。

三、卒中的危险因素

脑卒中是一种血管性疾病，与心血管疾病有着相似的危险因素。脑卒中的危险因素可分为可变因素和不可变因素（Goldstein et al. 2006）。卒中的不可变危险因素指患者不能改变的特征，如年龄、低出生体重、种族和遗传因素。卒中的可变危险因素可分为一级危险因素和二级危险因素。按各因素重要性的大小排列，卒中一级危险因素包括高血压、糖尿病、吸烟、房颤、左心室功能不全。一级危险因素中，高血压、糖尿病和吸烟所占的比例约为 50%，成为卒中预防中最重要的三大领域。卒中二级危险因素包括高脂血症、无症状性颈动脉狭窄、镰状细胞贫血、雌激素替代治疗、节食、肥胖和体脂分布、酗酒、吸毒、睡眠呼吸障碍、偏头痛和高凝状态。很多二级危险因素都和一级危险因素的发展有关。例如，肥胖是高血压和糖尿病的危险因素。这表明需要对所有造成卒中的危险因素都保持警惕，才能防止首发卒中或二次卒中。更多对卒中危险因素的管理详见第十三章。

四、卒中相关的解剖、生理和临床表现

脑和脊髓是人体最为精细的器官，二者构成了中枢神经系统。由于脑和脊髓在控制人体系统方面的重要作用，人体内存在对二者起保护作用的组织结构 - 颅骨。颅骨是一个不能扩大的坚硬的骨质穹窿，内含脑组织，其底部有一个大开口，叫枕骨大孔，脑干穿过枕骨大孔与脊髓相连（Standring 2004）。成人的颅骨大小是不能改变的，当脑组织体积增大（如脑水肿）、脑脊液或血液异常积存（如血肿）时，如果不及时采取救治，会导致脑组织受压、颅内压增高。

颅骨和脊柱内侧覆盖着脑脊膜，脑脊膜由三层组成，硬脑膜（dura mater）、蛛网膜（arachnoid mater）和软脑膜（pia mater）。硬脑膜位于最外层，拉丁语中的"dura"是坚硬的意思。硬脑膜支撑着脑和脊髓，同时将神经与血管固定在合适的位置（Standring 2004；Waxman 2000）。在两层硬脑膜之间有静脉窦，收集

颅内静脉和脑膜静脉的血液，并通过颈内静脉将这些血液送回全身静脉循环系统（Standring 2004）。硬脑膜在颅内有四个延展部分，为大脑结构和独立特定的大脑区域提供直接支持：

- 大脑镰（falx cerebri）：从额叶到枕叶，垂直地将大脑分为左、右两个半球。
- 小脑幕（tentorium cerebelli）：即枕叶与小脑（cerebellum）之间的帐篷状结缔组织，将大脑（cerebrum）与脑干（brainstem）、小脑分隔开来。位于小脑幕以上的脑结构常被称为幕上的（supratentorial），而小脑幕以下的脑结构则被称为幕下的（infratentorial），幕上与幕下共同构成了后颅窝部分。
- 小脑镰（falx cerebelli）：将小脑分割为两个半球。
- 鞍膈（diaphragma sellae）：像屋顶一样覆盖在蝶鞍（sella turcica）上方，之间为垂体（Standring 2004；Waxman 2000）。

蛛网膜位于硬脑膜下方，二者之间有一个潜在的腔隙，内有大量没有支撑的小静脉。在创伤外力的作用下，这些静脉会被撕裂，导致硬脑膜下血肿（subdural haematoma）（Standring 2004）。蛛网膜是一层脆弱的膜，它与软脑膜之间由一些弹性组织（被称为骨小梁）相连接，构成蛛网膜下腔。这些骨小梁从动脉进入颅骨的部位就开始小心包绕着大动脉，直至脑组织表面（Standring 2004；Waxman 2000）。脑脊液在蛛网膜下腔内自由循环；当蛛网膜下腔内的颅内动脉破裂时，会导致血液与脑脊液混合，被称为蛛网膜下腔出血。脑脊液通过蛛网膜绒毛 / 颗粒（arachnoid villi）被吸收，蛛网膜颗粒是突进上矢状窦和横窦的膜性丛状物，将脑脊液回流至静脉系统。正常成年人每小时约产生 20ml 脑脊液，蛛网膜颗粒对脑脊液的重吸收主要取决于蛛网膜下腔内脑脊液循环时所形成的静水压。蛛网膜下腔出血时，上述精细结构会被血液堵塞，脑脊液的重吸收严重受阻，导致脑脊液不断蓄积，常被称为交通性脑积水（Standring 2004）。

软脑膜直接与脑和脊髓组织相贴，覆盖中枢神经系统表面所有的皱褶和沟回。软脑膜中富含小血管，这些小血管向中枢神经系统供应大量动脉血。在侧脑室、第三和第四脑室中，软脑膜还参与构成脉络膜（choroid plexus）的一部分，能产生脑脊液（Standring 2004；Waxman 2000）。

四条充满脑脊液的通道构成了脑室系统（图 3.1），这些通道内衬室管膜细胞（ependymal cells）。脑室系统的最上面，两个侧脑室从额叶延续至枕叶（Standring 2004；Waxman 2000）。脑室造瘘或分流，和（或）颅内压监测时，右侧脑室是常用的插管部位。两侧脑室通过室间孔与第三脑室相连，后者位于中脑的正上方。赛尔维氏导水管（the aqueduct of Sylvius），即大脑导水管（cerebral aqueduct），连接第三与第四脑室，第四脑室位于脑干和小脑之间。第四脑室底有两个开口，亦被称为 Luschka 孔和 Magendie 孔，通往蛛网膜下腔（Standring 2004）。小脑梗死伴水肿形成时，脑室系统内的脑脊液循环受阻，被称为非交通性脑积水（non-communicating hydrocephalus）。此时，脑脊液的正常循环受阻，从而引起脑室扩张，颅内压增高（Waxman 2000）。

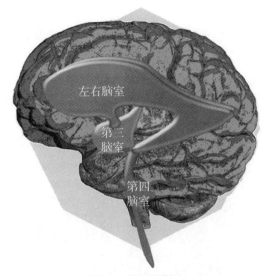

图 3.1 脑室系统图

（经 Stephen DiBiase Designs 许可）

脑室系统和蛛网膜下腔都充满了脑脊液，在中枢神经系统受到外伤冲击时，上述结构起到减震的作用，从而保护中枢神经系统。另外，尽管确切机制尚不清楚，但脑脊液很可能还有提供葡萄糖滋养神经元的作用。脑脊液从侧脑室流出，通过室间孔进入第三脑室，通过大脑导水管进入第四脑室，最后从 Magendie 孔和 Luschka 孔进入大脑和脊髓的蛛网膜下腔；见表 3.2（Standring2004；Waxman 2000）。

表3.2 脑脊液的组成

脑脊液的特征和组成	正常值
pH	7.35 ～ 7.45
外观	无色透明
比重	1.007
总体积	135 ～ 150ml
压力	
• 腰部	70 ～ 200cmH$_2$O
• 脑室内	0 ～ 15mmHg
细胞部分	
• 白细胞	0
• 红细胞	0
• 淋巴细胞	0 ～ 10
葡萄糖	50 ～ 75mg/dl；通常为血糖的 66%
蛋白质	5 ～ 25 mg/dl

（一）动脉循环

脑仅占人体体重的2%，但需要20%的静息心输出量以维持其重要功能。它每分钟需要约750ml血流，摄取高达45%的动脉氧以满足其正常的代谢需求（Alexandrov 2003；Standring2004）。脑组织没有氧或葡萄糖储备，因此动脉血流受阻会严重影响正常的细胞功能。颈内动脉和椎动脉这两套动脉系统为脑组织提供血供，这两套动脉系统包括前、后循环，并在大脑底部相连，形成Willis环（图3.2）（Alexandrov 2003；Standring2004）。大脑的动脉分布图见图3.3。

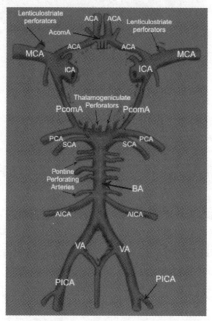

图3.2　Willis循环（引自 Stephen DiBiase Designs）

前循环由左右颈内动脉及其分支组成。左颈总动脉从主动脉弓发出，右颈总动脉从头臂干发出。颈总动脉在环甲结（cricothyroid junction）水平分叉，形成颈内和颈外动脉分支。颈外动脉及其分支主要供应面部、头皮和颅骨的血液。颈内动脉（ICA）通过颞骨岩部的开孔进入颅底，发出左右大脑中动脉（MCAs）、左右大脑前动脉（ACAs）（通过前交通动脉相连）、和两支后交通动脉（PcomAs）（Alexandrov 2003）。大脑半球80%的血液由前循环供应，包括额叶、大部分顶叶和颞叶、以及脑干以上的皮质下结构（Alexandrov 2003；Mohr et al. 2004；Standring 2004）。颈内动脉发出眼动脉（OA），给视神经和眼供血，而后再分为大脑前和大脑中动脉前。当颈内动脉闭塞时，眼动脉可能会改变血流路径以补充前循环的动脉血容量（Alexandrov 2003）。

后循环由两根椎动脉（VA）组成，椎动脉发自锁骨下动脉，穿过颈椎侧棘突上的小孔在后方走行。两条椎动脉通过枕骨大孔入颅，在脑桥平面汇合形成基底动脉（BA）。在椎动脉汇合形成基底动脉前，椎动脉的终末部分发出两条重要分支，即小脑后下动脉（PICAs）。基底动脉发出两条幕下的大分支，小脑前下动脉（AICAs）和小脑上动脉（SCAs）；和小脑后下动脉一起，这些动脉供应小脑的血液。基底动脉远端发出两条大脑后动脉（PCAs），供应大脑皮质后部的区域（Alexandrov 2003；Standring 2004）。

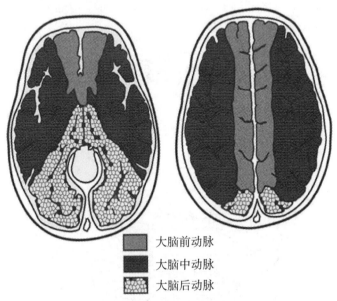

　■　大脑前动脉

　■　大脑中动脉

　▨　大脑后动脉

图 3.3　大脑动脉血供分布（引自 Stephen DiBiase Designs）

Willis 环（图 3.2）是一个由前、后循环的主要分支组成的特殊血系统。位于两侧大脑前动脉之间的前交通动脉将两侧的前循环相连；两根后交通动脉将后循环与前循环相连（2004 Standring）。约 50% 的人群具有完整的 Willis 环；然而，闭锁（小的、无功能的或发育不全的）节段却很常见，如大脑前动脉的 A1 段、大脑后动脉的 P1 段、以及后交通动脉（Alexandrov 2003）。当 Willis 环完整时，如果某根动脉闭塞，Willis 环尚可提供一定程度的侧支血流，但不能保证有足量的血供。

（二）静脉循环

脑静脉引流通过静脉窦完成。脑毛细血管的血液流入小静脉，后者与大脑静脉相连，最终将血液回流至静脉窦。静脉窦内的血流回颈内静脉，然后再流入上腔静脉。脑静脉壁没有肌层或静脉瓣，因此比一般循环中的静脉管壁薄。

（三）大脑

大脑占人体脑重量的 80%（Standring 2004），由左右大脑半球组成，两个半球由纵裂隔开，底部由胼胝体相连。脑皮质位于大脑外围，主要由富含神经元胞体的灰质组成。白质位于大脑皮质下方，亦被称为皮质下区域，由皮质神经元的有髓鞘轴突组成，可以将来自神经元胞体的冲动传至中枢系统的其他部分。

大脑从解剖上分为四部分：额叶、顶叶、颞叶和枕叶。有时还会有第五叶，即嗅脑（rhinencephalon）或边缘叶（limbic lobe），但亦有人认为边缘叶位于大脑内深处，解剖结构上仍然和颞叶相关（Gloor 1997；Standring 2004）。大脑皮质的主要功能包括智力、语言、感觉和运动（Standring 2004）。Brodmann 在 1909 年提出对大脑皮质细胞分区，划分出 100 多个具有特定皮质功能的独立区域（图 3.4）。下面列出在 Brodmann 分区基础上大脑各叶区域的功能，这也是护士们通常评估的脑叶功能，每个 Brodmann 区都具体到各个脑叶。

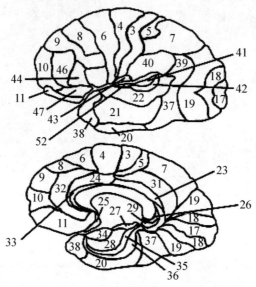

图 3.4　Brodmann 皮质区域，根据 Brodmann 最初设计排序；图中无 13-16 号、48-51 号。Brodmann 最初设计中并未明确指定这些部位。（引自 Stephen DiBiase Designs）

1. 额叶

额叶（Frontal lobes）位于额骨下方，其后方通过中央沟（central sulcus，fissure of Rolando）与顶叶分开，其下方通过外侧裂（lateral fissure, Sylvian fissure）与颞叶分开。额叶的主要功能包括认知功能（定向力，记忆力，洞察力，判断力，计算力和抽象能力），语言表达（口头和书面表达），以及自主运动功能。

（1）*认知功能*：由 Brodmann 9-12 区（ACA 供血区）控制，位于前额之后的前额皮质（Mohr et al. 2004；Standring 2004）；该区域负责对环境刺激智能评估和反应。智力能力融合了在社会习得且接受的情绪反应和行为。自主神经系统反应，如感知到威胁时就会心动过速，也和这一大脑区域的激活相关。该区域受损会明显改变智力能力和对环境刺激所产生的社会性反应，甚至严重影响生活质量。

（2）*语言表达*：位于 Brodmann44 区（MCA 供血区），也被称为 Broca 区。该区域在额下回，近运动带的面部区。大部分人的 Broca 区在额叶左侧，即左半球为优势半球，偶尔也可见 Broca 区在右侧额叶半球（Mohr et al. 2004；Standring 2004）。Broca 区负责人类的语言和书面交流。该区域的损伤会导致一系列口头和书面交流障碍，如找词困难、流动性失语。

（3）*自主运动功能*：由 Brodmann4 区（MCA 供血区）控制，也被称为运动带。由于大部分自主运动束在通过脑干时都会交叉至对侧下行，因此右侧的运动带往往代表左侧肢体的自主运动功能，反之亦然（Mohr et al. 2004 ；Standring 2004）。图 3.5 被称为运动矮人图，常用来表示 4 区运动功能布局。矮人是倒置的；矮人的脚画在额叶的内上方，膝盖、臀部、躯干和肩膀在外侧面延伸，手、拇指、头、面部和舌在侧下方分布，直至延伸到大脑外侧裂。运动矮人上的面积越大，代表相应额叶皮质对特定运动功能的贡献越大（Standring 2004）。例如，手对运动控制的要求比躯干高很多，因此在运动矮人上手的分布面积更大。当脑卒中或外伤损伤运动带时，对侧肢体的运动功能受损。表 3.3 总结了评估额叶功能时所使用的临床检查方法。

表3.3　额叶功能检查方法

Brodmann 分区	供血动脉	相关临床检查方法
9，10，11，12	大脑前动脉	时间、地点、人物的定向力
		短期、长期记忆力
		认知洞察力
		判断力，决策力
		抽象过程（如倒序拼写一个词）、计算力（如计算 100-7 进行 5 次）
4	大脑中动脉	对运动功能进行分级：从 0 级（无运动）到 5 级（正常运动）
		• 0/ 5 = 无运动
		• 1/ 5 = 仅有轻微动作
		• 2/ 5 = 不能对抗重力运动
		• 3/ 5 = 不能对抗阻力运动
		• 4/ 5 = 运动力弱
		• 5/ 5 = 正常运动力
		臂旋前肌漂移
		深反射、浅反射
		言语清晰度
		面部表情测试（面神经的运动部分）
		咬牙（三叉神经的运动部分下颌支）
		吞咽困难测试
44	大脑中动脉	语言表达；找词困难；语言流利程度

2. 顶叶

顶叶（Parietal lobes）在额叶以后、中央沟后方，顶叶后面有顶枕裂将顶叶与枕叶分开。顶叶的主要功能是整合感觉刺激，如身体部位的意识和定位，识别物体的大小、形状和质地，以及触觉、压力和疼痛的判读。

类似额叶的运动带，顶叶也有一个感觉带（Brodmann 1 区、2 区、3 区，为大脑中动脉供血区），感觉带的分布呈一个上下颠倒的人形图（图 3.5、3.6），不同的部位代表接收处理不同躯体位置的感觉信息。这些感觉信息包括深感觉、内在感觉和触觉等皮肤感觉，需要处理的感觉信息越复杂、感觉带上该部位占据的面积就越大（Standring 2004）。感觉带受损，可导致肢体对侧的感觉缺失或改变。

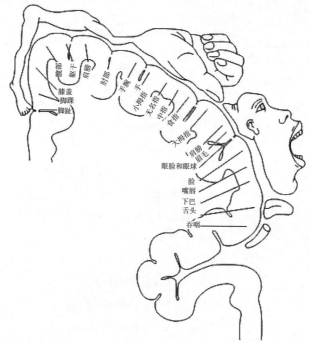

图 3.5 运动区倒置矮人图（Reproduced from Patestas & Garter，A Textbook of Neuroanatomy 2nd Edition, copyright 2007 with permission of Blackwell Publishing.）

Brodmann5 区、7 区（大脑中动脉供血区）是关联区域，其进一步评估感觉刺激以确定明确的目标、感觉数据的相关性和重要性。该区域与身体部位的意识、空间定向力、以及环境空间关系的识别有关（Standring 2004）。当该区域发生损伤时，会出现感觉的忽视（Mohr et al. 2004；Standring 2004）。

Brodman 22 区（大脑中动脉供血区）也叫做 Wernicke's 区，最常位于大脑皮质的左半部分，与书面和口头语言的接收有关。Wernicke's 区还与大脑听觉、视觉功能区、认知评价、情感及最终的表达性语言等功能区错综相关（Standring 2004）。该区域损伤会导致各种功能障碍，包括轻微的语言接受障碍、感觉性失语。感觉性失语指患者具有言语能力，但言语内容无逻辑性，常被描述为言语杂乱（word salad）。

当言语表达区（Broca's 区）和接受区（Wernicke's）均受损时，就会出现完全性失语，患者因为完全丧失言语能力而严重影响其生活质量。表 3.4 总结了用于评估顶叶功能的临床检查技术。

表3.4　顶叶功能检查方法

Brodmann 分区	供血动脉	相关临床检查方法
1，2，3	大脑中动脉	主要感觉测试： • 针刺觉 • 触觉 • 振动觉 • 位置觉
5，7	大脑中动脉	复杂感觉测试： • 立体感觉 / 实体觉 • 同时两种刺激觉（视觉和触觉） • 皮肤书写觉
22	大脑中动脉	语言接受能力

3. 颞叶

颞叶（Temporal lobes）位于颞骨下方的外侧部分，通过外侧裂与额叶、顶叶分开。颞叶的主要功能包括听力、语言、行为和记忆（Standring 2004）。

Brodmann 41 区、42 区是主要初级区域，接收听觉刺激，帮助确定声音的来源和意义。该区域损伤可能导致听力损害。颞叶、额叶、顶叶交汇的地方是听觉、视觉、躯体联络信息相整合的地方，能够将信息输入转化成复杂的思想和记忆。此处病灶导致的癫痫可能产生听觉、视觉、感觉方面的幻觉。用于评估颞叶功能的临床检查主要包括听力的检查，虽然听力损伤可能与急性卒中有关，但却十分少见。

4. 枕叶

大脑最后方的分叶是枕叶（Occipital lobes），与视觉刺激的分析理解有关。Brodmann 17 区（大脑后动脉供血区）是主要的视觉皮质，接受视神经（颅神经 II）传来的冲动。此处接受的冲动被称为 Brodmann 18、19 区（大脑后动脉供血区），是负责理解与整合视觉信息的联络区域。枕叶损伤可能会导致皮质盲，产生当眼睛结构完整时，接受与理解视觉刺激的能力受损（Mohr et al. 2004；Standring 2004）。与枕叶相关的临床检查方法见表 3.5。

表3.5　枕叶功能检查方法

Brodmann 分区	供血动脉	相关临床检查方法
17，18，19	大脑后动脉	视野测试 视力测试

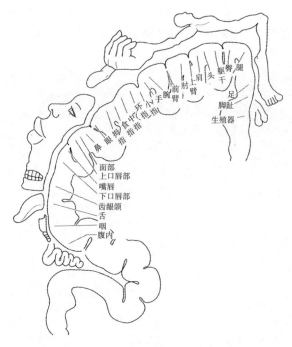

图 3.6　感觉区倒置矮人图（Reproduced from Patestas & Garter，A Textbook of Neuroanatomy 2nd Edition，copyright 2007 with permission of Blackwell Publishing.）

5. 皮质下区域

　　来自大脑的纤维束在下行至脑干与脊髓的过程中会在内囊（internal capsule）交汇。内囊的血液供应来自于大脑中动脉小穿支，后者起自每侧大脑半球主要动脉干的近端。至大脑皮质的传入刺激（感觉）从脑干到达丘脑、再通过内囊最终到达大脑皮质。传出纤维（运动）离开皮质、经过内囊到达脑干和脊髓（Standring 2004）。此部分区域受损可出现对侧肢体单纯运动或感觉障碍、或运动与感觉的联合障碍，但皮质功能完好（Mohr et al. 2004）。上述现象有一处例外，即当语言中枢发出的离散纤维被截断时，可导致皮质下病变联合失语表现。

　　基底节（basal ganglia）由四对核组成，控制非自主运动（involuntary motor function）功能（椎体外系），位于大脑半球白质深处。大脑皮层发出信息，刺激基底节区域传出信息，后者到达脑干和丘脑，中继后到达额叶皮质。基底节整合相关的动作和自主运动姿势调整；根据需要降低肌张力以提供流畅的运动功能。基底节损伤通常导致震颤或其他非自主运动，肌张力高、僵硬，非瘫痪性运动迟缓。基底节包括：

　　（1）纹状体（Corpus striatum）：包括尾状核（caudate nucleus），壳核（putamen）和伏核（nucleus accumbens）

　　（2）苍白球（Globus pallidus）

　　（3）黑质（Substantia nigra）

（4）丘脑底核（Subthalamic nucleus）

丘脑由两块卵形灰质团块组成，并构成第三脑室的侧壁。丘脑是运动和感觉刺激的中继站与网闸，基于情境阻止或增强冲动的传递。丘脑损伤时可能由于正常冲动的途径被中断而出现感觉和／或运动功能障碍（Mohr et al. 2004）。

位于丘脑下方的下丘脑通过下丘脑柄或垂体柄与垂体相连。下丘脑协调整合许多与情感相关的神经系统（包括边缘系统等）来控制躯体的行为反应。下丘脑是根据人体需要控制内环境稳态、刺激自主神经系统反应和内分泌系统功能的主要控制中心。通过这些机制，下丘脑在体温调节、食物和水的摄入、垂体激素的释放、以及自主神经系统整体功能方面起着重要作用（2004 Standring）。表3.6列出皮质下区域功能的临床检查方法。

表3.6 皮质下功能检查方法

供血动脉	相关临床检查方法
大脑中动脉	对运动功能进行分级：从0级（无运动）到5级（正常运动）
	• 0/5＝无运动
	• 1/5＝仅有轻微动作
	• 2/5＝不能对抗重力运动
	• 3/5＝不能对抗阻力运动
	• 4/5＝运动力弱
	• 5/5＝正常运动力
	臂旋前肌漂移
	深反射、浅反射
	言语清晰度
	面部表情测试（面神经的运动部分）
	咬牙（三叉神经的运动部分下颌支）
大脑中动脉	语言表达；找词困难；语言流利程度
	语言接受能力
大脑中动脉	主要感觉测试：
	• 针刺觉
	• 触觉
	• 振动觉
	• 位置觉

6. 小脑

小脑（(Cerebellum) 图3.7）亦被称为"后脑"，占整个脑体积的五分之一，由小脑幕将其与大脑分隔开来。与大脑类似，小脑外表层为灰质（或称为皮质），下方为白质束核（Standring 2004）。

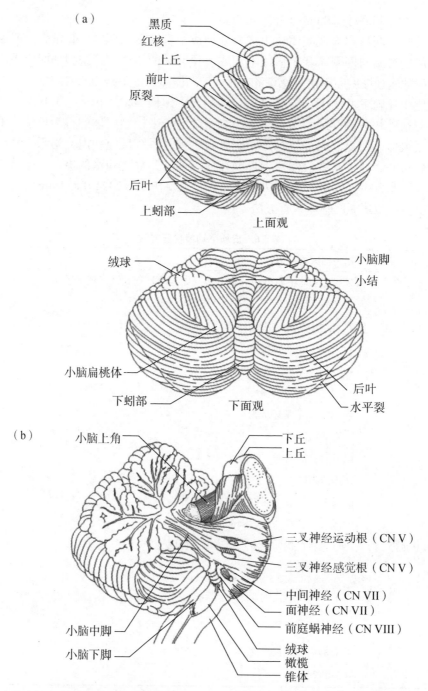

（a）

黑质
红核
上丘
前叶
原裂

后叶
上蚓部

上面观

绒球
小脑脚
小结

小脑扁桃体
下蚓部

下面观

后叶
水平裂

（b）

小脑上角
下丘
上丘

三叉神经运动根（CN V）

三叉神经感觉根（CN V）

中间神经（CN VII）
面神经（CN VII）
前庭蜗神经（CN VIII）

绒球
橄榄
锥体

小脑中脚
小脑下脚

图 3.7　小脑（a）上面观、下面观（b）小脑、延髓侧面观。（引自 Patestas & Garter，神经解剖学教材第二版，2007，Blackwell 出版社授权）

　　小脑发送冲动至下行运动通路，整合空间定位与姿势和肌张力平衡，保证运动同步调整，维持总体平衡与动作协调。小脑同时监控调整肌动活动与运动，从而实现对精细运动功能的控制。小脑受伤导致共济失调，临床表现为肌力正常，但缺乏运动功能的控制或协调。小脑前下动脉（AICA）的侧支血供很差，这使得相应血供区域极易缺血。小脑前下动脉供血区脑卒中的典型临床表现包括眩晕，无听力损失或耳鸣，以及凝视诱发性眼震（Mohr et al. 2004）。小脑功能检查方法见表3.7。

表3.7　小脑功能检查方法

供血动脉	相关临床检查方法
小脑上动脉	指鼻试验
小脑前下动脉	Romberg 平衡测试
小脑后下动脉	言语清晰度
	串联步态测试
	跟膝胫试验
	眼球震颤测试
	吞咽困难测试

注：小脑功能障碍常伴随脑干功能障碍发生

7. 脑干

脑干（Brainstem）由三部分组成，中脑、脑桥和延髓。脑干充满了连接脊髓与脑的感觉和运动通路，以及控制人体重要机制的中心。

中脑向上与间脑相连，向下与脑桥相连。颅神经 III 和 IV 起源于中脑（表3.8），中脑导水管亦位于该区域。中脑的主要作用是作为出入脑的刺激在上行感觉通路和下行运动通路的中继站（2004 Standring）。

脑桥位于延髓正上方，也参与感觉、运动通路与脑的信息中继。第四脑室的上表面是由脑桥的上部组成。两个呼吸控制中枢也位于脑桥；长吸中枢（apneustic centre）控制吸气和呼气的长度，而呼吸调节中枢（pneumotaxic centre）控制呼吸频率。颅神经 V（三叉），VI（外展），VII（面）和 VIII（听）位于脑桥（表3.8）。内侧纵束（MLF）是脑桥中的重要纤维束，将颅神经 III，IV 和 VI 与听神经的前庭部分及桥脑旁正中网状结构相连，后者也位于脑桥。内侧纵束主要促进眼球响应于声音、运动、位置和觉醒时的运动协调与相宜的运动，临床医生通过冷热水试验评估脑干结构的完整性正是利用了这一性质（Mohr et al. 2004；Standring 2004）。

延髓位于脑桥和脊髓之间。自主运动纤维束在延髓锥体平面交叉，因此常用锥体束来指代自主运动功能。该交叉解释了为什么右侧大脑发出的刺激控制左侧肢体运动，反之亦然。吞咽、呕吐、打嗝、咳嗽、心率、动脉血管收缩和呼吸等非自主功能的控制中枢也位于延髓。延髓呼吸中枢和脑桥的长吸中枢、呼吸调节中枢一起调控呼吸功能，并负责呼吸的节律。颅神经 IX（舌咽），X（迷走神经），

XI（副神经）和 XII（舌下神经）也位于延髓，见表 3.8（Standring2004）。

脑干的网状结构（reticular formation, RF）位于脑干的核心，调节感觉、运动、意识、反射行为及从脑干发出的颅神经（III – XII）的活动（Standring 2004）。上行网状结构常被称为网状激活系统（the reticular activating system, RAS），因为其主要负责增加觉醒、警觉和皮质与丘脑的神经元对感觉刺激的反应。特殊地，RAS 激活丘脑的中继核与散射核，提高整个大脑皮层的感官刺激分布；此外，RAS 激活下丘脑可导致弥漫性皮质和自主神经刺激。丘脑或下丘脑 RAS 通路的损伤，可能会导致意识水平受损（Bleck 1999）。表 3.9 列出了脑干相关的临床检查。

表3.8　颅神经解剖、生理和评估方法

颅神经	解剖	生理	评估方法
I 嗅神经（感觉）	胞体位于鼻粘膜；轴突穿过筛板至嗅球，颞叶整合嗅觉信息	嗅觉；也参与由嗅觉体验引发的其他系统的刺激，包括肠蠕动、唾液分泌和性刺激	很少被测试；可嘱患者闭眼，闻其所熟悉的不同非刺激性气味。可使用"Sniffin' Sticks"等商业试剂盒进行测试
II 视神经（感觉）	视网膜的神经节细胞在视盘融合，形成视神经。神经纤维通过视交叉、外侧膝状体，终止于枕叶	视觉，包括视力和周边视觉	• 专业人士用眼底镜检查眼底 • 视力：在重症监护时常被延迟检查；可以使用便携的斯内伦视力卡片，但通常也不实用 • 视野：对于合作的患者，可用对抗法测试 4 个象限的视野，对于不合作的患者，用威胁眨眼法评估视野范围 • 可用双同步刺激（DSS）检测视觉忽视，嘱患者辨别检查者左右手指的同时运动。注意：忽视不是视力丧失，而是不能区分双侧同时的刺激
III 动眼神经（运动）	胞体位于中脑。发出运动纤维至眼上、下、内直肌和下斜肌、上睑提肌。同时发出副交感神经纤维至给睫状肌和虹膜	眼外肌运动；按下述方向运动眼球： 上直肌 - 眼球向上运动 内直肌 - 眼球向内运动 下直肌 - 眼球向下运动 下斜肌 - 眼球外旋（向上、内） 上抬眼睑、收缩瞳孔	• 评估单侧眼睑下垂（III） • 评估瞳孔大小（1-6mm）和对称性。注意：20% 的人群双侧瞳孔大小不等，相差 0.5mm。如果瞳孔对光反射正常，双侧瞳孔不等大也是正常的（III） • 评估瞳孔对光反射：直接反射 - 受光刺激侧瞳孔收缩；间接反射 - 不受光刺激侧瞳孔收缩。瞳孔反射常被记录为灵敏、迟缓或无反应

续表

颅神经	解剖	生理	评估方法
Ⅳ 滑车神经（运动）	胞体位于中脑。发出运动纤维至眼上斜肌	眼外肌运动；使眼球内旋（向下、内）	• 眼球运动通过内侧纵束（MLF）核间通路进行协调，其涉及Ⅲ，Ⅳ和Ⅵ颅神经的综合反应，以及Ⅷ颅神经的信息传入
Ⅵ 外展神经（运动）	胞体位于脑桥。发出运动纤维至眼外直肌	眼外肌运动；使眼球向外侧运动（外展）	• 通过评估眼球运动明确眼球在6个基本方向的运动能力；对意识清醒的患者，可嘱其盯着检查者的手指进行眼球运动；检查者按照"H"或"X"路径移动手指，水平通过中央；记录眼球运动的偏差。 • 对于意识不清的患者，一旦检查过颈椎，认为可以安全操纵颈部时，可通过头眼反射（洋娃娃眼睛）进行评估；在患者睁眼的情况下，将患者的头从一侧转向另一侧；正常情况下，眼球的运动方向应与头部的移动方向相反；若眼球保持在固定位置则表明中脑/脑桥区（含颅神经Ⅲ，Ⅳ和Ⅵ的细胞核）功能障碍
Ⅴ 三叉神经（感觉、运动）	胞体位于脑桥。发出三个分支：眼神经（感觉）、上颌神经（感觉）和下颌神经（感觉和运动）	眼神经：接受来自角膜、睫状体、虹膜、泪腺、结膜、鼻粘膜、额头和鼻部的感觉 上颌神经：接受来自脸颊和鼻部皮肤、下眼睑、上颌骨、牙齿、口腔黏膜和上颌窦的感觉 下颌神经：接受来自下颌的感觉，以及咀嚼肌的运动功能	• 通过引发角膜反射测试眼神经；对于意识不清的患者，一般用棉束轻触角膜即会引发患者眨眼反应。用大头针检测痛觉、双侧对比，评估上颌神经 • 下颌神经是运动和感觉的混合神经，可在患者咬紧牙关时触摸颚部肌肉测试下颌神经
Ⅶ 面神经（感觉、运动）	胞体位于脑桥。发出感觉纤维至舌前2/3和软腭。发出运动纤维至面部肌肉	味觉和舌前2/3、软腭的感觉。面部表情的主要运动神经。	• 嘱患者鼓腮、微笑/露齿、紧闭双眼、扬眉以检查面部表情 • 通常很少检测味觉

续表

颅神经	解剖	生理	评估方法
VIII 位听神经（感觉）	胞体位于脑桥。耳蜗感觉纤维起源于耳蜗神经节，传递听觉至内耳 Corti 器、脑桥和颞叶	听力	• 可考虑耳语试验 • 对意识不清的患者，可行眼前庭反射（冰热水试验）检测脑干的完整性。保持双眼睁开、头部处在正中位置，向外耳道注入冰水，可刺激 III，IV，VI 和 VIII 神经。
VIII 位听神经（感觉）	前庭感觉纤维起自耳和前庭神经节的半规管，终止于脑桥	平衡	做此试验前需确定鼓膜是完好无损的。正常反应为共轭性眼球震颤伴眼球背离灌水侧耳朵，伴慢节奏。无眼球运动或不良共轭运动表示脑干损伤。该测试可能会导致意识清醒患者出现恶心、呕吐
IX 舌咽神经（感觉、运动）	胞体位于延髓。感觉神经传递来自外耳、鼓膜、咽上部和舌后 1/3 的感觉刺激至延髓运动神经控制茎突咽肌的随意运动并支配腮腺	茎突咽肌上抬完成吞咽和言语 腮腺分泌 一般感觉（痛觉、触觉、温度觉）	• 通常对 IX 和 X 神经同时进行检查 • 评估腭、咽后部和悬雍垂上抬的对称性 • 吞咽动作时触摸喉部，评估喉部上抬的对称性 • 嘱患者重复念带"K"音的词（如"开"、"快"），注意听"K"音的完整性和连续性 • 评估咽反射
X 迷走神经（感觉、运动）	人体主要的副交感神经，Vagus 在拉丁语意为"徘徊"；它起自延髓，一直走行至结肠脾曲。运动部分分布至咽、喉、胸和腹腔脏器；感官部分传递喉、食管、气管、颈动脉体、胸、腹腔脏器、以及主动脉的牵拉和化学感受器的感觉刺激。	为指定区域提供大部分副交感神经支配，包括消化、排便、减慢心率和减少收缩力	
XI 副神经（运动）	胞体位于延髓，分两支：延髓支和脊髓支。延髓支支配喉、咽部肌肉；脊髓支支配斜方肌和胸锁乳突肌	参与吞咽和发声。支配转头和耸肩的肌肉。	• 检查者将患者肩部下压，嘱患者对抗阻力耸肩 • 施加一侧阻力，嘱患者对抗阻力耸肩；施加另一侧阻力，嘱患者做相同动作

续表

颅神经	解剖	生理	评估方法
XII 舌下神经（运动）	胞体位于延髓，发出运动纤维至舌	舌的运动	• 向患者一侧颊部施加阻力，嘱患者用舌顶颊；施加阻力至另一侧，嘱患者做相同动作 • 嘱患者伸舌，并从一侧移向另一侧 • 嘱患者重复念带"L"音的词（如"啦啦啦"、"劳动"），注意听"L"音的完整性和连续性

表3.9 脑干功能检查方法

供血动脉	相关临床检查方法
椎动脉	颅神经 III-XII（见表 3.8）
基底动脉	吞咽困难测试
小脑上动脉	意识水平：
小脑前上动脉	• 警觉＝清醒
小脑后上动脉	• 嗜睡＝倦睡，迟钝，冷漠
	• 意识模糊＝沉睡状态
	• 昏睡＝强烈刺激下可被唤醒
	• 昏迷＝对强烈刺激亦无反应或反射（去皮质、去大脑、或脊髓反射弧）
	自主运动功能：
	• 0/5＝无运动
	• 1/5＝仅有轻微动作
	• 2/5＝不能对抗重力运动
	• 3/5＝不能对抗阻力运动
	• 4/5＝运动力弱
	• 5/5＝正常运动力
	深反射、浅反射
	主要感觉测试：
	• 针刺觉
	• 触觉
	• 振动觉
	• 位置觉
	呼吸模式，心率和血压

注：小脑功能障碍时常伴脑干功能障碍

五、急性神经系统功能评估的标准化工具

所有评估方法和相应的评分量表均需要对评估者本身进行适当的培训，这样才能给出可靠的评估结果。一些量表可用于临床医生开展神经系统的急性评估，包括：

1. 格拉斯哥昏迷量表（Glasgow Coma Scale – GCS）（Teasdale & Jennett 1974）

2. 颅内出血评分（Intracerebral Haemorrhage Score）– ICHS（Hemphill，III et al. 2001）

3. Hunt-Hess 评分（Hunt and Hess Score – H – H）（Johnston et al. 2002）

4. 美国国立卫生院卒中量表（National Institutes of Health Stroke Scale – NIHSS）（Goldstein & Samsa 1997）

（一）格拉斯哥昏迷量表

格拉斯哥昏迷量表（Glasgow Coma Scale，GCS）是最广泛使用的神经系统评估工具，其主要通过测试三类功能来了解意识（LOC）水平：睁眼、最佳言语应答和最佳运动反应（见表 3.10）。每个类别均应单独报告；最高总分为 15 分，最低为 3 分，小于等于 7 分代表严重的意识障碍。格拉斯哥昏迷量表目前被广泛用于多种疾病，但其不能替代完整的神经系统检查。此外，使用格拉斯哥昏迷量表时需注意，该量表的初衷是评估脑外伤患者脑损伤的严重程度（Teasdale & Jennett 1974），这就说明它用于卒中患者评估时具有局限性。另一个重要方面是，格拉斯哥昏迷量表在检测局灶性神经功能缺损时是不敏感的，该量表的评估是基于患者最好反应的记录；正因为此，该量表无法发现局限于一侧躯体的缺陷或波动性的体征。气管插管会影响言语应答的评分。虽然格拉斯哥昏迷量表被证实用于颅脑创伤的评估，但它目前也被用于出血性卒中的意识水平评估（Broderick et al. 2007）。

表3.10　格拉斯哥昏迷量表（睁眼反应+运动反应+语言反应=3-15）

	活动	分数	特征
睁眼反应	对刺激无反应	1	即使眶上压迫刺激也不睁眼
	疼痛刺激时睁眼	2	胸骨 / 肢体 / 眶上压迫时的疼痛刺激
	呼唤时睁眼	3	非特异性反应，不一定是针对指令的反应
	自发睁眼	4	睁眼状态，不一定知晓
运动反应	无	1	对任何疼痛而言；肢体弛缓
	疼痛刺激时肢体会伸直（去大脑反应）	2	肩关节内收、肩部和前臂内旋
	疼痛刺激时肢体会弯曲（去皮层反应）	3	回缩反应或类偏瘫姿势

续表

	活动	分数	特征
	疼痛刺激时肢体会回缩	4	疼痛刺激时上肢回缩，肩关节外展
	能定位疼痛的部位	5	上肢试图解除眶上/胸部压痛
	可依指令动作	6	依从简单的指令
语言反应	无语言	1	无任何形式的语言表现
	不能理解	2	呻吟，无言语
	词不达意	3	可说出能让人理解的单字，但没有完整的句子
	有错语	4	可对话，但有答非所问的情形，定向力障碍
	正常	5	能对话且定向力正常

（二）颅内出血评分

颅内出血评分最初是急性脑实质出血临床试验治疗中开发使用的（Broderick et al. 2007）。该评分由五个部分组成：GCS 评分，出血量，是否存在脑室内出血，出血的幕下位置，患者年龄（见表 3.11）。颅内出血 3 分时死亡率可达 70%，大于等于 4 分时死亡率可达 100%。

表3.11　颅内出血评分

组成	分数
格拉斯哥昏迷量表评分：	
GCS=3-4	2
GCS=5-12	1
GCS=13-15	0
ICH 体积（cm^3）：	
ICH ≥ 30ml	1
ICH < 30ml	0
脑室内组分?	
是 — 存在脑室内组分	1
否 — 无脑室内出血	0
幕下来源的 ICH？	
是 — 幕下来源的 ICH	1
否 — 非幕下来源的 ICH	0
年龄：	
≥ 80 岁	1
< 80 岁	0
总分：	0-6

（三）Hunt-Hess评分

Hunt-Hess 评分常被用于非创伤性蛛网膜下腔出血临床严重程度的分级（Johnston et al. 2002）。该评分系统分 5 级，1 级蛛网膜下腔出血临床表现的严重程度最轻，5 级最重（表 3.12）。

表3.12　H-H评分

分数	临床特征
1	无症状，轻度头痛，轻微颈强直
2	中重度头痛，颈强直，除颅神经麻痹外无神经功能缺损
3	意识模糊；轻度局灶性神经功能缺损
4	昏睡；中重度偏瘫
5	昏迷；去大脑姿势

（四）美国国立卫生院卒中量表（NIHSS）

NIHSS 评分最初是在急性缺血性卒中治疗临床试验中使用的，经由适当培训后的临床医生操作时被证实具有可靠性（Goldstein & Samsa 1997）。NIHSS 评分被认为是评估脑卒中损伤严重程度唯一有效的工具（Adams et al. 2007）。NIHSS 评分系统分为 14 个部分：意识水平、眼球运动、视野、面部表情、四肢运动功能、小脑功能、感觉功能、语言流利程度、语言清晰度和忽视（表 3.13）。NIHSS 的可能得分范围从 0（无神经系统缺陷）至 42（严重的神经系统缺陷）。量表中的每个项目都必须进行评分，除非该项目"不可测"。NIHSS 量表初看似乎很复杂，一旦熟悉后可以很快完成，少则五到七分钟即可。NIHSS 被美国医疗机构卒中中心认证联合委员会（JCAHO）定为脑卒中辅助评估工具，因为该量表为评估卒中严重程度及评估静脉溶栓或动脉内治疗后的病情改善程度提供了一种通用的语言。

尚有其他评估卒中相关损害的工具；例如，斯堪的纳维亚卒中量表（Scandinavian Stroke Scale）也可以提供卒中整体损害严重程度指数，Barthel 指数则是一个广泛的残疾程度的评估，通过有针对性的测试，如臂动作调查测试（Action Research Arm Test），关注一个肢体的影响。此外，范围更广泛的工具，如医疗结果研究短表 36（SF-36）和卒中生活质量（Stroke - Specific Quality of Life）表也已经被采用，以测定卒中在整个生命期间内对患者的影响。

六、结语

本章对以下内容进行了简要概述：神经系统正常解剖和生理、卒中发生发展的疾病进程、评估卒中严重程度和性质对个体影响的常用工具。本章内容是接触卒中患者的所有医疗工作者所必不可少的基本知识，在掌握了上述内容的基础上，临床工作者才能了解卒中的疾病过程，并将其作为对患者关怀和治疗的第一步。

表3.13　美国国立卫生院卒中量表（http://www.ninds.nih.gov/disorders/stroke/strokescales.htm）

1a. 意识水平：

　　即使因气管插管、语言障碍、口腔气管创伤及绷带包扎等，不能全面评价，检查者也必须选择1个反应。只有在伤害性刺激不能引起患者的（除反射性体位以外的）任何活动时，才能记3分。

0 ＝ 清醒；反应灵敏。

1 ＝ 不清醒；轻微刺激能唤醒，可遵从命令、回答问题、做出反应。

2 ＝ 不清醒；需反复刺激才有注意，或者反应迟钝需要强烈或疼痛的刺激才有活动（非刻板的）

3 ＝ 仅有反射性活动或自主神经反应或完全无反应、软瘫、无反射

1a:　＿＿＿＿

1b. 意识水平提问：

　　询问患者当前月份及其年龄。回答必须正确－不能按接近程度给予部分打分。不能理解问题的失语和昏睡者记2分。因气管插管、口腔气管创伤、任何原因引起的严重构音障碍、语言障碍或不是继发于失语的任何其他原因，导致不能言语，记1分。仅对最初回答评分。检查者不能给予其言语或非言语的提示。

0 ＝ 两个问题回答均正确。

1 ＝ 一个问题回答正确。

2 ＝ 两个问题回答均不正确。

1b:　＿＿＿＿

1c. 意识水平指令：

　　先让患者睁眼和闭眼，再让患者非瘫痪侧握拳和伸掌。如果手不能使用，用另一种一步指令代替。有明确尝试但因为无力而不能完成的也算正确。若患者对指令无反应，检查者要给予演示（打手势），然后根据结果（如：遵从了0个、1个或2个指令）打分。有创伤、截肢或其他生理障碍者，应予适当的一步指令。仅对最初反应评分。

0 ＝ 两项任务执行均正确。

1 ＝ 一项任务执行正确。

2 ＝ 两项任务执行均不正确。

1c:　＿＿＿＿

2. 最佳凝视：

　　只测试水平眼球运动。对随意或反射性（眼头反射）眼球运动记分，但不要做冷热水试验。若患者的共轭性眼球偏斜能被随意或反射性活动克服，记1分。若为孤立的周围神经麻痹（Ⅲ、Ⅳ、Ⅵ颅神经），记1分。对所有失语者，凝视是可以检查的。有眼球创伤、绷带包扎、早已失明或有其他视力或视野损害者，应当检查其反射性运动，这由检查者来决定。与患者的目光接触，然后从一侧向另一侧移动，偶尔能发现部分性凝视麻痹。

0 ＝ 正常

1 ＝ 部分凝视麻痹；单眼或双眼凝视异常，但无强迫偏斜或完全凝视麻痹。

2 ＝ 强迫偏斜，或不能被头眼反射克服的完全凝视麻痹。

2:　＿＿＿＿

3. 视野：

用数手指或视威胁法检查视野（上下四个象限），尽量鼓励患者。若能正确地看向有手指活动的那一侧，记为正常。若单眼盲或眼球摘除，按剩余的那一只眼评分。如发现明确的不对称，包括象限盲，记1分。若全盲，无论什么原因导致，记3分。此时做双侧同时刺激，如果有视觉忽略，记1分，结果用于问题11。

0 = 无视野缺损。
1 = 部分偏盲。
2 = 完全偏盲。
3 = 双侧偏盲（全盲，包括皮质盲）。

3: ____

4. 面瘫：

言语指令或动作示意，要求患者示齿或扬眉和闭眼。对反应差或不能理解的患者，根据伤害性刺激时表情的对称性评分。有面部创伤/绷带、经口气管插管、胶带或其他物理障碍影响面部检查时，应尽可能移开。

0 = 正常对称运动
1 = 轻微瘫痪（鼻唇沟变平，微笑时不对称）。
2 = 部分瘫痪（下面部完全或几乎完全瘫痪）。
3 = 一侧或双侧完全瘫痪（上下面部运动消失）。

4: ____

5. 上肢运动：

将肢体置于合适的位置：伸臂（掌心向下）90°（坐位）或45°（仰卧）。根据上肢是否在10秒内落下，给漂移评分。对失语者用声音或手势引导，不用有害刺激。依次检查每个肢体，从非瘫痪侧上肢开始。只有在截肢或肩关节融和时，才记为无法测（UN），要写明原因。

0 = 无下落；肢体置于90°（或45°）能坚持10秒。
1 = 下落；肢体置于90°（或45°），但不到10秒即向下降落；不碰到床或其他支持物。
2 = 部分抵抗重力；肢体不能伸到或维持在（引导下90°（或45°），下降到床，但能部分抵抗重力。
3 = 不能抵抗重力；肢体落下
4 = 无运动
UN = 截肢或关节融合，解释：
5a 左上肢
5b 右上肢

5a.
L Arm
____
5b.
R Arm
____

6. 下肢运动：

将肢体置于合适的位置：抬腿30°（一定是仰卧位）。根据下肢是否在5秒内落下评分。对失语者用声音或手势引导，不用有害刺激。依次检查每个肢体，从非瘫痪侧下肢开始。只有在截肢或髋关节融和时，才记为无法测（UN），要写明原因。

0 = 无下降；下肢置于30°能坚持5秒。
1 = 下降；下肢在接近5秒时落下，但不碰到床。
2 = 部分抵抗重力；下肢在5秒内落到床上，但能部分抵抗重力。
3 = 不能抵抗重力；下肢立即落到床上。
4 = 无运动
UN = 截肢或关节融合，解释：
6a 左下肢；
6b 右下肢

6a.
L Leg
____
6b.
R Leg
____

续表

7. **肢体共济失调：**

目的是发现单侧小脑病变的证据。检查时睁眼。若有视力缺陷，应确保检查在未受损的视野中进行。进行双侧指鼻试验和跟膝胫试验。共济失调与无力明显不成比例时记分。若患者不能理解或肢体瘫痪，记为0分。只有在截肢或关节融和时，才记为无法测（UN），要写明原因。盲人用伸展的上肢摸鼻。

0 = 无共济失调。
1 = 一个肢体有。
2 = 两个肢体有。
UN = 截肢或关节融合，解释：

7: ___

8. **感觉：**

检查针刺引起的感觉和表情，昏睡及失语者对有害刺激的躲避。只有脑卒中引起的感觉缺失才记为异常。为精确检查偏身感觉缺失，应涉及尽可能多的身体区域 [上肢（不是手）、下肢、躯干、面部]。"严重或完全的感觉缺失"记2分，且只在严重或完全的感觉缺失得到明确证实的情况下给予。因此，昏睡和失语者也有可能被记1或0分。脑干卒中导致双侧感觉缺失者记2分。无反应或四肢瘫者记2分。昏迷者（1a=3）记2分。

0 = 正常；无感觉缺失。
1 = 轻到中度感觉缺失；患侧感觉针刺不尖锐或钝；或针刺的表浅疼痛感缺失但有触觉。
2 = 重度到完全感觉缺失；面、上肢、下肢触觉丧失。

8: ___

9. **最佳语言：**

在上述检查中已经获得大量关于患者理解力的信息。本项检查中，让患者看图片说话，命名卡片上的物体，读语句表上的句子。根据上述神经系统检查中患者对所有指令的反应判断其理解力。如果视觉缺损干扰测试，让患者识别拿在手中的物品，复述和说一段话。气管插管者可手写。昏迷者（1a = 3）记3分。必须给昏睡或不合作者选择一个记分，但3分仅给不能说话且不能执行一步指令者。

0 = 无失语；正常。
1 = 轻到中度失语；流利性或理解能力有一定程度的下降，但表达形式及思想的表达无明显受限。然而针对所给材料进行对话却很困难，语可少、理解力差。例如，在提供材料会话中，检查者可以从患者的反应中识别图片或命名卡片的内容。
2 = 重度失语；所有交流都是通过破碎的语言表达；听者需很多推理、询问、猜测方能理解、能交流的信息有限，听者感觉交流困难。检查者无法理解患者反应。
3 = 不能说话或者完全失语，无言语或完全听不懂。

9: ___

续表

10. 构音障碍：

必须让患者读或重复附表上的单词，根据表现方能判定患者正常。若有严重失语，根据自发语言中发音的清晰度评分。只有当气管插管或其他物理障碍不能讲话时，才记为无法测（UN），要写明原因。不要告诉患者为什么做测试。

0 = 正常。

1 = 轻到中度；患者至少能含糊地念一些词，虽稍有困难但至少能被理解。

2 = 重度构音障碍；患者言语含糊以致无法理解，但无失语或与失语不成比例，或失音。

UN =气管插管或其他物理障碍，解释：

10: _____

11. 消失和不注意（以前为忽视）：

在上述检查中已经充分获取了关于忽视的信息。若患者有严重视觉缺失以致无法进行视觉双侧同时刺激，并且皮肤刺激正常，记为正常。若失语，但确实注意到双侧，记分正常。视空间忽视或疾病失认也可被作为异常的证据。因为只有表现异常时才记录异常，所以此项一定是可测的。

0 = 无异常。

1 = 视觉、触觉、听觉、空间觉或自身忽略或者双侧同步刺激时一种感觉形式的消失。

2 = 严重的偏侧忽略或一种以上感觉形式的消失；不认识自己的手或只对一侧空间有定向力。

11: _____

（张轶群　姜卫剑　译）

参考文献

Adams, HP, Jr, Bendixen, BH, Kappelle, LJ, Biller, J, Love, BB et al., 1993, Classification of subtype of acute ischemic stroke – definitions for use in a multicenter clinical trial. TOAST. Trial of Org 10172 in Acute Stroke Treatment, *Stroke*, vol. 24, no. 1, pp. 35–41.

Adams, HP, Jr, del Zoppo G, Alberts, MJ, Bhatt, DL, Brass, L et al., 2007, Guidelines for the early management of adults with ischemic stroke: a guideline from the American Heart Association/American Stroke Association Stroke Council, Clinical Cardiology Council, Cardiovascular Radiology and Intervention Council, and the Atherosclerotic Peripheral Vascular Disease and Quality of Care Outcomes in Research Interdisciplinary Working Groups: the American Academy of Neurology affirms the value of this guideline as an educational tool for neurologists, *Stroke*, vol. 38, no. 5, pp. 1655–1711.

Alexandrov, AV, 2003, *Cerebrovascular Ultrasound in Stroke Prevention and Treatment*, Blackwell-Futura, Armonk, New York.

Bleck, TP, 1999, Levels of consciousness and attention, in *Textbook of Clinical Neurology*, C Goetz & E Pappert, eds., Saunders, Philadelphia.

Broderick, J, Connolly, S, Feldmann, E, Hanley, D, Kase, C et al., 2007, Guidelines for the management of spontaneous intracerebral hemorrhage in adults: 2007 update: a guideline from the American Heart Association/American Stroke Association Stroke Council, High Blood Pressure Research Council, and the Quality of Care and Outcomes in Research Interdisciplinary Working Group, *Stroke*, vol. 38, no. 6, pp. 2001–2023.

Cabanes, L, Mas, JL, Cohen, A, Amarenco, P, Cabanes, PA et al., 1993, Atrial septal aneurysm and patent foramen ovale as risk factors for cryptogenic stroke in patients less than 55 years of age. A study using transesophageal echocardiography, *Stroke*, vol. 24, no. 12, pp. 1865–1873.

Foulkes, MA, Wolf, PA, Price, TR, Mohr, JP, & Hier, DB, 1988, The Stroke Data Bank: design, methods, and baseline characteristics, *Stroke*, vol. 19, no. 5, pp. 547–554.

Gloor, P, 1997, *The Temporal Lobe and Limbic System*, Oxford University Press, New York.

Goldstein, LB, & Samsa, GP, 1997, Reliability of the National Institutes of Health Stroke Scale – extension to non-neurologists in the context of a clinical trial, *Stroke*, vol. 28, no. 2, pp. 307–310.

Goldstein, LB, Adams, R, Alberts, MJ, Appel, LJ, Brass, LM et al., 2006, Primary prevention of ischemic stroke: a guideline from the American Heart Association/ American Stroke Association Stroke Council: cosponsored by the Atherosclerotic Peripheral Vascular Disease Interdisciplinary Working Group; Cardiovascular Nursing Council; Clinical Cardiology Council; Nutrition, Physical Activity, and Metabolism Council; and the Quality of Care and Outcomes Research Interdisciplinary Working Group: the American Academy of Neurology affirms the value of this guideline, *Stroke*, vol. 37, no. 6, pp. 1583–1633.

Hemphill, JC, III, Bonovich, DC, Besmertis, L, Manley, GT, & Johnston, SC, 2001, The ICH score: a simple, reliable grading scale for intracerebral hemorrhage, *Stroke*, vol. 32, no. 4, pp. 891–897.

Johnston, SC, Higashida, RT, Barrow, DL, Caplan, LR, Dion, JE et al., 2002, Recommendations for the endovascular treatment of intracranial aneurysms: a statement for healthcare professionals from the Committee on Cerebrovascular Imaging of the American Heart Association Council on Cardiovascular Radiology, *Stroke*, vol. 33, no. 10, pp. 2536–2544.

Lechat, P, Lascault, G, Mas, JL, Loron, P, Klimczac, K et al., 1989, Prevalence of patent foramen ovale in young patients with ischemic cerebral complications, *Archives des maladies du coeur et des vaisseaux*, vol. 82, no. 6, pp. 847–852.

Mohr, JP, Choi, DW, Grotta, JS, & Wolf, PA, 2004, *Stroke: Pathophysiology, Diagnosis, and Management*, 3rd edn, Churchill Livingstone, New York.

National Collaborating Centre for Chronic Conditions, 2008, *Stroke – National Clinical Guideline for Diagnosis and Initial Management of Acute Stroke and Transient Ischaemic Attack (TIA)*, Royal College of Physicians, London.

Standring, S, 2004, *Gray's Anatomy: The Anatomical Basis for Clinical Practice*, 39th edn, Elsevier Churchill Livingstone, London.

Teasdale, G, & Jennett, B, 1974, Assessment of coma and impaired consciousness. A practical scale, *Lancet*, vol. 2, no. 7872, pp. 81–84.

Waxman, SG, 2000, *Correlative Neuroanatomy*, Lange, New York.

Webster, MW, Chancellor, AM, Smith, HJ, Swift, DL, Sharpe, DN et al., 1988, Patent foramen ovale in young stroke patients, *Lancet*, vol. 2, no. 8601, pp. 11–12.

第四章　急性脑卒中护理的管理

要点

1. 仅由支持性照护组成的脑卒中护理时代已经结束了。
2. 及时采取适当的干预措施可影响患者生死及独立性，所以"时间就是大脑"。
3. 超急性和急性脑卒中的护理需要识别脑卒中的病因学，并实行预见性管理以维持血液动力学的稳定、完成溶栓治疗、止血或清理出血。
4. 卒中服务的重点为预防并发症和实施康复计划。
5. 患者及其家属的宣教，出院的准备以及脑卒中后的生活也是关注的重点。
6. 本章内容包括提供服务的规章制度和标准。

如今，照顾脑卒中患者的护士角色是多方面、多样化的，并且在不断扩大，大部分需要具备专业技能。其主要作用包括增强凝聚力、促进部门间沟通和发展多学科服务。一定不能小看必要的护理技能和以关系为中心的护理方式，这正是吸引很多人的地方。虽然脑卒中护理获得了越来越多的认可，但仍需要积极主动地推动服务的发展，并促进急性、康复和社区护理等专科领域角色的发展，跨越医院和社区的界限，弥补现有服务之间的差距。同时，护士必须以患者为中心并让患者及其家属参与到服务发展的整个过程中。

（Stroke nurse focus groups: summary of preliminary analysis；Perry et al. 2004）。

一、引言

近几十年来，对脑卒中管理的态度发生了根本性的变化，在过去，脑卒中一直被认为是慢性疾病发展的最终结果，但现在它也被视为是一种急性疾病事件，迅速和适当的治疗对预后大有裨益。本章通过讨论支持诊断和治疗过程的证据以及实现此过程的脑卒中服务结构，概述了优先发展的急性脑卒中救治；本章也将重点介绍卒中救治质量持续改进机制，及以改善急性卒中预后为目的的政府和认证的要求指南。

二、急性脑卒中管理的重点

为确保急性脑卒中患者获得最佳的临床预后，可主要围绕以下几个重点进行管理。首先要使患者稳定并确保其安全。对缺血性脑卒中患者而言，结合再灌注疗法能够使阻塞的血管再通，从而恢复脑血流灌注，减少脑组织损伤。完成再灌注治疗后，或在患者缺乏再灌注治疗指征（如短暂性脑缺血发作（TIA）或患者来到医院时在治疗时间窗和所提供服务之外）时，下一个重要任务是确定致病机制（在第三章详细说明），需要通过一系列全面的评估来确定缺血性脑卒中或短暂性脑缺血可能的致病原因，并告知患者将采取适当的二级预防措施。

出血性脑卒中应立即同时关注两个重点：

1. 确定出血机制（如高血压性脑实质出血、抗凝相关性出血、动脉瘤性蛛网膜下腔出血、血管畸形性出血，或和急性脑卒中相似的创伤性出血）

2. 预防出血性扩张，减少神经功能障碍

对于可采用手术或血管内治疗的病变，救治的重点应立即转为采用明确的方法来控制出血。然而，对于伴有严重的神经障碍的大出血，重点应该转向姑息治疗。

对于缺血性和出血性脑卒中，制定二级预防措施、预防神经功能障碍方面的并发症，和评估最佳的康复类型和措施也是急性住院期间的重点。全球和当地范围内各医院的急性期住院治疗的时间都不尽相同，这与神经系统功能障碍的严重程度、并发症的发生和健康服务的结构（包括付款机制）有关。

三、超急性脑卒中的管理

（一）院前和急诊评估

虽然世界范围内脑卒中管理系统和患者的需求不同，但是大多数地区具备包括应急反应、稳定患者和运送患者入院，以进一步明确诊断和治疗的系统。准确识别脑卒中是及早启动治疗的前提，使用有效、可靠的院前脑卒中量表经证明可以提高识别的准确性（表 4.1）（Adams et al. 2007；Kidwell et al.2000；Kothari et al.1999）。此外，通过使用院前标准化流程（表 4.2）有利于院前救治，且能突出救治重点、缩短院前时间、加快将疑似脑卒中患者转送到可行急性卒中治疗的医院（Morris et al. 2000；Porteous et al. 1999 ；Rossnagel et al. 2004；Rymer & Thrutchley 2005；Silliman et al. 2003；Suyama& Crocco 2002）。总的来说，以上的量表评估和标准化流程使更多的患者可进行再灌注治疗。

由于很大部分急性脑卒中患者不是坐救护车而是坐私家车被送往医院的，再加上大众缺乏对脑卒中知识的了解等多方面原因，急诊科的跨专业人员必须能够及时识别急性脑卒中患者（Morris et al.2000；Schroeder et al.2000；Schwamm et al. 2005；Williams et al.2000；Wojner - Alexandrov et al.2005）。在急诊科的分诊区域使用简单的评估量表，如面部手臂语言测验（Harbison et al . 2003）或 ROSIER

量表（Recognition of Stroke in the Emergency Room 急诊室卒中识别量表（Nor et al. 2004）；表 4.1）可以快速识别脑卒中或短暂性脑缺血发作的患者（Kothari et al. 1999）。根据危险严重指数 ESI，通常将急性卒中或者 TIA 患者分诊为类别 2（图 4.1），而并发呼吸道、呼吸和（或）血液动力学不稳定的患者将被分诊为类别 1（Tanabe et al. 2004，2005）。在分诊区，不管患者有没有出现神经功能障碍，都应迅速判别是否发生脑卒中或 TIA。研究证据表明，对短暂性脑缺血发作和小卒中患者进行早期干预（24 小时内）可以避免脑卒中的再次发作（National Collaborating Centre for Chronic Conditions 2008），但并没有表明是否需要住院才能取得此效果。在全球范围内，脑卒中指南建议疑似 TIA 的患者应由具备快速评估和治疗的系统（症状出现的 24 ~ 48 小时内）进行管理（National Collaborating Centre for Chronic Conditions 2008；National Stroke Foundation 2008）。所有疑似脑卒中患者都应该收入院诊断，如果确诊，应对其进行再灌注治疗。

　　记录脑卒中症状出现的开始时间或患者没有症状的最后时刻是分诊人员的重要任务。为了推动脑卒中疑似患者的应急管理，许多急诊科设有现行命令，授权护士在急诊医生评估前先进行护理救治工作。在呼吸道、呼吸和循环的评估和管理，及一个简短的神经障碍的评估过程中，最常用的独立执行护理措施包括：

　　1. 如果急救部门电话没有自动启动召集脑卒中团队到急诊的程序，也可在医院启动"脑卒中急救"警报。

　　2. 通过非循环呼吸器面罩给予 100% 纯氧，只能在合适时这样做

　　3. 开通两路 0.9%（正常）的生理盐水静脉输液通道

　　4. 预约采集血液标本，如全血细胞计数、血生化、血糖、凝血检查和心肌酶

　　5. 立即预约头部 CT 扫描

　　6. 完成 12- 导联心电图

表4.1　有效可靠的脑卒中评估量表

脑卒中评估量表	量表组成
洛杉矶 院前卒中 量表（LAPSS）	患者最后没有症状的时刻：日期 _____ 时间 _____ 筛选条件： 年龄 ≥ 45 岁：　　　　　　　是　不知道　不是 没有癫痫发病史　　　　　　是　不知道　不是 症状出现时间 ≤ 24 小时：　　是　不知道　不是 以前没有卧床不起或需要轮椅：是　不知道　不是 如果以上所有条目是"不知道"或"是"： 血糖为 60 到 400mg/dl：　是 不是 检查： 面部的微笑表情：　　　正常　　　右下垂　　左下垂

脑卒中评估量表	量表组成
洛杉矶 院前卒中 量表（LAPSS）	握力：　　　　　　　　正常　　　右弱　　　左弱 　　　　　　右手无握力　　　左手无握力 手臂力量：　　　　　　正常　　右臂晃动　　左臂晃动 　　　　　　　　　　　右臂滑落　　左臂滑落 根据检查，患者有单侧无力：　　　是　　　不是 *如果项目是"是"或"不知道"，符合脑卒中标准*
Cincinnati 院前卒中评估表（CPPS Scale）	面部下垂： 正常——双侧面部运动对称 异常——双侧面部运动不对称 手臂移动： 正常——双臂移动对称或双臂不能动 异常——双臂移动不对称 说话： 正常——能说出正确的单词且不含糊 异常——说话含糊，说错单词，或者是不能说话 时间： 脑卒中症状出现的时间：＿＿＿＿＿＿ 快速运往脑卒中中心医院
急诊室卒中识别量表 Recognition of Stroke in the Emergency Room（ROSIER）	**GCS**　　　E= M= V =　　　　**BP=**　　　***BM =** * 如果 BM< 3.5mmol/L 行紧急治疗，一旦恢复正常血糖值重新评估 有过意识丧失或晕厥吗？　　有（-1）　　　无（0） 有过癫痫吗？　　　　　　　有（-1）　　　无（0） 是否有新的急性发作（或从睡眠状态唤醒） 1. 不对称的面部无力　　　　有（+1）　　　无（0） 2. 不对称的手臂无力　　　　有（+1）　　　无（0） 3. 不对称的腿无力　　　　　有（+1）　　　无（0） 4. 语言障碍　　　　　　　　有（+1）　　　无（0） 5. 视野缺损　　　　　　　　有（+1）　　　无（0） * 总得分（-2 到 +5）= 临时性诊断 脑卒中 [ ] 不是脑卒中 [ ]（详细说明） * 如果总得分≤ 0，表示不太可能是脑卒中但不能完全排除 BM = 血糖；BP = 血压（mmHg）；GCS = 格拉斯哥量表；E = 眼；M = 运动；V = 言语成分。

注意：在美国，使用以上这些量表对脑卒中患者进行院前评估被证明是有效的。全球不同的国家可能使用其他有效可靠的评估量表。

表4.2　美国脑卒中协会指南：急性缺血性卒中院前管理（Adams et al. 2007）

分类	内容
院前推荐采集的病史	症状出现的时间 近期病史：卒中；心肌梗死；创伤；手术；出血 合并症：高血压、糖尿病 用药情况：抗凝剂；胰岛素；降压药
推荐的院前管理	管理气道、呼吸和循环 监测心律 建立静脉通路 给氧 测定血糖值 禁食 根据患者所在地通知预接收的急诊部门准备 快速转移到最近的"能救治脑卒中"的急诊部门；在现场花最少的时间
院前不推荐的操作实践	不要静脉输入含右旋糖的液体，除非有低血糖 不要降低血压 不要输入过多的液体

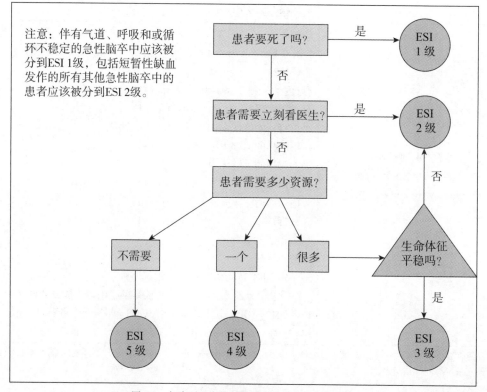

图 4.1　危险严重指数 ESI 同急性卒中分类的关系

卒中联盟（BAC）指南（Alberts et al. 2000，2005）确定医生需在急性卒中患者到达急诊室 10 分钟内对其进行评估，25 分钟内完成 CT 平扫，45 分钟内完成 CT 诊断。全世界最有经验的卒中中心严格地遵守着这些指南，与"时间就是大脑"的理念一致。BAC 指南旨在对合适的患者及时进行再灌注治疗，并规定如果使用组织纤溶酶原激活物（tPA）治疗，应在到达医院 60 分钟内开始。经验丰富的脑卒中团队可能足以在 60 分钟内完成组织纤溶酶原激活物（tPA）备用治疗等全套的工作。患者在标准时间窗内（< 60 分钟）到达医院并接受静脉组织纤溶酶原激活物（tPA）治疗的情况下，快速专业的反应对最佳预后是极为重要的。许多部门依据卒中联盟指南制定了脑卒中急救照护质量计分卡（图 4.2）来推动和支持急诊系统和流程的持续改善。

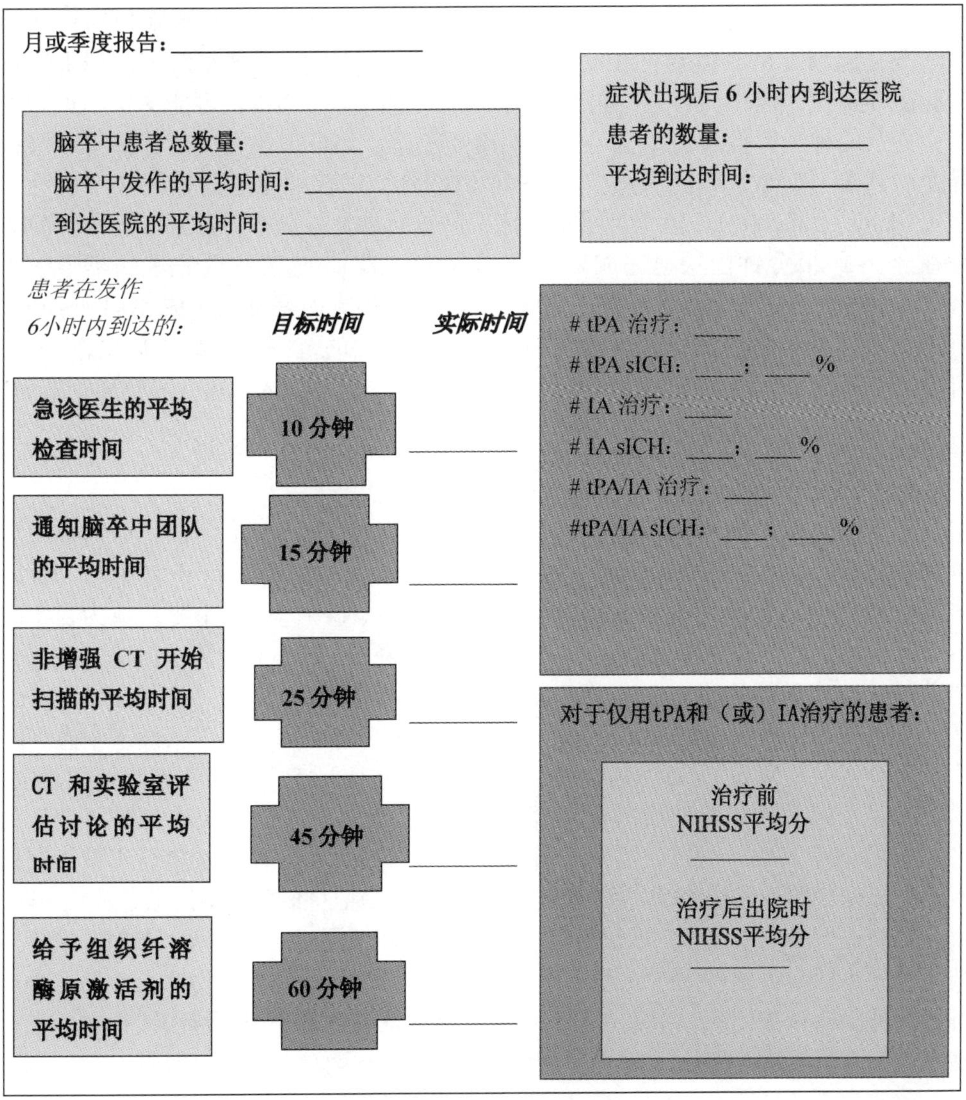

月或季度报告：＿＿＿＿＿＿＿＿＿＿＿

症状出现后 6 小时内到达医院患者的数量：＿＿＿＿＿＿＿
平均到达时间：＿＿＿＿＿＿

脑卒中患者总数量：＿＿＿＿＿＿＿
脑卒中发作的平均时间：＿＿＿＿＿＿＿
到达医院的平均时间：＿＿＿＿＿＿＿

患者在发作 6 小时内到达的：

	目标时间	实际时间
急诊医生的平均检查时间	10 分钟	＿＿＿
通知脑卒中团队的平均时间	15 分钟	＿＿＿
非增强 CT 开始扫描的平均时间	25 分钟	＿＿＿
CT 和实验室评估讨论的平均时间	45 分钟	＿＿＿
给予组织纤溶酶原激活剂的平均时间	60 分钟	＿＿＿

tPA 治疗：＿＿＿＿
tPA sICH：＿＿＿＿；＿＿＿＿ %
IA 治疗：＿＿＿＿
IA sICH：＿＿＿＿；＿＿＿＿ %
tPA/IA 治疗：＿＿＿＿
#tPA/IA sICH：＿＿＿＿；＿＿＿＿ %

对于仅用tPA和（或）IA治疗的患者：

治疗前 NIHSS平均分

治疗后出院时 NIHSS平均分

图 4.2　急诊脑卒中救护质量计分卡

　　一旦完成了基本评估，稳定了患者的状况，快速完成了初级神经系统功能障碍评估，则接着快速进行 CT 平扫是最重要的（Adams et al. 2007）。CT 对血液高度敏感，医生能根据 CT 判定出血，从而在治疗计划中排除再灌注治疗（Adams et al. 2007；Alberts et al. 2000；Grotta et al. 1999；Kidwell et al. 2004 ；Patel et al. 2001）。对于超急性缺血性脑卒中（症状出现 6-8 小时内到达医院），非增强 CT 显示正常或只包含沟回消失等早期梗死迹象，灰质和白质界线模糊或高密度动脉标志。在这种情况下，要快速地完成神经系统检查，可使用有效的工具，如 NIHSS 进行评估（Dewey et al. 1999 ；Dominguez et al.2006；Goldstein & Samsa 1997；Josephson et al. 2006 ；Kasner 2006；Lyden et al.1994，1999，2005）。在这一过程中，最重要的是判断大脑神经血管区域损伤类型是否与动脉闭塞的定位一致。

　　在目前的标准化流程中，没有必要使用额外的神经影像技术来扫描血管闭塞情况，以判定是否需要行 tPA 治疗。而对于那些超过了 4.5 小时窗口期末进行静脉溶栓治疗，但仍然有好的再灌注潜力的患者而言这些技术可能会帮助重新决策。其余的神经影像学技术也可以辅助诊断工作，如可很快完成的计算机断层扫描血管造影（CTA）和经颅多普勒超声（TCD），尽管可能会漏掉一些小血管阻塞（Adams et al.2007），但仍可增加临床医师进行缺血性脑卒中诊断的信心。除非是在建立了 20 分钟内快速完成磁共振成像（MRI）扫描流程的先进脑卒中中心（Adams et al. 2007），否则通常在症状出现的 4.5 小时内是难以完成 MRI 扫描的。对于出血性脑卒中，如提示可能与高血压机制有关的范围外的脑实质出血有关，可进行额外的神经影像学与计算机断层扫描血管造影（CTA）和（或）导管造影，以排除动脉瘤或动静脉畸形（Adams et al. 2007）。

（二）急性缺血性卒中再灌注治疗

　　患者一旦被诊断为缺血性脑卒中，应该平卧于床上。水平卧位已被证明能通过病变血管的残余管腔增加 20% 的血流量（Wojner - Alexander et al. 2005），此外，早期（48 小时内）患者不大可能出现颅内压增高（ICP），因此平卧位成为在半暗带时间窗内提高灌注重要的第一步。对于在症状发作 4.5 小时内到达医院，并符合当前溶栓治疗条件的缺血性卒中患者，应快速行静脉溶栓治疗（IV-tPA）（Adams et al. 2007；Alberts et al. 2000，2005）。在美国大多数医院，由于急性卒中患者发生严重神经系统障碍的风险较大，所以给予静脉溶栓治疗不需要签署知情同意书，这样保证了急救医疗能使用所有经批准可用的治疗。在英国，IV-tPA 是得到认可和授权的治疗方法，所以仅需要解释和口头协议，如果患者无法参与决策，根据医学"最佳获益"采取治疗。良好的实践意味着适当地将信息提供给患者及其亲属，美国在缺血性脑卒中治疗中取消签署 IV-tPA 治疗知情同意书的做法，参照了治疗需要紧急手术的重大创伤损伤或需要紧急再灌注的急性心肌梗死的做法。此外，由于神经功能障碍可能使脑卒中患者没有能力签署知情同意书，而等待法律指定的家庭成员的同意可能妨碍及时行 IV-tPA 治疗，从而使后续的神经障碍更加恶化。

　　大量研究验证了 IV-tPA 治疗急性缺血性脑卒中的安全性和有效性（Albers et al.

2000；Hacke et al. 1998，2004；Hill & Buchan 2005；Steiner et al. 1998；The National Institute of Neurological Disorders and Stroke rt‐PA Stroke Study Group 1995；Wahlgren et al. 2007）。IV-tPA 的一个潜在的严重并发症是症状性颅内出血（sICH），即 NIHSS 评分增加至少 4 分，且治疗后非增强 CT 上有出血（Adams et al. 2007）。然而，对于一支训练有素和经验丰富的脑卒中团队，sICH 极少出现。美国国立神经疾病与卒中研究所（NIND）的 tPA 试验，表明经常进行 IV-tPA 治疗的卒中团队，发生 sICH 的概率低于 6.4%，这一结果使组织纤溶酶原激活物在美国于 1996 年经批准在全国范围内使用，这表明丰富的经验能降低 IV-tPA 治疗的并发症。

SICH 的出现往往伴随着神经功能障碍的出现。例如，NINDS 的 tPA 试验的数据表明每 100 例接受 IV-tPA 治疗的患者中，大约 6 例有出现 sICH 的风险。欧洲 "脑卒中监测研究中溶栓治疗的安全实施"-SITS-MOST（Wahlgren et al. 2007）第四阶段的数据表明，接受 IV-tPA 治疗的 100 例患者中，只有大约 2 例出现 sICH 的风险。此外，NINDS 的 tPA 试验（1995）中，39% 的接受 IV-tPA 治疗的患者 3 个月后 mRS 评分降为 0 ~ 1 分，而只有 26% 的接受安慰剂的患者降为 0 ~ 1 分，且前者比后者在 3 个月内维持最小的甚至没有神经功能障碍的状态的几率大 30%。有趣的是，SITS-MOST 的研究也表明 39% 的接受 IV-tPA 治疗的患者 3 个月后 mRS 评分降为 0 ~ 1 分（Wahlgren et al. 2007），这些结果验证了 IV-tPA 治疗急性缺血性脑卒中患者的安全性和有效性。

显然，IV-tPA 能显著改善神经功能，并能减少严重的神经障碍，其获益大于风险。有的地方仍然反对使用 IV-tPA 治疗缺血性脑卒中，可能原因是更新现有的应对缓慢的卒中救治系统非常困难，执业医师不愿意承担急性脑卒中管理的实践，卫生系统拨付给卒中系统的资金不足以支持快速诊断性成像、急诊医疗 / 护理管理以及 IV-tPA 治疗的成本。然而，认识到超急性脑卒中救治应 "立刻" 应急管理是非常重要的，研究人员可能还会花好多年探索其他方法来增加或恢复脑灌注以预防神经障碍，在这个过程中，应急管理仍然是非常重要的。

坚持以证据为基础的 IV-tPA 治疗标准与患者的预后密切相关。然而，很少在急诊为缺血性脑卒中患者称体重，在任何 IV-tPA 试验中也没有称体重，尽管这是最优做法，往往由患者或家属提供大概体重数，或者在无法获得这一信息时，由脑卒中团队估计体重。然后运用公式计算出组织纤溶酶原激活物剂量（tPA）：患者每公斤体重给 0.9mg tPA。

tPA 的总剂量一定不能超过 90mg，所以当计算剂量超过这一水平时，实际给予的总剂量也不能超过 90mg。一旦计算出总剂量，将其中 10% 的剂量在 1 分钟内推注到患者体内，剩下的剂量在之后的 60 分钟内输入。

为了确保给予精确剂量的 tPA，提倡的安全措施包括：

1. 与卒中团队成员反复核对患者的估测体重，以计算 tPA 剂量。

2. 反复核对总剂量值。

3. 抽出瓶子中超出所需 tPA 总剂量的量。（临床例子：每瓶 tPA 总共包含

100mg/100ml 液体。如果患者需要的总剂量是 68mg，则脑卒中护士应抽出 32mg，将剩余的 68ml 输入患者体内。）

4. 用 10ml 注射器回抽 10% 的单次剂量。（临床例子：如果给予的总剂量是 68mg，10% 的单次剂量相当于 6.8mg 或 6.8ml）。

5. 一分钟内静脉推注 tPA 单次剂量。

6. 将静脉输液管连到 tPA 瓶子或其他设备如注射器泵上，并排尽输液管内的空气，注意确保排气时不浪费 tPA。

7. 将 tPA 溶液连到输液泵（或准备注射器泵），并设置 60 分钟内输完余下的药物。

8. 输液停止之前确保管内所有剩余的 tPA 进入患者体内。

9. 输液完成后，用 3 ~ 5ml 生理盐水冲洗静脉通路。

在单次剂量注射之前、tPA 注射全程及注射后的 24 小时内，准确地测量血压并使其控制在表 4.3 中标明的参数范围内是极为重要的（Adams et al. 2007）。没有适当地控制血压是 IV-tPA 治疗患者出现症状性颅内出血的最常见原因；偏离规定的血压参数时，必须立即静脉输入降压药以确保患者安全。能快速、准确、良性降压的药剂是最好的，因为血压降得过低将导致残留于动脉腔内的血流量减少，可能使缺血半暗带的血流灌注恶化（Adams et al. 2007；Castillo et al. 2004；Johnston & Mayer 2003）。

表4.3　接受IV-tPA治疗患者的血压控制指南

管理阶段	血压控制指南
IV-tPA 注入准备阶段	*如果收缩压 > 185 mmHg 或舒张压 > 110 mmHg，给予：* • 静脉注射拉贝洛尔 10 ~ 20mg，持续 1 ~ 2 分钟，可以重复一次；或者 • 硝酸盐 1 ~ 2 英寸；或者 • 尼卡地平以 5mg/h 输入；间隔 5 ~ 15 分钟将滴速调高 0.25mg/h，最大剂量为 15mg/h *如果收缩压仍然 >185 mmHg 或舒张压 >110 mmHg，则不给予 tPA 治疗*
IV-tPA 治疗期间及治疗后	• 治疗期间每 15 分钟监测血压一次 • 治疗完成后的的 24 小时监测生命体征的频率应该是：每 15 分钟 1 次持续 2 小时，每 30 分钟 1 次持续 6 小时；每 1 小时 1 次持续 16 个小时 • 保持收缩压 <180 mmHg，舒张压 < 105 mmHg *如果收缩压 > 180 mmHg 且舒张压 > 105 mmHg，给予：* • 静脉注射拉贝洛尔 10mg，持续 1 ~ 2 分钟，可以每 10 ~ 20 分钟重复一次直到达到总数 300mg（如果需要重复注射考虑静脉输入拉贝洛尔）或者 • 尼卡地平以 5mg/h 输入；间隔 5 ~ 15 分钟将滴速调高 0.25mg/h，最大剂量为 15mg/h 或者 • 如果尼卡地平不能控制血压，给予硝普钠

注意：改编自 2007 年美国脑卒中协会指南（Adams et al . 2007）

使用非侵入性的示波自动血压计（NIBP）时，由于手臂受到强烈的机械压迫，可能造成擦伤，所以将其用于接受 IV-tPA 治疗的患者具有一定危险性。然而，没有研究验证这一说法，这些装置仍常规用于很多机构中，没有产生不良的结果。虽然无法断定 NIBPs 是完全安全的，但现在也没有任何迹象表明它们是不安全的，需要更进一步的研究来量化 NIBP 等设备的安全性。

在超急性脑卒中阶段，血糖值的升高与不良的神经功能预后有关，应尽早识别。溶栓治疗前血糖值高，应给予短期胰岛素治疗，以使血糖值保持在 80 ～ 110mg/dl 的 范 围（Adams et al. 2007；Baird et al. 2002；Gray et al. 2004；Scott et al. 1999；Williams et al. 2002）。在英国，公认脑卒中后最初的 24 ～ 48 小时，使血糖范围控别在 4-9mmol/L，并考虑开始以 10mmol/L 速度输入葡萄糖 - 钾溶液。

此外，急性脑卒中患者的发热也与较差的预后有关，因此这些患者应迅速使用常规方法 (如扑热息痛或冰毯等) 使体温降至正常水平（Adams et al. 2007；Azzimondi et al. 1995；Castillo et al. 1998；Ginsberg & Busto 1998；Hajat et al. 2000；Reith et al. 1996；Wang et al. 2000；Zaremba 2004）。

IV-tPA 治疗期间和之后的其他护理重点包括密切监测患者神经功能变化，可使用一个客观定量评估工具，如 NIHSS，以提醒临床医生神经功能的改善或恶化情况，如果恶化需要立即做一个非增强 CT 排除症状性颅内出血。在 IV-tPA 治疗的最初 24 小时，突发的神经功能恶化提示颅内出血或者动脉再闭塞，可见于约 22% 的患者（Alexandrov et al. 2004）。通过密切评估患者的神经功能变化，可以立即识别再闭塞，在某些情况下，可以立即通过动脉内治疗的方法进行处理（Adams et al. 2007）。最后，参与护理接受 IV-tPA 治疗患者的护士和来自其他学科的照护者必须记住，一旦使用溶栓药物，24 小时内不能进行外科治疗，除非存在威胁患者生命的情况，并且只能以一种外科可控的方式进行手术。对于神经影像显示存在动脉闭塞的缺血性脑卒中患者，在症状出现 8 小时内进行动脉内治疗是世界上许多国家积极采用的做法，包括动脉内 tPa 治疗、使用 MERCI ™或者 Penumbra ™等取栓、血管成形术和（或）颅内外支架植入（Adams et al.2007）；通常联合使用来确保血块的清除和血管的通畅，未来需要进一步的研究来量化治疗的风险和效果。

造影导管一般经股动脉进入颅内。连续的血管造影可诊断存在的问题，制定治疗策略，并即刻评估治疗效果。根据治疗方式和临床医生的喜好不同，进行动脉内治疗的患者可能需要插管和镇静。一旦治疗结束，通常将患者送至核磁共振室以确定最后梗塞面积。接受动脉内治疗患者的护理措施包括：气道管理；脱机和拔管；在术前、术中以及术后密切监测和控制血压；术中麻醉的管理；腹股沟穿刺点的评估和（或）固定动脉鞘；使用如 NIHSS 等可量化评估工具持续监测神经功能，并与基线分数相比是否发生变化。

（三）出血性脑卒中的超急性期治疗

一旦非增强 CT 提示出血，应将患者床头抬高 30 度，以减少颅内压增高发生率。出血性卒中的治疗与出血亚型密切相关，后者包括脑实质出血（高血压，凝血功能障碍或淀粉样病变），动脉瘤性蛛网膜下腔出血（SAH）或动静脉畸形（AVM）相关的出血。

脑实质出血（IPH）是出血性卒中的最常见形式，出血渗入脑组织中。高血压性 IPH 最常见于基底节，丘脑和脑桥（Broderick et al . 2007）。凝血功能障碍性 IPH 根据是否并发头部创伤，是否存在淀粉样血管病和（或）严重高血压并发症，可发生在不同的部位（Broderick et al.2007；Flibotte et al. 2004）。纯淀粉样 IPH 最常发生在大脑灰质的脑回处，这种类型的 IPH 更常见于高龄和（或）有遗传倾向的患者。不幸的是，在手术治疗被证明比保守的内科治疗方法更有效之前，脑实质出血将继续挑战脑卒中从业者，到目前为止尚无有效的药物治疗方法显示对患者 3 个月的预后具有意义（Broderick et al . 2007）。脑实质出血的管理包括以下几点：密切监测和控制血压、快速或早期识别凝血障碍和逆转这类情况，识别由于脑室凝块阻塞造成的非交通性脑积水、持续的神经系统评估，并在适当时进行姑息护理（Broderick et al . 2007）。

专家共识决定的出血性卒中血压界限和控制血压药物见框 4.1。在出血性脑卒中中，尚不清楚高血压是血肿扩大引起的颅内压增加造成的后果，还是长期的血压升高导致 IPH 血肿扩大。这两个过程是密切相关的，在出血的最初 24 小时内，血肿扩大和临床恶化的风险为 14% 到 38% 不等（Broderick et al.2007；Brott et al.997；Fujiiet al.1998；Kazui et al. 1996）。理论上血压升高可能加剧血肿扩大，所以当前研究主要关注早期积极地降低血压是否与脑实质内出血血肿减小和更好的预后有关。在得出研究结果前，与 IPH 预后的改善有关的准确血压参数仍然未被科学证实。此外，表 4.1 强调了准确评估患者血压值的必要性：颅内压升高时血压管理策略有所不同，因为较高的平均动脉压对确保实现最佳脑灌注压力（CPP）是必要的。

框 4.1　出血性脑卒中血压控制指南

• 如果收缩压 > 200 mmHg 或平均动脉压 >15mmHg: 考虑连续静脉用药以大幅降低血压，每 5 分钟重新评估一次血压

• 如果收缩压 > 180 mmHg 或平均动脉压 > 130mmHg，且有证据表明颅内压 (ICP) 升高：考虑监测 ICP，并间断给予拉贝洛尔或持续给予尼卡地平等药物以维持脑灌注压 > 60 - 80mmHg

• 如果收缩压 > 180 mmHg 或平均动脉压 > 130 mmHg，同时没有证据表明颅内压升高：考虑间断或连续使用静脉药物适度降低血压（例如：160/90 mmHg 或平均动脉压 110mmHg）；每 15 分钟重新检查一次以确定患者对较低血压值的耐受性。

注意：改编自 2007 年美国脑卒中协会指南

早期发现是否并发凝血障碍非常重要，能决定是否需要治疗凝血连锁反应（Broderick et al. 2007；Flibotte et al.2004）。凝血功能障碍可能发生在应用抗凝剂治疗的患者以及有慢性酒精中毒等疾病的患者身上（Alexandrov et al. 2007b；Broderick et al. 2007）。华法林相关的凝血功能障碍与明显持续扩大的脑实质出血有关，应迅速进行针对性治疗逆转情况。传统凝血功能障碍的管理包括应用维生

素 K（植物甲萘醌 10mg，静脉注射时间大于 10 分钟），注入新鲜冷冻血浆、和（或）冷凝蛋白质（Broderick et al .2007）。执行这种传统的治疗方案而不发生任何不良反应是非常具有挑战性的，因为补液的总量较大，有潜在左心室功能不全的患者发生心脏衰竭的风险很大。

在各种原因引起的脑实质出血中，VIIa 因子（80μg/kg 静脉给予）已被证实能明显减少血肿扩大，而三个月的预后似乎没有差异（Broderick et al. 2007；Mayer et al. 2005）；VIIa 因子是否适用于快速、低流量控制完全凝血功能障碍 IPH 仍然有待观察（Freeman et al. 2004），但理论上，它在这种疾病的早期管理上是一个合理的选择。凝血酶原复合物（PCC）包括维生素 K 依赖性凝血因子（II，VII，IX 和 X），也是预防血肿扩大的合理选择（Broderick et al。2007；Lankiewicz et al. 2006）；然而，尚未有临床试验验证 PCC 在这方面的安全性和使用剂量。还要注意，PCC 因子浓度可能因不同的批次和厂家而不同，也可能许多医院没有现成的 PCC 因子。如果选用 VIIa 因子或 PCC 用于治疗，考虑 VIIa 因子或 PCC 这两者会增加全身性血液凝结，使血管闭塞的后遗症加重，例如心肌梗塞，深静脉血栓形成，外周肢体动脉缺血，因此为了安全使用这些因子，应谨慎筛选出合并动脉和（或）静脉闭塞性疾病的患者（Broderick et al. 2007）。

连续的平扫 CT 能用于记录脑实质出血患者的血肿情况，在出现明显的临床变化尤为重要。对于皮层下或脑桥的 IPH，出血可能扩大到脑室系统或阻塞脑室系统，使得许多病例需要行脑室造口术引流脑脊液（Broderick et al.2007）。目前的研究关注一旦大量出血稳定，少量组织纤溶酶原激活物进入脑室导管，促进血凝块溶解和提高引流的效果（Naff et al.2004）；这种治疗能减少脑室引流持续时间和长期分流的需要。脑室引流管应保持水平位，零平衡于室间孔，并应密切监测颅内压，使监测系统朝向引流管，同时患者的床头抬高 30 度，应如上所述采取颅内压增高的标准治疗措施。由于血肿扩大与临床预后差和死亡有关，应该密切观察患者的神经功能情况。

使用 NIHSS 作为一个定量工具来评估出血性脑卒中的神经功能障碍的有效性尚未被研究过，但这个工具可能是合适的，因为它确实比仅用格拉斯哥昏迷评分（GCS）能提供更全面的神经功能数据。在脑实质出血中使用 GCS 也被认为是可接受的，但是除了能获得与意识水平密切相关的"最适反应"因素外，仅用这一工具尚不能获取神经系统检查的关键因素。也应该计算颅内出血的分数（ICHS）（表 3.11，第三章），因为它为颅内出血这一致命性疾病的预后提供了一个有用的预估（Hemphill et al.2001）。在伴有昏迷的大量脑实质出血的病例中，脑卒中团队必须谨慎决定大胆的干预措施是否能使患者获得最佳利益，并考虑询问家庭成员关于行姑息治疗的看法。

当与以上探讨的 IPH 形式相比，出血位置比较特殊时，或者平扫出现蛛网膜下腔出血时，此时成像重点转为包括血管造影（例如：CTA 或数字减影血管造影（DSA））来识别脑动脉瘤或动静脉畸形（Brodericket al. 2007）。以血管内治疗（例如：可拆式线圈）或手术彻底治疗动脉异常是一个减少再出血的早期方法。

四、急性脑卒中的管理

（一）一般管理的优先顺序

一旦完成脑卒中超急性阶段的管理，重点转为：

1. 识别脑卒中的病因学机制

2. 制定适宜的二级脑卒中预防策略

3. 预防并发症

4. 评估康复需求

5. 患者和家属做好从急性护理服务转出的准备

脑卒中住院急性期应持续控制血压，但目标值可根据血液动力学因素提示的不同压力而发生变化（如持续的颅外或颅内血管闭塞）。24 小时后，患者通过口服降压药或通过鼻饲管添加降压药的方式逐步替代静脉给药。为实现住院期间的治疗效果，往往要使用多种降压药以适当控制血压，并且应该缓慢增加或调整剂量（Adams et al. 2007；Broderick et al. 2007；Chobanian et al.2003）。抗高血压药物的选择要考虑多种因素，如潜在的肾脏功能、心肌梗塞史、左心室功能不全、心脏节律基线，甚至遗传因素（临床试验数据表明，黑色人种使用钙通道阻滞剂效果优于使用血管紧张素 - 转换酶抑制剂或血管紧张素受体阻断剂，因为他们的肾性高血压发病率低）（ALLHAT 2002）。

应该持续严密监测和控制糖尿病患者的血糖水平，血糖目标范围是 80 ~ 110 mg/dl（4 ~ 9 mmol/I），根据患者的血糖基线值和对治疗的反应，医生应该使用胰岛素或口服剂尽力使血糖值维持在目标范围内。此外，还需严密监测患者体温，因为高热与神经功能预后差和感染（Adams et al. 2007；Broderick et al. 2007）有关。

必须评估所有脑卒中禁食患者的吞咽功能完整性，直到能经口进食（Adams et al. 2007；Alberts et al. 2000）。第五章提供了详细的用于筛选和确诊脑卒中患者吞咽功能障碍的方案及营养支持和康复的措施。吞咽困难和（或）意识水平下降（LOC）的脑卒中患者误吸的风险较高。需对气道通畅、呼吸模式、呼吸音和气体交换进行仔细评估，以预防和早期发现误吸。在最初 12 ~ 24 小时为了优化缺血性脑卒中病灶区血液动力学，患者床头应保持水平位，而意识水平下降和（或）无力处理分泌物的患者应该保持侧卧位，以减少误吸的风险。入院前，患者躺在地上没有意识的情况下，可能已发生误吸，这些应该记在病历上。

脑卒中患者睡眠呼吸暂停综合征的发生率从 30% 到 70% 不等（Culebras 2005；Martinez - Garcia et al. 2005）。这部分患者应接受正式的睡眠研究，但目前尚不清楚多少频率的睡眠呼吸暂停是由中枢性、阻塞性或混合性病因引起的，脑卒中临床工作者应早期识别和管理与睡眠相关的呼吸失调。"可逆转 Robin Hood 综合症"（RRHS）详细介绍了与脑卒中有关的呼吸暂停发作期间，从责任血管盗血到正常血管领域（Alexandrov et al. 2007a）的状况，这种卒中需要最优的灌注。

可逆转 Robin Hood 综合症的病理生理学表明：由于脑卒中动脉区缺血，血管失去了对二氧化碳水平升高的收缩反应性，储存的细胞三磷酸腺苷（ATP）被消耗；然而，正常的脑灌注区具有血管舒缩反应特性。在呼吸暂停发作时动脉高二氧化碳水平期间，大脑血管扩张的正常脉管系统"窃取"远离无法扩张的缺血区域的动脉血作为对二氧化碳水平的反应。在应对由于缺血半暗带增加引起的可逆转 Robin Hood 综合症时，会出现可量化的临床恶化状况（Alexandrov et al.2007a）。在改善和维持临床预后时，使用通气与持续气道正压力（CPAP）的非侵入性模式，已经被证实可以改善并维持睡眠呼吸暂停患者的血流稳定（Martinez - Garcia et al. 2005）。该模式越来越多地用于解决睡眠紊乱的呼吸暂停等问题，因此脑卒中护士越来越需要成为非侵入性通气方面的专家。

长时间不动导致的风险包括：静脉血栓栓塞（VTE）；全身灌注减少性肺炎；皮肤破裂；生理性退化；意识模糊性昏睡（Adams et al. 2007；Albertset al. 2000；Bernhardt et al. 2008）。第五、七、八、九和十一章具体讲述了这些问题，需要强调的是，一旦超急性脑卒中阶段结束（并没有医疗禁忌症），患者应该开始活动，包括从床上移到椅子上、扩大活动范围、提高关节活动度。跨学科脑卒中团队成员也应该全面评估患者的康复需求（Adams et al. 2007；Alberts et al. 2000）。

静脉血栓栓塞是脑卒中后长时间不动的一大问题（Adams et al. 2007；Alberts et al. 2000 ；Broderick et al. 2007；Fraser et al. 2002；Gregory & Kuhlemeier 2003）；在世界大部分地方，采取方法预防静脉血栓形成是基本的护理措施。缺血预防性脑卒中发生静脉血栓栓塞的最有效方法为抗凝疗法。目前正在验证连续性按压设备的有效性（SCD），长腿弹力袜已经证明是无效的（The CLOTS Trial Collaboration 2009）。在许多情况下，共同实施这些预防策略（如抗凝剂结合连续按压设备）以提供最优的静脉血栓栓塞预防方法（Adams et al. 2007；Alberts et al. 2000；Boer et al. 1991 ；Broderick et al. 2007；Lacut et al. 2005）。CLOT 试验是一项重大国际试验（http://www.dcn.ed.ac.uk/clots/）的一部分，早期结果表明单独使用弹力袜是无效的（The CLOTS Trial Collaboration 2009）。尽管许多专家认为，一旦出血稳定，在脑卒中发作大约 72 小时内抗凝是安全的，与其他预防措施相比，应优先考虑，但其安全性尚未得到大型临床随机试验（Boer et al。1991；Broderick et al . 2007）的确认。

不提倡对急性脑卒中患者按常规插入导尿管，应该单独评估者是否存在需求。第六章提供了详细的导尿相关信息，而本章强调患者需要留置导尿时，应先密切记录出入量（如并发充血性心力衰竭、心肌和使用 3H 疗法——升高血压，增加血容量，稀释血液），尽管这增加了护理人员工作量。对入院时采集的尿标应检查是否有细菌污染，如有则进一步做细菌培养和灵敏度测试。应该清楚地记录患者是否有外院带入性尿路感染（urinary tract infection UTI），以排除医院获得性尿路感染的诊断。

应劝吸烟患者戒烟，以进一步降低二次脑卒中事件和心脏疾病的风险（Adams et al. 2007；Alberts et al.2000）。最重要的是，患者的家人和其他重要的人也需要参与到这一过程中来，因为戒烟是件"家务事"，所有患者亲近的人也都应该戒烟，才能确保戒烟的持久性。使用尼古丁贴片或 varenicline（Chantix/Champix，戒必适）可能有助于戒烟；在第 13 章有这方面的详细信息。

从住院到出院整个过程中，患者和家属也应该持续接收得到有关脑卒中方面的信息，包括：

1. 缺血性和出血性脑卒中疾病的过程

2. 脑卒中征兆

3. 快速到达提供超急性脑卒中护理的医院的路径，和如何使用紧急医疗运输系统

4. 脑卒中的危险因素及改善方式

5. 脑卒中的治疗

6. 脑卒中的恢复

7. 脑卒中相关并发症的预防

8. 出院计划（Adams et al. 2007；Alberts et al. 2000）

（二）缺血性脑卒中的具体管理

框 4.2 列出了 IV-tPA 治疗后常规的护理要点。进行 IV-tPA 治疗后，应特别注意控制血压，因为血压升高会增加颅内出血的风险（Adams et al.2007）。使用护理和医疗保健服务标准和路径，能更好地维持 IV-tPA 后血压控制目标，并进而改善患者的预后。

框 4.2   静脉组织纤溶酶原激活物治疗后指令系统

- 平卧位休息 24 小时；需要保护气道时把头从一侧偏向另一侧
- 生命体征：完成 IV-tPA 治疗后 2 小时内每 15 分钟测一次血压和脉搏；然后每隔 30 分钟测一次并持续 6 小时，然后每 1 小时持续 16 小时
- 连续心脏监测；重复出现异常心脏节律，行心电图检查并记录在案
- 每小时记录国立卫生研究院卒中量表 (NIHSS) 评估结果并持续 24 小时；如果临床检查发现恶化，应增加记录的频率
- 一旦出现恶化，立即预约 CT 平扫并通知脑卒中团队
- 一旦出现口咽水肿的前兆，立即通知脑卒中团队
- 一旦出现颅外出血征兆，立即通知脑卒中团队，必要时压迫止血
- 保存所有抗血栓药物 (抗血小板和抗凝药物) 至少 24 小时
- 24 小时避免所有的动静脉采血和静脉通路建立，除非患者病情危急
- 24 小时不要插入导尿管和 / 或鼻胃管
- 禁食
- 据表 4.3 列出的参数和方法管理血压

对于大梗死灶影响大脑半球的患者，特别是由于年龄变化引起颅穹窿萎缩的年轻患者，当有发生脑疝风险时，行去骨瓣减压术能拯救生命（Vahedi et al. 2007）。对小脑梗死的患者，可采用颅骨切除术，但水肿和阻塞性脑积水可能损害脑干结构。谨慎选择患者，并及早进行颅骨切除术是很重要的。

术后使用 NIHSS 量表进行评估，并使用 CT 平扫确定治疗效果。术中切除的颅骨既可以存储在骨库中，也可缝入患者腹部的袋中；骨在大脑梗塞后的三个月左右重新置入，在那之前，应使用头盔来进行保护。

抗血小板和他汀类药物常用于缺血性脑卒中的治疗和二级预防中，本书第十三章有这方面的详细信息。

第十三章指出并讨论了在心房颤动时，行抗凝治疗对预防脑卒中的好处。CHADS -2 得分（表4.4）可评估房颤患者脑卒中发生的风险，帮助确定最佳医疗（Gage et al. 2001）。在美国，通常脑卒中发生 3 天内不行抗凝治疗，考虑存在梗塞出血的风险。3 天后患者以静脉注射肝素开始，然后过渡到口服华法林（Adams et al. 2007）。房颤患者的国际正常化率（INR）目标是 INR2 - 3，而修复的心脏瓣膜患者致力于实现 INR 2.5 - 3.5。一旦 INR 达到 1.8，肝素通常停止使用（通常持续 3 天），另外，当达到这个水平时，如果患者在出院后两到三天内可以返回医院做 INR 检查，可允许其出院。

表4.4　CHADS —2计分（Gage et al. 2001）

组成部分	分值
充血性心力衰竭	1
高血压	1
年龄≥ 75 岁	1
糖尿病	1
缺血性脑卒中或短暂性脑缺血发作史	2
根据 CHADS —2 得分建议：	
CHADS —2 = 0：卒中风险低 (1.0% / 年)	阿司匹林 75 - 325mg/d
CHADS —2=1：卒中风险低 / 中 (1.5% / 年)	华法林 (INR 2 - 3) 或阿司匹林 (如上所述)
CHADS —2 = 2：卒中风险适度 (2.5% / 年)	华法林 (INR 2 - 3)
CHADS —2=3：卒中风险高 (5.0% / 年)	华法林 (INR 2 - 3)
CHADS —2 = 4 或更高：卒中风险非常高 (> 7.0% / 年)	华法林 (INR 2 - 3)

（三）出血性脑卒中的具体管理

在蛛网膜下腔出血的病例中，与难治性血管痉挛有关的继发性缺血性脑卒中很常见，通常采用 3H 疗法（升高血压、增加血容量和稀释血液）和动脉内支架成形术治疗，这些技术的临床效果相当（Zwienenberg - Lee et al. 2008）。现在广泛认同尼莫地平对减少血管痉挛没有直接作用，但可提高血管痉挛的脑组织对缺血的耐受性。最近，使用尼卡地平等二氢吡啶类钙通道阻滞剂成为一个新的治疗血管痉挛的方法，要么通过开放性基底池冲洗手术直接注入（Barth et al. 2007），要么在颅内血管再通时直接动脉内灌入，二氢吡啶能预防和治疗血管痉挛，同时可通过提高组织对缺血性损害的阈值来提供神经保护作用。

已经有大量的关于蛛网膜下腔出血与心肌抑顿关系的文献（Lee et al. 2006；Samuels 2007），都给高血压和高血容量管理提出了挑战，因为明显的左心室后负荷和升高的前负荷增加了患者发生心力衰竭的危险，因此正确使用容量和压力治疗很重要。最后，在蛛网膜下腔出血且需要行脑室切开术和长期引流的患者中，常并发非交通性脑积水。早期手术或血管内治疗是动脉瘤性蛛网膜下腔出血救治的金标准，所以在这类患者中发生颅内压升高很常见，要么与脑积水没有被识别并行脑室切开术治疗有关，要么与缺血性梗塞发展为继发性或难治性血管痉挛有关。

五、结语

如今，急性卒中管理已有积极、先进的救治方法支持，救治的环境也转移到急诊室、急性卒中单元和导管室，优于仅以支持性护理为中心的模式。超急性脑卒中学需要兴趣和决心以改善神经功能障碍；在这个领域实践的护士必须接受挑战，加入到改善脑卒中预后这个令人兴奋的远征中。

（刘云娥　康莎　译）

参考文献

Adams, HP, Jr, del Zoppo G, Alberts, MJ, Bhatt, DŁ, Brass, L et al., 2007, Guidelines for the early management of adults with ischemic stroke: a guideline from the American Heart Association/American Stroke Association Stroke Council, Clinical Cardiology Council, Cardiovascular Radiology and Intervention Council, and the Atherosclerotic Peripheral Vascular Disease and Quality of Care Outcomes in Research Interdisciplinary Working Groups: the American Academy of Neurology affirms the value of this guideline as an educational tool for neurologists, *Stroke*, vol. 38, no. 5, pp. 1655–1711.

Albers, GW, Bates, VE, Clark, WM, Bell, R, Verro, P et al., 2000, Intravenous tissue-type plasminogen activator for treatment of acute stroke: the Standard Treatment with Alteplase to Reverse Stroke (STARS) study, *Journal of the American Medical Association*, vol. 283, no. 9, pp. 1145–1150.

Alberts, MJ, Hademenos, G, Latchaw, RE, Jagoda, A, Marler, JR et al., 2000, Recommendations for the establishment of primary stroke centers. Brain Attack Coalition, *Journal of the American Medical Association*, vol. 283, no. 23, pp. 3102–3109.

Alberts, MJ, Latchaw, RE, Selman, WR, Shephard, T, Hadley, MN et al., 2005, Recommendations for comprehensive stroke centers: a consensus statement from the Brain Attack Coalition, *Stroke*, vol. 36, no. 7, pp. 1597–1616.

Alexandrov, AV, Molina, CA, Grotta, JC, Garami, Z, Ford, SR et al., 2004, Ultrasound-enhanced systemic thrombolysis for acute ischemic stroke, *New England Journal of Medicine*, vol. 351, no. 21, pp. 2170–2178.

Alexandrov, AV, Sharma, VK, Lao, AY, Tsivgoulis, G, Malkoff, MD et al., 2007a, Reversed Robin Hood syndrome in acute ischemic stroke patients, *Stroke*, vol. 38, no. 11, pp. 3045–3048.

Alexandrov, AW, Lao, AY, & Frey, JL, 2007b, Stroke in southwest native Americans, *International Journal of Stroke*, vol. 2, no. 1, p. 62.

ALLHAT, 2002, Major outcomes in high-risk hypertensive patients randomized to angiotensin-converting enzyme inhibitor or calcium channel blocker vs diuretic: The Antihypertensive and Lipid-Lowering Treatment to Prevent Heart Attack Trial (ALLHAT), *Journal of the American Medical Association*, vol. 288, no. 23, pp. 2981–2997.

Azzimondi, G, Bassein, L, Nonino, F, Fiorani, L, Vignatelli, L et al., 1995, Fever in acute stroke worsens prognosis: A prospective study, *Stroke*, vol. 26, no. 11, pp. 2040–2043.

Baird, TA, Parsons, MW, Barber, PA, Butcher, KS, Desmond, PM et al., 2002, The influence of diabetes mellitus and hyperglycaemia on stroke incidence and outcome, *Journal of Clinical Neuroscience*, vol. 9, no. 6, pp. 618–626.

Barth, M, Capelle, HH, Weidauer, S, Weiss, C, Munch, E et al., 2007, Effect of nicardipine prolonged-release implants on cerebral vasospasm and clinical outcome after severe aneurysmal subarachnoid hemorrhage: a prospective, randomized, double-blind phase IIa study, *Stroke*, vol. 38, no. 2, pp. 330–336.

Bernhardt, J, Dewey, H, Thrift, A, Collier, J, & Donnan, G, 2008, A very early rehabilitation trial for stroke (AVERT): phase II safety and feasibility, *Stroke*, vol. 39, no. 2, pp. 390–396.

Boeer, A, Voth, E, Henze, T, & Prange, HW, 1991, Early heparin therapy in patients with spontaneous intracerebral haemorrhage, *Journal of Neurology, Neurosurgery and Psychiatry*, vol. 54, no. 5, pp. 466–467.

Broderick, J, Connolly, S, Feldmann, E, Hanley, D, Kase, C et al., 2007, Guidelines for the management of spontaneous intracerebral hemorrhage in adults: 2007 update: a guideline from the American Heart Association/American Stroke Association Stroke Council, High Blood Pressure Research Council, and the Quality of Care and Outcomes in Research Interdisciplinary Working Group, *Stroke*, vol. 38, no. 6, pp. 2001–2023.

Brott, T, Broderick, J, Kothari, R, Barsan, W, Tomsick, T et al., 1997, Early hemorrhage growth in patients with intracerebral hemorrhage, *Stroke*, vol. 28, no. 1, pp. 1–5.

Castillo, J, Davalos, A, Marrugat, J, & Noya, M, 1998, Timing for fever-related brain damage in acute ischemic stroke, *Stroke*, vol. 29, no. 12, pp. 2455–2460.

Castillo, J, Leira, R, Garcia, MM, Serena, J, Blanco, M et al., 2004, Blood pressure decrease during the acute phase of ischemic stroke is associated with brain injury and poor stroke outcome, *Stroke*, vol. 35, no. 2, pp. 520–526.

Chobanian, AV, Bakris, GL, Black, HR, Cushman, WC, Green, LA et al., 2003, The Seventh Report of the Joint National Committee on Prevention, Detection, Evaluation, and Treatment of High Blood Pressure: the JNC 7 report, *Journal of the American Medical Association*, vol. 289, no. 19, pp. 2560–2572.

Culebras, A, 2005, Sleep apnea and stroke, *Reviews in Neurologic Disease*, vol. 2, no. 1, pp. 13–19.

Dewey, HM, Donnan, GA, Freeman, EJ, Sharples, CM, Macdonell, RA et al., 1999, Interrater reliability of the National Institutes of Health Stroke Scale: rating by neurologists and nurses in a community-based stroke incidence study, *Cerebrovascular Diseases*, vol. 9, no. 6, pp. 323–327.

Dominguez, R, Vila, JF, Augustovski, F, Irazola, V, Castillo, PR et al., 2006, Spanish cross-cultural adaptation and validation of the National Institutes of Health Stroke

Scale, *Mayo Clinic Proceedings*, vol. 81, no. 4, pp. 476–480.

Flibotte, JJ, Hagan, N, O'Donnell, J, Greenberg, SM, & Rosand, J, 2004, Warfarin, hematoma expansion, and outcome of intracerebral hemorrhage, *Neurology*, vol. 63, no. 6, pp. 1059–1064.

Fraser, DG, Moody, AR, Morgan, PS, Martel, AL, & Davidson, I, 2002, Diagnosis of lower-limb deep venous thrombosis: a prospective blinded study of magnetic resonance direct thrombus imaging, *Annals of Internal Medicine*, vol. 136, no. 2, pp. 89–98.

Freeman, WD, Brott, TG, Barrett, KM, Castillo, PR, Deen, HG, Jr et al., 2004, Recombinant factor VIIa for rapid reversal of warfarin anticoagulation in acute intracranial hemorrhage, *Mayo Clinic Proceedings*, vol. 79, no. 12, pp. 1495–1500.

Fujii, Y, Takeuchi, S, Sasaki, O, Minakawa, T, & Tanaka, R, 1998, Multivariate analysis of predictors of hematoma enlargement in spontaneous intracerebral hemorrhage, *Stroke*, vol. 29, no. 6, pp. 1160–1166.

Gage, BF, Waterman, AD, Shannon, W, Boechler, M, Rich, MW et al., 2001, Validation of clinical classification schemes for predicting stroke: results from the National Registry of Atrial Fibrillation, *Journal of the American Medical Association*, vol. 285, no. 22, pp. 2864–2870.

Ginsberg, MD, & Busto, R, 1998, Combating hyperthermia in acute stroke: a significant clinical concern, *Stroke*, vol. 29, no. 2, pp. 529–534.

Goldstein, LB, & Samsa, GP, 1997, Reliability of the National Institutes of Health Stroke Scale – Extension to non-neurologists in the context of a clinical trial, *Stroke*, vol. 28, no. 2, pp. 307–310.

Gray, CS, Hildreth, AJ, Alberti, GK, & O'Connell, JE, 2004, Poststroke hyperglycemia: natural history and immediate management, *Stroke*, vol. 35, no. 1, pp. 122–126.

Gregory, PC, & Kuhlemeier, KV, 2003, Prevalence of venous thromboembolism in acute hemorrhagic and thromboembolic stroke, *American Journal of Physical Medicine and Rehabilitation*, vol. 82, no. 5, pp. 364–369.

Grotta, JC, Chiu, D, Lu, M, Patel, S, Levine, SR et al., 1999, Agreement and variability in the interpretation of early CT changes in stroke patients qualifying for intravenous rtPA therapy, *Stroke*, vol. 30, no. 8, pp. 1528–1533.

Hacke, W, Kaste, M, Fieschi, C, von Kummer R, Davalos, A et al., 1998, Randomised double-blind placebo-controlled trial of thrombolytic therapy with intravenous alteplase in acute ischaemic stroke (ECASS II) – Second European-Australasian Acute Stroke Study Investigators, *Lancet*, vol. 352, no. 9136, pp. 1245–1251.

Hacke, W, Donnan, G, Fieschi, C, Kaste, M, von Kummer R et al., 2004, Association of outcome with early stroke treatment: pooled analysis of ATLANTIS, ECASS, and NINDS rt-PA stroke trials, *Lancet*, vol. 363, no. 9411, pp. 768–774.

Hajat, C, Hajat, S, & Sharma, P, 2000, Effects of poststroke pyrexia on stroke outcome: a meta-analysis of studies in patients, *Stroke*, vol. 31, no. 2, pp. 410–414.

Harbison, J, Hossain, O, Jenkinson, D, Davis, J, Louw, SJ et al., 2003, Diagnostic accuracy of stroke referrals from primary care, emergency room physicians, and ambulance staff using the Face Arm Speech Test, *Stroke*, vol. 34, no. 1, pp. 71–76.

Hemphill, JC, III, Bonovich, DC, Besmertis, L, Manley, GT, & Johnston, SC, 2001, The ICH score: a simple, reliable grading scale for intracerebral hemorrhage, *Stroke*, vol. 32, no. 4, pp. 891–897.

Hill, MD, & Buchan, AM, 2005, Thrombolysis for acute ischemic stroke: results of the Canadian Alteplase for Stroke Effectiveness Study, *Canadian Medical Association Journal*, vol. 172, no. 10, pp. 1307–1312.

Johnston, KC, & Mayer, SA, 2003, Blood pressure reduction in ischemic stroke: a two-edged sword? *Neurology*, vol. 61, no. 8, pp. 1030–1031.

Josephson, SA, Hills, NK, & Johnston, SC, 2006, NIH Stroke Scale reliability in ratings from a large sample of clinicians, *Cerebrovascular Diseases*, vol. 22, no. 5–6, pp. 389–395.

Kasner, SE, 2006, Clinical interpretation and use of stroke scales, *Lancet Neurology*, vol. 5, no. 7, pp. 603–612.

Kazui, S, Naritomi, H, Yamamoto, H, Sawada, T, & Yamaguchi, T, 1996, Enlargement of spontaneous intracerebral hemorrhage: incidence and time course, *Stroke*, vol. 27, no. 10, pp. 1783–1787.

Kidwell, CS, Starkman, S, Eckstein, M, Weems, K, & Saver, JL, 2000, Identifying stroke in the field – prospective validation of the Los Angeles prehospital stroke screen (LAPSS), *Stroke*, vol. 31, no. 1, pp. 71–76.

Kidwell, CS, Chalela, JA, Saver, JL, Starkman, S, Hill, MD et al., 2004, Comparison of MRI and CT for detection of acute intracerebral hemorrhage, *Journal of the American Medical Association*, vol. 292, no. 15, pp. 1823–1830.

Kothari, RU, Pancioli, A, Liu, T, Brott, T, & Broderick, J, 1999, Cincinnati Prehospital Stroke Scale: reproducibility and validity, *Annals of Emergency Medicine*, vol. 33, no. 4, pp. 373–378.

Lacut, K, Bressollette, L, Le Gal G, Etienne, E, De Tinteniac, TA et al., 2005, Prevention of venous thrombosis in patients with acute intracerebral hemorrhage, *Neurology*, vol. 65, no. 6, pp. 865–869.

Lankiewicz, MW, Hays, J, Friedman, KD, Tinkoff, G, & Blatt, PM, 2006, Urgent reversal of warfarin with prothrombin complex concentrate, *Journal of Thrombosis and Haemostasis*, vol. 4, no. 5, pp. 967–970.

Lee, VH, Oh, JK, Mulvagh, SL, & Wijdicks, EF, 2006, Mechanisms in neurogenic stress cardiomyopathy after aneurysmal subarachnoid hemorrhage, *Neurocritical Care*, vol. 5, no. 3, pp. 243–249.

Lyden, P, Brott, T, Tilley, B, Welch, KM, Mascha, EJ et al., 1994, Improved reliability of the NIH Stroke Scale using video training. NINDS TPA Stroke Study Group, *Stroke*, vol. 25, no. 11, pp. 2220–2226.

Lyden, P, Lu, M, Jackson, C, Marler, J, Kothari, R et al., 1999, Underlying structure of the National Institutes of Health Stroke Scale: results of a factor analysis – NINDS tPA Stroke Trial Investigators, *Stroke*, vol. 30, no. 11, pp. 2347–2354.

Lyden, P, Raman, R, Liu, L, Grotta, J, Broderick, J et al., 2005, NIHSS training and certification using a new digital video disk is reliable, *Stroke*, vol. 36, no. 11, pp. 2446–2449.

Martinez-Garcia, MA, Galiano-Blancart, R, Roman-Sanchez, P, Soler-Cataluna, JJ, Cabero-Salt, L et al., 2005, Continuous positive airway pressure treatment in sleep apnea prevents new vascular events after ischemic stroke, *Chest*, vol. 128, no. 4, pp. 2123–2129.

Mayer, SA, Brun, NC, Begtrup, K, Broderick, J, Davis, S et al., 2005, Recombinant activated factor VII for acute intracerebral hemorrhage, *New England Journal of Medicine*, vol. 352, no. 8, pp. 777–785.

Morris, DL, Rosamond, W, Madden, K, Schultz, C, & Hamilton, S, 2000, Prehospital and emergency department delays after acute stroke: the Genentech Stroke Presentation Survey, *Stroke*, vol. 31, no. 11, pp. 2585–2590.

Naff, NJ, Hanley, DF, Keyl, PM, Tuhrim, S, Kraut, M et al., 2004, Intraventricular thrombolysis speeds blood clot resolution: results of a pilot, prospective, randomized, double-blind, controlled trial, *Neurosurgery*, vol. 54, no. 3, pp. 577–583.

National Collaborating Centre for Chronic Conditions, 2008, *Stroke: National Clinical Guideline for Diagnosis and Initial Management of Acute Stroke and Transient Ischaemic Attack (TIA)*, London.

National Stroke Foundation, 2008, *Clinical Guidelines for Stroke and TIA Manage-*

ment: *A guide for general practice*, National Stroke Foundation, Melbourne.

Nor, AM, McAllister, C, Louw, SJ, Dyker, AG, Davis, M et al., 2004, Agreement between ambulance paramedic- and physician-recorded neurological signs with Face Arm Speech Test (FAST) in acute stroke patients, *Stroke*, vol. 35, no. 6, pp. 1355–1359.

Patel, SC, Levine, SR, Tilley, BC, Grotta, JC, Lu, M et al., 2001, Lack of clinical significance of early ischemic changes on computed tomography in acute stroke, *Journal of the American Medical Association*, vol. 286, no. 22, pp. 2830–2838.

Perry, L, Brooks, W, Hamilton, S, Ayers, T, Bennett, B et al., 2004, Exploring nurses' perspectives of stroke care. *Nursing Standard*, vol. 19, no.12, pp. 33–38.

Porteous, GH, Corry, MD, & Smith, WS, 1999, Emergency medical services dispatcher identification of stroke and transient ischemic attack, *Prehospital Emergency Care*, vol. 3, no. 3, pp. 211–216.

Reith, J, Jorgensen, HS, Pedersen, PM, Nakayama, H, Raaschou, HO et al., 1996, Body temperature in acute stroke: relation to stroke severity, infarct size, mortality, and outcome, *Lancet*, vol. 347, no. 8999, pp. 422–425.

Rossnagel, K, Jungehulsing, GJ, Nolte, CH, Muller-Nordhorn, J, Roll, S et al., 2004, Out-of-hospital delays in patients with acute stroke, *Annals of Emergency Medicine*, vol. 44, no. 5, pp. 476–483.

Rymer, MM, & Thrutchley, DE, 2005, Organizing regional networks to increase acute stroke intervention, *Neurologic Research*, vol. 27 Suppl 1, pp. S9–16.

Samuels, MA, 2007, The brain–heart connection, *Circulation*, vol. 116, no. 1, pp. 77–84.

Schroeder, EB, Rosamond, WD, Morris, DL, Evenson, KR, & Hinn, AR, 2000, Determinants of use of emergency medical services in a population with stroke symptoms: the Second Delay in Accessing Stroke Healthcare (DASH II) Study, *Stroke*, vol. 31, no. 11, pp. 2591–2596.

Schwamm, LH, Pancioli, A, Acker, JE, III, Goldstein, LB, Zorowitz, RD et al., 2005, Recommendations for the establishment of stroke systems of care: recommendations from the American Stroke Association's Task Force on the Development of Stroke Systems, *Stroke*, vol. 36, no. 3, pp. 690–703.

Scott, JF, Robinson, GM, French, JM, O'Connell, JE, Alberti, KG et al., 1999, Prevalence of admission hyperglycaemia across clinical subtypes of acute stroke, *Lancet*, vol. 353, no. 9150, pp. 376–377.

Silliman, SL, Quinn, B, Huggett, V, & Merino, JG, 2003, Use of a field-to-stroke center helicopter transport program to extend thrombolytic therapy to rural residents, *Stroke*, vol. 34, no. 3, pp. 729–733.

Steiner, T, Bluhmki, E, Kaste, M, Toni, D, Trouillas, P et al., 1998, The ECASS 3-hour cohort. Secondary analysis of ECASS data by time stratification – ECASS Study Group. European Cooperative Acute Stroke Study, *Cerebrovascular Diseases*, vol. 8, no. 4, pp. 198–203.

Suyama, J, & Crocco, T, 2002, Prehospital care of the stroke patient, *Emergency Medicine Clinics of North America*, vol. 20, no. 3, pp. 537–552.

Tanabe, P, Gimbel, R, Yarnold, PR, Kyriacou, DN, & Adams, JG, 2004, Reliability and validity of scores on The Emergency Severity Index version 3, *Academic Emergency Medicine*, vol. 11, no. 1, pp. 59–65.

Tanabe, P, Travers, D, Gilboy, N, Rosenau, A, Sierzega, G et al., 2005, Refining Emergency Severity Index triage criteria, *Academic Emergency Medicine*, vol. 12, no. 6, pp. 497–501.

The CLOTS Trials Collaboration, 2009, Effectiveness of thigh-length graduated compression stockings to reduce the risk of deep vein thrombosis after stroke (CLOTS trial 1): a multicentre, randomised controlled trial. *The Lancet*, vol 373, pp. 1958–

1965.

The National Institute of Neurological Disorders and Stroke rt-PA Stroke Study Group, 1995, Tissue plasminogen activator for acute ischaemic stroke, *New England Journal of Medicine*, vol. 333, no. 24, pp. 1581–1587.

Vahedi, K, Hofmeijer, J, Juettler, E, Vicaut, E, George, B et al., 2007, Early decompressive surgery in malignant infarction of the middle cerebral artery: a pooled analysis of three randomised controlled trials, *Lancet Neurology*, vol. 6, no. 3, pp. 215–222.

Wahlgren, N, Ahmed, N, Davalos, A, Ford, GA, Grond, M et al., 2007, Thrombolysis with alteplase for acute ischaemic stroke in the Safe Implementation of Thrombolysis in Stroke-Monitoring Study (SITS-MOST): an observational study, *Lancet*, vol. 369, no. 9558, pp. 275–282.

Wang, Y, Lim, LL, Levi, C, Heller, RF, & Fisher, J, 2000, Influence of admission body temperature on stroke mortality, *Stroke*, vol. 31, no. 2, pp. 404–409.

Williams, JE, Rosamond, WD, & Morris, DL, 2000, Stroke symptom attribution and time to emergency department arrival: the delay in accessing stroke healthcare study, *Academic Emergency Medicine*, vol. 7, no. 1, pp. 93–96.

Williams, LS, Rotich, J, Qi, R, Fineberg, N, Espay, A et al., 2002, Effects of admission hyperglycemia on mortality and costs in acute ischemic stroke, *Neurology*, vol. 59, no. 1, pp. 67–71.

Wojner-Alexander, AW, Garami, Z, Chernyshev, OY, & Alexandrov, AV, 2005, Heads down: flat positioning improves blood flow velocity in acute ischemic stroke, *Neurology*, vol. 64, no. 8, pp. 1354–1357.

Wojner-Alexandrov, AW, Alexandrov, AV, Rodriguez, D, Persse, D, & Grotta, JC, 2005, Houston paramedic and emergency stroke treatment and outcomes study (HoPSTO), *Stroke*, vol. 36, no. 7, pp. 1512–1518.

Zaremba, J, 2004, Hyperthermia in ischemic stroke, *Medical Science Monitor*, vol. 10, no. 6, pp. RA148–RA153.

Zwienenberg-Lee, M, Hartman, J, Rudisill, N, Madden, LK, Smith, K et al., 2008, Effect of prophylactic transluminal balloon angioplasty on cerebral vasospasm and outcome in patients with Fisher grade III subarachnoid hemorrhage: results of a phase II multicenter, randomized, clinical trial, *Stroke*, vol. 39, no. 6, pp. 1759–1765.

第五章 脑卒中的营养护理

要点

1. 良好的营养对于患者的痊愈和康复来说是必需的；营养不良的患者恢复较差、住院时间更长，更易伴发多种并发症，且死亡率更高。

2. 进食行为既是快乐的源泉，也是社会生活中固有的一部分。

3. 吞咽困难影响 1/3 ~ 1/2 的脑卒中患者。尽早诊断和管理这类患者非常重要。

4. 影响进食的损伤会通过治疗项目来解决，但与饮食行为相关的除外。

5. 通过整体评估及针对进食能力和进食何种食物的治疗，可使患者最大化痊愈。

I：既然你提到食物，正好询问您是如何管理的，您都吃哪些食物？

S1：哦，戴安娜会回答你。

S2：我们不用胃造瘘术有一段时间了，因为几周以来，他的进食能力已经好转，可以适度进食普通食物了，我们很喜欢煮熟的苹果——

S1：蛋和熏肉、奶酪通心粉等各种各样的东西。

S2：鸡蛋、薯条和鸡肝，他非常喜欢这些。

I：听起来这些都不是果泥，甚至一点也不软！

S2：不，他现在不吃果泥，已经不吃这个了。

S1：完全不吃了！

S2：他就吃相当普通的食物。

S1：我吃猪肉排——

S2：猪排。

S1：是的，猪排，还有比萨——前几天我一边喝着茶，一边吃着比萨。我享受现在吃的这些食物。

（I：采访者；S1：72 岁男性脑卒中患者；S2：患者的妻子；患者脑卒中 6 个月后，于英国伦敦）

一、引言

这一章讨论了脑卒中后的饮食、营养和营养不良问题，而营养作为风险因素和可能预防脑卒中复发的因素，将在第十三章中讨论。营养状况会影响患者健康状况。营养不良由不能摄入或吸收足够的基本营养物质引起，如维生素、矿物质、能量或蛋白质等。营养过剩表现为摄入过多、饮食不平衡或摄入比例失调，例如摄入高糖或高脂肪类而缺乏足够的维生素或矿物质（Keller 1993）。营养不良的主要特点有：食欲差、摄入不足、肌肉萎缩和全身健康恶化导致的体重下降（Chen et al. 2001）。然而，对于急性疾病来说，营养不良的症状和特征常被原发病掩盖，以致难以观察判断。营养不良判断标准的不同影响了相关研究的进展（Reilly 1996），尽管如此，营养筛查和评估是确保患者摄入足够食物的关键性第一步，因为营养不良与死亡风险的增加或自理能力的丧失相关联，所以营养筛查和评估，以及实施相关护理计划，是脑卒中护理必不可少的组成部分（Davalos et al. 1996；Davis et al. 2004；Finestone et al. 1996；FOOD Trial Collaboration 2003）。此外，进食是社会生活和维系健康的基本组成部分，对脑卒中后的生活质量具有非常重要的影响（Perry & McLaren 2004）。

二、脑卒中患者在脑卒中发生前有营养问题吗

（一）营养和营养不良

为了满足需要，机体需摄入足够的能量、蛋白质、脂肪和其他营养素以维持健康和基本活动，此外，食物和进食与个体的心理健康和社会生活也存在错综复杂的关系（Lupton 1996）。机体可以应对短期的进食不良，尤其是在以往营养状况良好的情况下。然而，如果机体持续营养摄入不足，尤其是在伴有疾病的情况下，那情况一般会恶化。

老年患者由于机体老化，以及生理和心理变化，出现营养不良的风险更大（Gariballa & Sinclair 1998）。由于脑卒中发病率随着年龄的增长而增加，所以多数脑卒中患者营养状况受到年龄的影响。包括：

- 胃肠道系统改变：味蕾减少、牙齿脱落（戴或不戴义齿）、胃酸分泌减少和胃肠蠕动减少。
- 感觉改变：饥饿感、享受饮食及满足感、饱腹感的改变（Duffy et al. 1995）。
- 社会因素：丧失亲人或独居可能影响进食。
- 实际问题：依赖别人购物或进餐可能限制对食物的选择。
- 心理因素：如抑郁症，可能影响食欲和进食习惯。

上述所有因素都有可能导致饮食摄入量（无论是数量还是质量）不足。对在社区居住的老年人的研究显示，据调查，近25%的女性和22% ~ 29%的男性存在能量摄入不足（Finch et al. 1998），同时，研究显示整个欧洲人群中，约24%的

男性和 47% 的女性存在进食不足的情况（de Groot et al. 1999）。在长期照护机构中，有近 10% 的全科患者存在营养风险和摄入不足问题（Edington et al. 1996；Vir & Love 1979）。由此可以推断，部分脑卒中患者在首次发病之前就存在着营养不良的状况。

对于已经经历过一次脑卒中的患者，脑卒中幸存者的后遗症会影响进食情况会加剧患者的情况。一项研究发现，66% 的患者存在着不同程度的进食失能现象（Perry & McLaren 2003a），早期的研究也显示，约 51% 的患者不能做饭，40% ~ 55% 的患者不能购物，23% 的患者不能烧开水，7% ~ 21% 的患者需要网络订餐服务，39% 的患者依赖他人才能进食（Ebrahim et al. 1987；Wilkinson et al. 1997）。

（二）入院营养状况评估

对脑卒中患者入院时的营养筛查和评估显示，在卒中发生之前，少数患者已有营养问题，但由于缺乏对"营养风险"或"营养不良"临床评估的"黄金标准"，所以很难进行各研究间的对照分析。然而，普遍认为单一评估标准是不足的，应优先选择综合评估。目前英国采用营养不良通用筛查工具进行评估（http://www.bapen.org.uk/pdfs/must/must_full.pdf）。（http://www.bapen.org.uk/ofnsh/Organization\Of\Nutritional\Support\Within\Hospitals.pdf）。然而，到目前为止，还没有将此工具用于脑卒中患者的相关研究。表 5.1 显示了脑卒中患者的评估及研究结果。对营养测量（体位、生化、临床判断）方法的深入解释将在本章后面部分进行讨论。所有这些研究中，患者诊断为营养不良的约占 7% ~ 34%，最常见的比例约为 16%，高达 66% 的患者在住院早期存在营养不良的"风险"。许多患者在住院期间营养状况恶化，可能与卒中后的不良结果，或卒中后护理不当有关。

表5.1　脑卒中患者营养状况的评估及时机

来源	评估时间	评估	营养不良的人数（%）"危险状态"
Axelsson et al. (1989)	入院 4d 内	低于参考值 2 个或以上单位： 体重 TSF MAMC 白蛋白、前白蛋白、转铁蛋白	16（16）
Unosson et al. (1994)	入院 48h 内	每个分类中出现 1 个异常值 人体测量：体重指数 /MAC/TSF 血液测试：白蛋白 / 转体 /α1-抗胰蛋白酶 皮肤测试：3 个抗原超敏反应延迟	4（8）

续表

来源	评估时间	评估	营养不良的人数（%）"危险状态"
Davalos et al. (1996)	入院 7d 内	白蛋白＜ 35g/L，TSF 或 MAMC ＜参考值的第 10 百分位数	17（16）
Choi-Kwon et al. (1998)	入院 1 周内	1 项生化＋2 次人体测量：＜ 80% 去脂体重参考值或 TSF 位于 3 个点 BMI ＜ 20 kg/m^2 淋巴细胞＜ 1500/mm^3 血红蛋白＜ 12g/ dl 白蛋白＜ 35g /L	30（34）
Gariballa et al. (1998)	入院 48h 内	TSF ＜参考值的第 5 百分位数 MAC ＜参考值的第 5 百分位数 BMI ＜ 20 kg/m^2 白蛋白＜ 35g/L	46（23） 4（2） 62（31） 38（19）
Westergren et al. (2001)	入院后康复中心（入院后平均 6 天）	改良 SGA	20（12） 32（20）"危险中"
Davis et al. (2004)	脑卒中 24h 内	SGA	30（16）
FOOD Trial（2003）	入院 7d 内	临床判断	279（9）
Nip（2007）	入院 2 周内	MNA	7（7） 66（66）'危险中'

TSF：肱三头肌皮褶厚度（triceps skinfold）；MAMC：上臂肌肉周长（mid-arm muscle circumference）；MAC：臂围（mid-arm circumference）；SGA：主观的整体评估（subjective global assessment）；MNA：微型营养评估法（mini nutritional assessment）

三、脑卒中如何影响饮食摄入

（一）急性疾病的影响

脑卒中，尤其是缺血性事件，被认为是急性脑损伤，是由炎症成分导致的病理过程（见第三章）。急性损伤与代谢反应相关，最初描述为两个阶段：低潮期和高潮期。低潮期约持续 24 小时，高潮期持续时间更长并且包含持续增长的营养需求。近来，这一过程被描述为初期急性应激阶段和长期合成代谢（重建）阶段（Broom 1993）。然而，相关研究并没有明确显示急性期患者的饮食需求。与此同时，部分脑卒中患者基础（静息）代谢率（basal metabolic rate, BMR）增加（Chalela et al. 2004；Touho et al. 1990），而另一些患者的基础代谢率并没有明显变化。在这些研究中，采用 Harris Benedict 方程预测基础代谢率（通过年龄、体重和身高来预测），并与入院 90 天内的脑卒中患者的实际能量消耗相比较（Esper et al. 2006；Finestone et al. 2003；Weekes & Elia 1992）。

尽管缺乏基础代谢率增加的确切证据，但是身体活动能量消耗可能会受到与卒中相关的失能的影响。一方面，如果残疾限制日常活动的形式和持续时间，活动消耗的能量可能比估计值小。相反，身体活动的能量消耗可能由于肌力低下而更高，因为脑卒中患者必须更加用力才能完成动作。在一个对 13 名中年脑卒中患者和 13 名年龄、性别相匹配的对照组的小型研究中，Platts 等（2006）对耗氧量进行测量，结果显示，与对照组相比，脑卒中患者的耗氧量明显更高。因此，还需要进一步开展不同能量预测公式的对比研究，以建立精确计算脑卒中患者个体能量需求的最优方法。

（二）脑卒中相关的进食障碍

脑卒中引起的功能缺陷，都会影响进食能力，从而增加营养不良的风险。包括不能维持头部活动和直立姿势，上肢运动能力和感觉消失，咀嚼和吞咽障碍，沟通、视觉、知觉和注意力缺失等。表 5.2 介绍了通过入住伦敦医院的急性脑卒中患者的队列研究得出的进食障碍。案例 5.1 显示了进食障碍对患者造成的影响，除了生理问题，卒中后常见的抑郁心理，也有可能影响饮食摄入。

表5.2　伦敦南部医院1998年3月—1999年12月收入的进食障碍的急性脑卒中队列（Perry 2002）

住院饮食障碍	入院后 3 ～ 5 天	数量	百分比
姿势控制	没有功能障碍（0）*	325 130	56
	轻度功能受损（1）	89	22
	中度功能受损（2）	43	15
** 中位数（25，75 百分位数）得分	重度功能受损（3）	0（0，1）	7
手臂运动	没有功能障碍（0）	159	27
	轻度功能障碍（1）	209	35
	中度功能障碍（2）	86	15
	重度功能障碍（3）	33	23
** 中位数（25，75 百分位数）得分		1（0，2）	
嘴唇闭合	没有功能障碍（0）	449	76
	部分功能受损（1）	109	19
	重度功能受损（2）	29	5
** 中位数（25，75 百分位数）得分		0（0，0）	

续表

住院饮食障碍	入院后 3 ~ 5 天	数量	百分比
咀嚼	没有功能障碍（0）	369	63
	部分功能受损（1）	172	29
	重度功能受损（2）	46	8
** 中位数（25，75 百分位数）得分		0（0，1）	
吞咽	没有功能障碍（0）	341	58
	部分功能障碍。（1）	66	11
	重度功能障碍（2）	64	11
	误吸 / 高风险：禁食（3）	116	20
** 中位数（25，75 百分位数）得分		0（0，2）	
沟通	没有功能障碍（0）	276	47
	部分功能受损（1）	149	25
	重度功能受损（2）	162	28
** 中位数（25，75 百分位数）得分		1（0，2）	
注意力和行为	没有功能障碍（0）	417	71
	部分功能受损（1）	130	22
	重度功能受损（2）	39	7
** 中位数（75 百分位数）得分		0（0，1）	
视野 / 知觉损失 / 忽视	没有功能障碍（0）	428	73
	部分功能受损（1）	23	132
	重度功能受损（2）	25	4
** 中位数（75 百分位数）得分		0（0，1）	

n = 670 脑卒中患者，其中 587（586 注意力和行为；585 视野）名患者可以使用
* 饮食障碍评估量表（McLaren & Dickerson 2000）进行评估
** 百分位数得分

--- 案例 5.1　Evelyn 的进食相关问题 ------------------------------

　　Evelyn，82 岁，因缺血性脑卒中入院。她个子不高，但是很胖，一年前因坠床做了右髋关节置换术。她住在女儿 Jenny 的隔壁。她入院时伴有左侧重度偏瘫，左侧视觉注意力不集中，她可以适当地回答问题，但是需要集中注意力才能理解她的话。她有吞咽困难，医嘱禁食并静脉补液。然而，她的咀嚼和吞咽功能不是唯一与进食相关的问题：她不能维持直立姿势（最安全的进食体位）；她的左手极少运动，所有的活动都只能通过一只手完成；她左侧偏盲，进餐时需要帮助；她表达自身饥饿感、干渴和食物喜好比较困难。她有抑郁史并且感觉自己是家庭的负担。

　　由于进食障碍，许多脑卒中患者需要他人帮助才能进食。上述 670 例脑卒中

患者的队列研究显示，在入院早期，不到一半（46.5%）的患者能够独立进食，4% 的患者需要监督进食，26% 患者需要帮助进食，12.5% 的患者需要喂食，还有 11% 的患者是鼻饲管喂食（Perry 2002）。与此结果类似，Westergren 等（2001）报道 52.5% 的脑卒中患者从入院到康复期需要协助进食。

依赖他人进食会增加摄入不足和增加并发症发生的风险（Kayser-Jones & Schell 1997；Siebens et al. 1986；Unosson et al. 1994）。即使独立进食只存在一点点的困难也有可能导致饮食摄入不足（Aquilani et al. 1999）。如果患者的功能受限，那么在公共场合进食时可能会紧张，这意味着他们进食的方式与得当的行为举止、文化期望不匹配，因此他们可能被限制或减少所吃的食物，并拒绝和朋友一起进食。这不仅影响脑卒中患者，也影响照护者、家庭及更广泛的社交圈（Jacobsson et al. 2000；Perry & McLaren 2003a；Sidenvall et al. 1996）。

1. 咀嚼和吞咽困难

吞咽困难被定义为发生在口腔、咽、食管各吞咽结构的饮食紊乱（Royal College of Speech and Language Therapy 2006）。吞咽困难，可以导致吸入性肺炎、营养不良、脱水、体重下降和气道阻塞。此外，还可引起体力下降、并发症增加、压疮发生率增加、身体恢复差、伤口愈合慢、焦虑或抑郁的风险增加、感染并最终引起死亡（Kuhlemeier et al. 1989；Logemann 1998；Sala et al. 1998）。

观察性研究表明，在脑卒中后最初的 24 小时内，30% ~ 40% 意识清楚的患者存在吞咽困难。然而，脑卒中急性阶段出现误吸的风险更高，在最初 72 小时内，67% 的患者被筛查有误吸的风险，7 天内约 43%（Perry & Love 2001）。其他研究显示 7 天内的吞咽困难恢复率为 73%，长期的（指脑卒中发生超过 6 个月）恢复率为 11% ~ 19%（Perry & McLaren 2003a；Smithard et al. 1996）。然而，这并不是一个恒定的状态，情况恶化和康复可能同时发生。这意味着培训照护者及医院工作人员识别及处理吞咽困难的出现或复发十分重要（Boaden et al. 2006）。

图 5.1 是头部和颈部的解剖轮廓图，显示了参与吞咽的主要结构，这需要 6 条颅内神经和 26 对肌肉协调完成。吞咽过程需肌肉系统、神经肌肉系统、感觉系统和胃肠道系统、正常心率和呼吸控制以及自主神经系统来完成统筹协调（Royal College of Speech and Language Therapy 2006）。脑卒中可能中断吞咽过程中的任一环节或整个环节。

（1）口腔吞咽阶段

牙齿缺失、松动或义齿严重影响咀嚼功能，牙神经和颞 - 下颌关节控制自身咀嚼肌运动并适应食物类型的变化，而牙齿缺失、松动或义齿会使牙神经（下巴）的感觉反馈受限。老年人口腔问题和义齿是很常见的，这种情况下往往选择比较软的食物，结果通常会降低营养质量（Wayler & Chauncey 1983）。

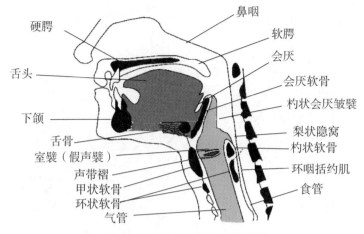

图 5.1 头部和凸轮部侧面解剖视图

口唇不能闭合导致口腔不能形成必要的负压，该负压可以向后推动食物通过口咽，防止唾液、食物和饮料溢出。舌下神经损伤（第 12 对脑神经），可能导致舌头控制力差，舌后半部分不能向上运动，使食物还未吞咽时就到达咽部。此外，舌头两侧的活动功能也可能因此受限，导致咀嚼功能下降，舌头难以滚动运动（连续上升），导致食物向前或两侧溢出。脑卒中患者的面神经（第 7 对脑神经）损伤导致味觉和感觉丧失，会影响上食管括约肌的运动。

唾液分泌减少可能导致牙齿脱矿化作用、黏膜保护缺失和口腔内 pH 变化。阻碍食团的形成和移动，并且对消化和胃微生物产生影响。约有 1/3 以上脑卒中患者口腔伴有革兰氏阴性需氧杆菌，一旦误吸会增加胸部感染的风险（Millns et al. 2003）。此外，面部麻痹引起肌肉紧张度下降，导致食物残渣残留在双侧牙床，需氧菌繁殖，误吸后也会增加胸部感染的风险。

（2）咽部阶段

软腭（第 9、10、12 对脑神经）不协调、单边或双边神经麻痹会导致食物反流入鼻腔。咽局部麻痹（来自第 9 对脑神经损伤）导致舌根部和括约肌肌肉收缩减少，并延迟食团在咽后部的运动，导致食物残留在鼻沟和梨形隐窝中，易被误吸（图 5.2）。

由于甲状腺和环状软骨运动受限，及前上舌骨运动的延迟或停滞导致环咽开放不协调，增加了误吸的危险。环咽的括约肌开放是对口腔感官信息的反应，通常发生在气道关闭的 0.10 秒内（Hiiemae & Palmer 1999）。保护气道有 3 个机制：真声带和假声带相遇，并关闭会厌以接触杓状软骨，这个过程以相反的顺序进行，在吞咽前后的呼气的帮助下，排出进入气道内的任何物质。脑卒中患者吞咽后的异常的呼吸模式可能导致咽部残留物吸入气道（Selley et al. 1989）。

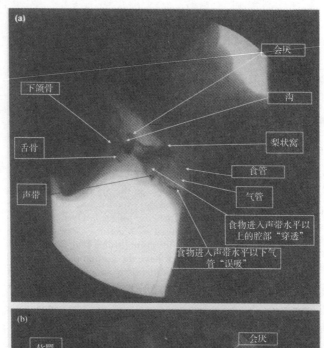

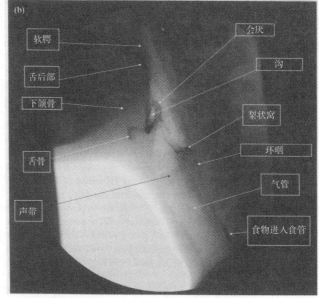

图 5.2 咽的侧面 X 线图像。吞咽前和吞咽后吸入残留在沟和梨形窦食团到气管的比较。经过 Chorley 和南 Ribble 地区总医院同意复制的匿名 X 线图像

（3）食管阶段

食管扩张触发横纹肌波浪状协调收缩，食管肌纤维随之变得平滑。随着年龄增长，食管的平滑肌越来越多，这就解释了老年人食管裂孔疝的普遍性，并可增加反流误吸的危险，并可发展为吸入性肺炎（Marik 2001）。

2. 身体姿势和头部运动控制

任何对身体姿势和坐姿平衡的干扰都会影响进食。在适当的辅助下，最安全

的进食体位是直立姿势。早期评估发现，约 46% 患者的直立姿势不稳定（Table 5.1；McLaren & Dickerson 2000）。更详细的姿势和体位请参考第七章。

3．上肢损伤

脑卒中后的早期几周内，肩部和上肢的主要运动能力损伤表现为：肌无力、主动活动范围受限、选择性运动和灵敏度下降（见第七章）。有报告指出，入院 48 小时内脑卒中广泛测量结果显示，上肢功能障碍和肢体共济失调影响约 35% ~ 79% 的患者（Brott et al. 1989）。一项对脑卒中患者饮食进行的多达 14 天的观察研究显示，57% 的患者由于手臂运动损伤，无法自主进食，摄入能量和蛋白质不足（Jacobsson et al. 2000；McLaren & Dickerson 2000）。

4．认知和沟通问题

脑卒中会导致各种各样的沟通问题，例如表达障碍、语言障碍、运动障碍、构音障碍，或难以理解言语中的语气，缺乏口语理解能力，问题严重程度不一（见第八章）。研究显示的发生率差异较大，从 18% 至 74% 不等（Kalra et al. 1993；Taub et al. 1994）。在入院后 48 小时内发现约 43% 的患者存在沟通缺陷，59% 的患者存在构音障碍（Brott et al. 1989）。但研究报告的数据主要依赖于主观判断，可能导致结果差异较大。

脑卒中后 8 ~ 10 天，48% 经口进食的患者被证实不能表达食物喜好和需求，并且这也是鉴别低蛋白质饮食（不到参考营养摄入量 20%）（McLaren & Dickerson 2000）的因素之一。

5．视觉和知觉缺失

研究报告指出，脑卒中后出现不同程度的视觉、知觉和注意力缺失，包括视野缺失（偏盲）、不同类型的失用症、失认症和忽视症（注意力缺失）。可能与采用的测量方法及其灵敏度不同有关，以及患者群体差异和脑卒中发作后评估的时间差异有关，在入院后 48 小时内，38% 的患者伴有视觉或感官注意力不集中，46% 的患者伴有偏盲（Brott et al. 1989）。检测膳食组成特点可试视 - 空间忽视症（Stone et al. 1991），因此这些症状可能影响进食能力（Foundas et al. 1995），忽视和失用症都会给患者日常生活自理能力的恢复带来负面影响，可能会间接影响进食和营养状况（Hochstenbach & Mulder 1999；Kalra et al. 1997）。

6．嗅觉和味觉

嗅觉和味觉有助于对味道的感觉，人们抱怨"味道"改变通常由嗅觉问题引起。已有报告显示味觉障碍存在于脑卒中患者中，症状表现为阈值增加、味觉功能下降、对饮食愉悦感消失、把中性的感觉转化成不愉悦的感觉、嗅觉和味觉不能耐受、食物反感和显著的体重下降（Finsterer et al. 2004；Heckmann et al. 2005；Kim & Choi 2002；Pritchard et al. 1999）。病例研究显示，患者味觉障碍的病变位于不同的位置，包括脑桥、中脑、丘脑、内囊和岛叶出血及梗死，以及单侧皮质梗死（Finsterer et al. 2004；Heckmann et al. 2005；Kim & Choi 2002；Pritchard et al. 1999）。在一项入院脑卒中患者的连续队列研究中，102 例患者中有 31 例（30.5%）

伴有味觉下降，这些患者大多数存在额叶损伤。在味觉异常的患者中，21 例中有 6 例（28.6%）也伴有嗅觉受损；在味觉正常的患者中，33 例中有 4 例（12.1%）已经失去嗅觉能力（Heckmann et al. 2005）。

7. 口腔卫生

正如上面所讨论的，脑卒中患者容易食物残留。如果每次进餐后不及时清除，可能会有细菌寄居生长，导致口臭和口腔味觉不佳，影响进食。此外，如果这种物质进入肺部，还会增加吸入性肺炎的风险（Yoneyama et al. 2002）。

（三）心理作用

1. 情绪紊乱和食欲

脑卒中后抑郁症在急性阶段和病发多年后都很常见。研究发现，31% ~ 33% 的患者在发病 3 周内情绪低落，25% ~ 31% 的患者在最初 3 个月情绪受影响（Wade et al. 1987）。研究证实，营养状况和情绪相关，情绪低落可能与食物的摄取改变有关，两者之间存在复杂的相互关系。一项关于膳食摄入量和情绪之间关系的研究，对 32 名年轻健康男性志愿者进行为期 24 周的半饥饿实验，结果显示每日持续摄入约 1470 千卡能量易导致疲劳、易怒、冷漠、喜怒无常、抑郁和忧虑，同时自信心、注意力、自律性下降，警觉性和进行活动的动力消失（Brozek 1985）。脑卒中后抑郁状态与预后差存在着紧密的联系，如日常生活能力差、社会功能低以及死亡率高（Gillen et al. 2001）。

食欲改变和体重变化是抑郁症的主要症状，但与脑卒中的关系仍不清楚。一项以饮食失调和体重反复者为对象的研究显示，由于饮食限制或饮食行为而引起脂肪酸摄入的改变，可能是引起情绪紊乱的关键因素（Bruinsma & Taren 2000；Chen et al. 1997），这可能与脑卒中患者伴有持续不足的饮食摄入有关。

为探索住院脑卒中患者的情绪状态与营养状况之间的关系，有研究人员分别使用微型营养评估表和一般健康问卷，但无法证明患者的情绪状态与营养状况之间存在直接的联系，然而，营养分数明显与食欲、饥饿、味觉和嗅觉相关，而后者又与情绪得分相关（Nip 2007）。目前比较明确的是抑郁患者比非抑郁患者摄入的能量和蛋白质少。在入院的最初两周内，抑郁患者平均（标准差）每天消耗 1227（711）kcal 能量和 46.7（20）g 蛋白质，而非抑郁研究对象每天消耗 1440（677）kcal 能量和 56（20.2）g 蛋白质。在出院前一周抑郁的研究对象比非抑郁的研究对象每天少摄入 299 kcal 能量和 16.8g 蛋白质（Nip 2007）。这种效应持续存在，因为脑卒中患者 6 个月后食欲、情绪状态和饮食摄入之间的联系依然非常明显（Perry & McLaren 2004）。

身体形象的改变可能也会影响情绪状态，进而影响膳食的摄入。脑卒中会遗留不受控制的流涎和面部麻痹等症状，会改变患者的自我认识即使是相对较轻的症状（如一侧上肢失去感觉或触觉识别导致手灵巧度下降和进食笨拙）可能带来负面的效应。

2. 饮食供应和医院膳食的影响

医院的膳食供应会影响患者的进食，因为住院患者直接依靠医院餐厅提供的食物，并且间接地受饮食环境影响，许多研究结果已经揭示了这两方面存在的缺陷（如 Age Concern 2006）。英国出于对医院食品的关注，已经制定了国家标准（卫生部 2004 年），开展"改善医院饮食"项目（http://195.92.246.148/nhsestates/better_hospital_food/bhf_content/protected_mealtimes/overview.asp），专注于改善食谱、小吃供应和病房进餐环境。然而，尽管大多数患者全部依赖医院提供的饮食，但一项脑卒中患者队列研究显示，31% 的患者仍选择食用外带的食品，17% 的患者饮用非医院提供的饮料，5% 食用补养品，这些补养品仅满足每日 25% ~ 40% 的能量和蛋白质需求（Nip 2007）。

要求食用趋于一致的改良饮食可能对患者产生心理作用，或饮食上的"特殊性"由于需要食用也可能会引起患者尴尬，并且伴有社会隔离效应。即使在家中，患者和家庭成员也有类似的感觉。

众所周知，脑卒中患者在发病前就可能存在营养不良，并且脑卒中急性期的代谢变化可能加剧本身存在的营养不良；身体、心理、社会和情感会影响进食和足够膳食的摄入。尽管已经制订了针对慢性脑卒中患者吞咽困难恢复的整体计划，（Jacobssonet al. 1997），但各个问题往往是单独处理的，并没有明确地与进食联系起来。

四、如何帮助脑卒中患者维持充足的饮食摄入

营养支持本质上是一个多学科活动，由专业和非专业人员共同努力，以确保脑卒中患者的膳食供应和饮食摄入。本节的重点是做什么来保证患者的饮食摄入。

（一）筛查和评估

筛查可确定营养不良的患者或有营养不良倾向的患者。一经确定，可以对这些患者进行饮食评估，以确定问题的性质、来源和程度。营养筛查是常规评估的一部分，应在患者病情允许的情况下尽早进行，最理想的是入院 24h 内，或首次接触时进行评估。单一的评估工具是不够的，现已开发了多种综合筛查工具，但很多尚未被证明有效（即区分伴有和不伴有营养问题患者的能力），并且都有局限性，特别是用于急性患者时。临床检查是一个重要的组成部分，但除非营养不良非常严重，一般营养不良产生的一系列临床症状都比较隐蔽或者没有特异性。依靠临床症状进行营养筛查大多无效，推荐使用信效度较高的筛查工具（National Institute for Health and Clinical Excellence 2006），例如营养不良通用筛查工具。

体重是常用的评估指标，也是许多筛查工具的一项评估内容，并且可以与体重百分比表、理想体重表、之前或一般体重相比。记录体重的持续变化可用来跟踪营养支持的进展和患者的反应。然而，体重作为营养指数有其局限性，特别是对于脑卒中患者。Perry（2002）指出，只有 48% 的脑卒中患者在入院时称重，在

进行营养支持治疗后也只有 56.5% 称重，没有相关的设备对卧床患者进行体重测量，体液平衡的变化、体重秤、服装和称重时间的不同，可能导致体重不能反映营养状态。医疗机构的测重秤通常由于较少维护和校准，而不准确。体重测量不能区分脂肪和肌肉，并且无法考虑身体体积大小，除非采用身高计算身高体重指数（BMI）。最常见的 BMI 公式是 Quetelet 指数：体重（kg）/ 身高（m²）。低于 18.5kg/m²，或少于 20kg/m² 并伴随最近体重下降，通常被认为是营养不良的提示。但是，该标准存在着相当大的争议，老年人标准可能会更高（例如，少于 23kg/m²（Beck & Ovesen 1998））。住院患者身高可能难以测量，老年患者的身高可能会被误测。膝盖高度、尺骨长度和半跨度（胸骨切口中心点到中指的水平距离）测量可能代替身高测量，并应用不同的计算方法或表格（Perry & McLaren 2003b）。Evelyn 采取的营养筛查方法如案例 5.2 所示。

其他人体测量，如上臂周径和皮褶厚度测量等很少用于急性临床期，但可用于长期监测。生化指标受急性疾病的影响，作为营养指标并不可靠。白蛋白有很长的半衰期，尽管作为营养状况指标很不理想，但是可以反映疾病的严重程度，也可以反映预后，近期饮食摄入量也可以作为一个有效的监测指标。2006 年，英国国家临床规范研究院（NICE）发布了一份临床指南来帮助英国卫生保健人员识别营养不良或具有营养不良风险的患者（National Institute for Health and Clinical Excellence 2006），欧洲议会也发布了类似的建议（http：//www.bapen.org.uk/res_council.html）。

很多脑卒中患者在治疗和恢复期间会经历营养恶化的过程，因此监测是非常重要的，包括营养摄入、体重、胃肠功能和一般临床状况等（National Institute for Health and Clinical Excellence 2006）。最起码，提倡每周称一次体重，根据个人营养状况采取进一步的措施，如食物摄入记录表。

案例 5.2　Evelyn 营养风险的筛查

Evelyn 左侧偏瘫，刚行右髋关节置换术，活动不利使用起重机秤测量她的体重为 70 kg，膝盖测量高度是 47.5 cm，计算出身高为 152cm，BMI 为 30（MUST 得分 = 0）。当问及她体重最近是否发生改变时，她否认了这一点，但指出髋关节置换时记录的体重为 76kg。在过去的 6 个月内，她差不多减掉了约 8% 的体重（MUST 得分 = 1）。Evelyn 在入院前进食正常（据她和 Jenny 所言），但现在她伴有严重的吞咽困难，不能经口进食，由此可以预见，这个问题至少需要些时日来解决，她急性疾病效果得分为 2，总分为 3。尽管她是边缘型肥胖，但她仍属于"高危"范畴。此外，与 Jenny 的讨论发现，Evelyn 一直间断性"进食"，并且爱吃零食。

（二）营养支持的开始时机

没有明确证据确定饥饿期或营养不良最长"安全"期的时间，应根据个人情况、营养风险程度和实际膳食摄入量进行指导。然而，应牢记脑卒中患者营养不良与死亡率上升之间的明确关系，禁食天数越少，并发症的发生越少（Perry & McLaren 2003a）。一个大型多国合作试验（Dennis et al.2005a）显示，早期鼻饲"与死亡风险绝对降低 5.8%（95% CI：−0.8 ～ 12.5，P = 0.09）有关，与死亡或预后差降低 1.2%（95% CI：−4.2 ～ 6.6，P = 0.7）有关"，因此对于吞咽困难的脑卒中患者，推荐在入院后尽早进行胃管喂养。

对于严重功能受损和急性期情况不乐观的脑卒中患者，对其进行鼻饲饮食，可能会面临伦理困境，主要源于对疾病预后及患者的价值观和选择的不确定，并且无法引导他们。而家属可能也无法准确判断患者的选择（案例 5.3）。提供营养支持是一个基本却容易让人情绪激动的话题（Lupton 1996），家庭和医疗专业人员之间良好的沟通是至关重要的。英国的指南指出人工营养支持是一种医疗干预的手段，决策时需要考虑可能存在的益处、风险和危害，干预无效的情况确实存在，充分讨论并理解这一点对于相关人员尤为重要（Lennard-Jones 1998）。2005 年英国的心智能力法规（http：//www.opsi.gov.uk/ACTS/acts2005/ukpga_20050009_en_1）提供了相关指南，规定了患者是否或多大程度上可以参与到自身护理的决策中，以及何时可以使用持久授权书或委托代理。

案例 5.3　Margaret 的艰难决定

Margaret，92 岁，多年前因交通事故截肢，与她的女儿 Frances、女婿 Martin 和刚成年的孙子生活在一起。入院时她有严重的偏瘫、大小便失禁，并且她说话需费力才可理解。并伴有严重的吞咽困难，给予皮下水化治疗并禁食。每天对她的吞咽功能进行评估，但是 5 天后仍无改善迹象。第 6 天由不同的临床医生重复尝试下鼻胃管均失败。Margaret 告诉护士，她太累了以至于不能做任何事情，并且把她想要吃东西和病情好转表达成她根本不想再配合，只想去死。Frances 渴望她病情好转并回家，Martin 非常担心 Frances，能否应对疾病。胃镜检查显示有一个移行的食管裂孔疝，通过长时间的操作程序（比常规操作时间长），成功进行了胃造口术。Margaret 身体恢复缓慢，不能耐受喂养并发症和造口周围渗漏。她情绪依然低落，主诉因太累不想继续治疗。尽管住院数周，但 Margaret 的状况几乎没有任何起色。胃管喂食期间出现断断续续的问题，她的吞咽困难和功能恢复几乎没有任何改善。Margaret 的一侧肢体吊离床，但另一侧肢体仍绑在床上。最终，由于让她回家是不现实的，Frances 同意将 Margaret 安排到养老院进行护理。

（三）管理进食障碍

与饮食相关的失能贯穿整个护理阶段，因此管理策略需要贯穿始终。

1. 咀嚼困难

患牙周疾病和天生牙齿缺失者发生脑卒中风险较高（Elter et al . 2003）。随着年龄的增加，口腔形状变化，假牙不再适应牙床，咀嚼时会出现多种问题，且假牙咀嚼功能只有真牙的 1/6（Marks & Rainbow 2003），尽管已经证明消化不依赖于咀嚼，但无牙齿患者相比有完整牙齿的患者，钙、蛋白质、烟酸和维生素 C 的摄入量都要少（Farrell 1956；Krall et al. 1998；Sheiham et al. 2001）。

下颌关闭不全需要辅助下颌支持（手动支持）。如果舌头不能把食团从中间移动到牙齿，短期内食团需暂时放在没有损伤一侧的舌头上，长期的话就需要进行舌头双侧活动锻炼，给半边面部肌无力的患者施加外部压力，可增加吞咽所需的口腔负压力，防止食物夹在牙齿和脸颊中间，并协助舌头把食物转化为食物团。避免摄入混合性质难以咀嚼的食物，提供较小口的食物，允许患者在两次送餐之间休息。

2. 吞咽困难管理的康复和替代策略

康复（直接）治疗旨在改变吞咽功能失调的生理机能（表5.3）。目前这个领域的研究证据有限，临床经验和一些前期工作表明，可以通过摩擦、给舌头或咽喉施加压力来提高吞咽前的感觉输入，或使用碳酸、冷、酸或电刺激等降低口咽活动初始阈值，从而减少口腔反应的延迟。（Bulow et al. 2003；Power et al. 2006）。喉部上提功能较差会导致吞咽功能变弱，Mendelssohn 的策略需要刻意延长吞咽中期的喉部上提，旨在增加进入食管的食团比例并减少食物在咽部残留。教会患者在吞咽期感觉自己的喉部上升，并在最高点时，坚持此姿势几秒钟。双侧吞咽可以提高咽部食物的清除率。声门上吞咽目的在于最大化关闭喉口。在吞咽之前屏住呼吸，目的是使声带内收和保护气道，尽管鼻内腔镜录像有时会表明屏住呼吸并不总导致声带合拢，患者在吞咽两次后，应立即咳出进入喉前庭的食物。通常推荐使用针对个体损伤的特殊锻炼方法，例如舌头、嘴唇和面部肌肉等锻炼（Logemann 1998）。然而，这些技术的效果评估非常有限。

表5.3　吞咽困难的补偿策略和恢复性治疗

吞咽阶段	吞咽障碍	补偿策略	恢复 / 复原运动 / 治疗
口腔准备阶段	口唇闭合功能差	嘴唇和下巴关闭支持	嘴唇练习
口腔准备阶段	脸颊肌力差	口内假体、脸颊支持技术（压力应用于弱侧）、将头偏向未受影响的一侧	脸颊肌力练习
口腔准备阶段	口腔感觉功能差	增加食团的味道、体积、密度、温度、碳酸饮料	感觉功能锻炼
口腔准备阶段	舌头活动度差	调整食团的稠度、协调递送食团的速率、避免混合稠度、吞咽后除去口腔残留物	舌头偏侧性练习

续表

吞咽阶段	吞咽障碍	补偿策略	恢复/复原 运动/治疗
口腔准备阶段	咀嚼功能差/下巴闭合功能差	下巴支持，饮食调整	咀嚼练习
口腔运送期	舌头运动/口腔运动差	仰头姿势	
咽部	吞咽延迟	调整刀具和器皿餐具以协助自我喂养、下巴回收姿势、增加食团的味道、体积、稠度、温度和碳酸饮料	热刺激、悬雍垂的本体感觉神经肌肉促进疗法（PNF）
咽部	舌根部活动度下降	下巴回收清除吞咽物、努力吞咽、减少食团大小、增加食团稠度	舌头支持技术、漱口和打哈欠练习、上声门上吞咽
咽部	单侧咽神经局部麻痹	头旋转到受损侧、头部向未受影响侧倾斜、侧卧、仰卧睡或侧躺、清除吞咽物、液体冲洗	
咽部	单侧舌咽神经局部麻痹	头部向未受影响侧倾斜、清除吞咽物	
咽部	喉部闭合上提功能下降	下巴回收、头旋转到受损侧、仰卧或侧卧声门上吞咽、上声门上吞咽、改变食团稠度	声门上吞咽、上声门上吞咽、屏住呼吸策略、牵动声带振动
咽部	环咽功能障碍/舌骨喉前运动下降	头旋转、避免混合稠度食物	振动技术
疲劳		营养供应、减小食物大小、增加食物的频率	

　　补偿姿势和策略消除能减少易吸入气道的物质，这些最初是为口咽癌患者设计使用的，要求患者能够理解和配合指令。补偿姿势不一定与正常神经运动模式的原则相匹配，但在短期内可确保呼吸运动和营养问题，在没有考虑环境问题、姿势性张力和稳定性的情况下，不应该将补偿姿势作为促进正常姿势张力、反射和整体感觉的长期管理手段，来预防异常的运动和反射模式（Logemann 1998）。这样的策略旨在弥补特定的障碍（表5.3），例如，头颈部可以给予特定姿势。随

着下巴下降（"回收下巴"），会厌向后移动可能缩窄喉入口并增加气道保护。咽喉阶段延迟具有辅助作用，但不能消除所有误吸。存在单侧咽瘫痪时，头向一侧旋转可打开上食管括约肌，直接使食团远离瘫痪侧，但这需要排除食管侧壁松弛，否则会削弱咽的压力梯度，使残余食团更快、更完全的蠕动收缩转运。进行上腭修复术重塑口腔可以解决食团控制和触发吞咽动作的问题（Logemann 1998），这在研究中有所描述但很少用于临床实践。

（1）食物质地调整和液体浓度

吞咽过程取决于消耗食物的稠度，因此可以通过调整食物、液体和药物浓度（Cook et al. 1989）进行治疗。味道、温度、质地、浓度和体积的改变会影响食团准备和吞咽表现（Bisch et al. 1994；Logemann et al. 1995；Rosenbek et al. 1996）。较高的稠度和浓度的饮食可弥补吞咽生理学缺陷，并且改善食物通过口和咽转运时的效率，从而提高了吞咽的安全性。

因为比较稀的液体黏合力差，所以如果存在延迟，稠的流质饮食或人工增稠的流食可以改善吞咽效率（Marks & Rainbow 2003）。然而，有关增稠剂的选择需要依据患者口述具体的延迟时间而定。增稠流食的处方也有潜在的问题：如患者通常不喜欢，可能拒绝饮用进而脱水（Whelan 2001），长期服用增稠剂的患者非常少，但针对患者和护理人员的宣教项目推荐长期坚持使用，可提高患者的安全（Rosenvinge & Starke 2005），也有其他工作表明，提供免费的无增稠剂的流食，不会增加吸入性肺炎的风险（Garon et al. 1997）。

可使用多样化描述指标对不同食物和液体质地进行分类。专业术语各地不同（例如，"甘露"等术语在美国很常用，而在英国很少使用），对相同术语的解释也不同（例如，通过"奶油"的指标理解浓度）。英国大不列颠饮食协会和皇家学院言语语言治疗开发了通用的叙述语分类法（表5.4 和 5.5）；其他国家也产生了类似的方法，并有不同的分档（BDA & RCSLT 2002）。例如，澳大利亚营养师协会界定了4种饮食的浓度：未改变的日常食物；质地 A：柔软；质地 B：切碎和湿润；质地 C：光滑泥状。流食在没有相应改变热负荷情况只增加了容积。食物不管如何烹饪，看起来应丰富和美味可口，这些可以通过食物混合，并使用食物模具和装饰物来实现。大多数社区用餐计划可根据病情调整食物质地（如使用轮椅的患者），但有时患者的可选择性会受到限制。

表5.4 液体质地的调整

质地	液体质地描述	液体举例
稀薄液体	静水	水、茶、无奶咖啡、稀释的果汁、烈酒、葡萄酒
自然浓度液体	在空杯上留下涂层的食品	全脂牛奶、奶油利口酒、康补宁（Complan）、混合物（按照说明）、营养素、商业啜饮食品

续表

质地	液体质地描述	液体举例
加稠液体	加入商业增稠剂的液体以使浓度变稠	
阶段 1 =	可以用吸管喝	
	如果因建议或个人喜好，可以用杯子喝	
	在勺子上留下薄薄的一层	
阶段 2 =	不能用吸管喝	
	可以用杯子喝	
	在勺子上留下较厚的一层	
阶段 3 =	不能用吸管喝	
	不能用杯子喝	
	需要用勺子摄入	

源自英国饮食协会和皇家学院的语言治疗师联合工作组（2002）国家成人食物质地变化描述语。经许可复制

（2）营养补充剂

强化食品是通过添加全脂产品、糖和强化牛奶来增加额外能量，从而有效增加食物和饮料能量负荷。增加进餐次数，或在两餐之间加餐至每天 6 次，会增加营养摄入量。通过处方或非处方均可获得补充剂，可以增加正常营养摄入量或使营养更全面。已有研究证实，在 42 例不伴有吞咽困难的营养不良的急性脑卒中患者中添加营养剂，不仅改善了营养状况，还改善了临床预后（Gariballa et al. 1998）。这些研究结果得到食品试验合作组织支持，并强调全身营养推荐指南中推荐的补充剂应考虑患者的需要（Dennis et al . 2005 b）。包括患者的喜好、依从性、潜在的"味觉疲劳"以及可行性。

3. 肠内营养

对不能经口进食并且胃肠道功能良好的患者，肠内营养可为其提供营养支持。1996—1999 年，在英国，应用肠内营养（enteral tube feeding，ETF）最常见原因是脑卒中造成的吞咽困难，约占 ETF 登记的 72%。英国所有脑卒中患者中，约有 1.7% 的患者接受家庭 ETF（Elia et al. 2001）。但一项长达十年的跟踪研究结果显示，2000—2006 年，在脑卒中人群中，新增成人 ETF 患者从 2308 人下降到 1260 人（BANS 2007）。ETF 也可以用于增加经口腔摄入不足的营养摄入，但并不常见。长期的 ETF 应关注补充的途径与生活质量的关系（Rabeneck et al . 1997）。

鼻胃管（naso-gaotric tube，NGT）通常是一个解决个体营养摄入困难的短期方案（最多 28 天），潜在并发症包括食管炎、溃疡（最常见为鼻腔或胃部）、拔管和胃管移位、堵塞以及患者依从性差（Bath et al. 1999）。需要特别注意检查胃管精确放置的方法，在胸部 X 线不允许的情况下，对胃部抽出物进行 pH 测试是首选方法（National Institute for Health and Clinical Excellence 2006）。听诊法和其他以前常见的很多方法，精确程度未被肯定（Metheny et al. 1998）。

对意识不清的患者行胃管管理具有挑战性，不同文化、国家及个人，对镇静

剂、被褥、将手系在床挡上或戴连指手套等约束行为带来的道德伦理问题持有不同的观点。在被选择的患者人群中，约束带类设备显示了其应用前景，在最小降低管道移位中有着日益受欢迎的趋势（Williams 2005）。鼻 - 空肠（naso-jejunal，NJ）管的应用并不常见，它们可用于胃功能异常的患者，但是此类患者由于食物反流，存在着更大的误吸风险。

表5.5　食物质地的调整

质地	食物质地描述	食物举例
A	光滑、流动、均匀稠度 打成浆并滤去碎渣的食物可以添加增稠剂，以保持稳定性，不能用叉子吃	罐装番茄汤 稀的蛋奶糊
B	光滑、均匀稠度 打成浆并滤去碎渣的食物可以添加增稠剂，以保持稳定性，不能用叉子吃 从勺子中滴下而不是流出，但不能用吸管吸入，不能分层 比 A 浓稠	柔软的奶油 稠的蛋奶糊
C	浓稠、光滑、流动、均匀稠度 打成浆并滤去碎渣的食物可以添加增稠剂，以保持稳定性，可以用叉或勺吃 在盘子中可以保持原来形状 并且可以被塑形、分层和用吸管吸入 食物不需要咀嚼	奶油冻 光滑新鲜奶酪
D	食物是湿润的，质地部分发生变化 不能被打成浆或滤过 这些食物可能被涂上一层厚厚的肉汁或酱汁 食物容易用叉子捣碎 肉类食物准备参考 C 类 不需要太多的咀嚼	涂有酱汁的鱼肉薄片 炖苹果和稠的蛋奶糊
E	由柔软、湿润的食物组成的菜肴 食物可以用叉子分解成碎片 可以由固体和稠酱汁或肉汁做成的菜肴 避免造成窒息危险的食物（见高风险食物列表 *）	柔软的砂锅肉 （约 1.5 厘米丁块）海绵状和奶黄
正常	任何食物	包括高风险列表 * 的所有食品

源自英国饮食协会和皇家学院的语言治疗师联合工作组（2002）中国家成人食物质地变化描述语。经许可复制
* 高风险的食物：线状纤维质地，如菠萝、红花菜豆、芹菜、生菜；蔬菜（包括豆类）和水果皮，如broad、烘烤、大豆、黑眼、豌豆、葡萄；混合性稠度的食物，如牛奶什锦早餐等不与牛奶混合的谷物、薄汁肉末、汤块；脆的食物；如烤面包、薄片糕点、干饼干、薯片；易碎的食品，如面包渣、烘酥的馅饼皮、面包屑、干饼干；硬的食物；如煮沸的和耐嚼的甜品和太妃糖、坚果和瓜子；粗粮，如甜玉米、谷物面包

　　虽然胃造瘘术是长期解决方案，但由于其对生活质量的影响，应充分考虑患者的意愿。患者的选择是可通过经皮内镜（percutaneous endoscopy，PEG）或插入放射线照相（inserted radiographically，RIG）进行手术置入。对于胃功能异常的患者，尽管存在着食物反流的可能性，但经皮内镜下空肠造口术（percutaneous endoscopic jejunostomy，PEJ）置入导管仍是优先选择（Lien et al. 2000）。带有球囊保留设备的胃造瘘术对于部分患者是很有益的，因为可以由接受相应培训的医务人员快速置换。

　　进食相关的症状包括腹泻、呕吐、PEG 手术位置感染和泄漏。与 PEG 相关的进一步并发症包括感染和吻合口肉芽组织过度增生和"内固定器植入综合征"（胃固定器移行到胃壁或腹壁上），管道阻塞并不少见，但通过良好的管理及对患者、护理人员的健康宣教可使其发生达到最小化（Colagiovanni 2000）。

　　肠外营养（parenteral nutrition，PN）是通过静脉提供全部营养支持的方法，主要用于无胃肠功能的患者，脑卒中人群中极少应用。

　　PEG 管理地方标准已经成熟，英国肠外和肠内营养协会（BAPEN）建立了家庭 ETF 实践标准（Elia 2000），包括联系支持小组，如接受静脉和鼻 - 胃营养治疗的患者小组（PINNT），不同类型的长期支持或后援系统可提供服务，例如医院延续支持、社区护理或与商业公司定制的支持服务等。对于无法经口饮食并伴有神经损害的患者，为了防止高敏感口腔防御模式建立，必须进行与口腔相关的刺激项目，否则将很难保持口腔日常卫生（http://www.fott.co.uk）。

4. 嗅觉和味觉

　　在老年群体中，味觉功能障碍与体重、摄入、食欲、免疫功能下降有关，调整饭菜味道会增加饮食摄入量并提高免疫力和肌肉功能。因此，嗅觉和味觉与人们何时、为何想要开始和停止进食有着密切联系，并且与摄入食物的数量、质量及效果相关（de Jong et al. 1999；Schiffman & Graham 2000；Schiffman & Warwick 1993）。脑卒中患者味觉障碍是否影响饮食摄入尚未确定，或使用类似调整味道的方法能否增加味觉损伤的脑卒中患者的营养摄入量也尚未确定。目前，试图把味觉和嗅觉功能障碍纳入脑卒中患者神经系统的评估内容少见，但是随着根据感知能力和偏好来定制菜单观点的提出，可将其纳入护理营养评估中。

（四）其他与进食相关的失能管理

　　姿势和头部活动受限、上肢功能障碍、认知、沟通、视觉和知觉缺陷都影响安全进食的能力，及识别和交流饮食欲望和需求的能力。显然，饮食是一项整合多种技能的复杂活动，娴熟的喂养也是如此。这需要细致的管理，需时刻关注正在发生的事情，如果做得好，被称为"无声的舞蹈"，被喂食的人可通过他们的帮助者的反应了解自己的动作（Martinsen et al. 2008）。另外，人工营养支持（家庭 ETF）自我管理可以在当地支持系统和临床医生的帮助下进行。

　　对于许多脑卒中患者来说，菜单一个动作都会影响进食。例如，Harley 等（2006）报道，脑卒中后早期试图说话就足以扰乱姿势。康复干预措施通常是应用于日常生活相关的动作，如可用于饮食相关缺陷（参考第七、八、九和十一章），关于进食能力和康复的相关性已得到认可（Koltin & Rosen 1996），但是特别关注这方面的工作很少。进餐提供了康复的机会，患者可以从中练习治疗期间的一系列实用技能。

辅助设备可能会非常有益，例如，警卫板、防滑垫、适应性餐具等。很多其他的设备也可以帮助饮食的准备。Sorensen 等（2003）对脑卒中后 3～5 年的患者重新评估后，发现做饭和进食的辅助工具的使用有着明显的联系，或标志着饮食模式改变的需求，或卒中早期可用辅助设备。

（五）心理作用

1. 情绪失调和食欲

脑卒中后情绪失调的识别和治疗，已公认为是脑卒中护理标准的重要组成部分。抑郁症患者经治疗后症状会减轻（Gill & Hatcher 2000）。然而，在脑卒中患者的治疗上，尽管抑郁症状得以缓解，但并不都能改善（Age Concern 2006；Gall 2001）。同样，尚不清楚对治疗抑郁症是否可以缓解相关的食欲障碍，或抑制对糖类的渴求。在恶病质等高风险情况下，可能使用泼尼松龙等食欲刺激剂，但没有明确的证据表明，这种方法会给脑卒中患者带来好处。

2. 进食环境

非药物治疗也可以增加饮食摄入量，包括关注饮食相关的心理需求，如创建一个愉快、轻松的环境来进食。这在医院病房是不容易实现的，患者在床边进食，但其他的医疗活动同时在进行，且食物发放和收取时间也是限定的。然而，鉴于环境的重要性，在家人和朋友的帮助下，这些问题可以解决，这也是英国所倡议的（Protected Mealtimes：http://195.92.246.148/nhsestates/better_hospital_food/bhf_content/protected_mealtimes/overview.asp）。改善进食环境也需要确保餐饮系统能够满足个人食物喜好，即患者可以选择想吃什么，这不仅仅是关于少数民族人群的问题，尤其是同时需要对食物质地进行调整时。但在医院系统中，当患者换住其他科室时，餐饮系统并不能灵活地跟踪患者。确保患者可以在非进餐时间获得美味的小吃也很重要，越来越多的调查研究显示，非用餐时间供应食物能降低平均住院日。但考虑医疗成本，把这方法发展成宾馆餐饮服务系统那样还有难度。

五、结语

已有证据显示，相当比例的脑卒中患者在入院时存在营养不良或伴有营养不良的风险。许多患者会经历不同类型的进食障碍，并在恢复期或恢复期某段时间会妨碍进食。抑郁在脑卒中后所有阶段都很常见，与食欲变化有关，也与饮食摄入量减少有关，尽管两者出现顺序不清楚，可能是抑郁引起的食欲改变，或者是食欲改变后出现抑郁。这一点很重要，因为脑卒中患者的营养不良与并发症率高、预后差和死亡率高有关。饮食也是生活质量重要的组成部分，营养状况和进食能力对脑卒中患者、家庭和社会圈有长期的影响。

营养筛查和评估是识别患者个体需要，及护理目标、计划和程序至关重要的第一步。然而，不是所有患者都容易进行营养筛查，可能源于对卧床患者、潜在失语或认知能力受损、急性期情况不乐观的患者进行筛查存在困难。尽管如此，如果没有进行某种形式的筛查和评估，进食相关的康复可能不受重视。

尽管进餐作为患者治疗期间练习技能的机会还没有被充分利用，许多饮食相关障碍已经成为康复干预措施的主题。嗅觉和味觉功能障碍的干预仍在进一步探索中。提供人工营养支持的决策可能带来挑战，并且需要患者（在可能的情况下）、家属和护理团队的积极参与和协作。对严重失能患者的决策会尤其困难，可能需要家人在律师和独立代讼人的授权下参与决策。

可以通过一系列的方式给患者提供营养支持，护理计划和目标设定需要共同制定并定期监测和修订。针对出院后长期存在的问题，需要调动社区内可用的资源来解决，但要对患者进行动态监测。在所有阶段，尤其是涉及长期管理的时候。对患者和护理人员进行教育和培训是非常重要的，最后，在没有卫生保健专业人员支持下，患者可评估利益及风险，对营养支持等进行决策。

我尽力去做一些烹饪，但有时我做不了，因为我没这个能力或出于安全的考虑不敢做。当我丈夫晚上回家时，他会买好所有的食品，我只是走进厨房帮帮他，因为我感觉我想加入到其中。如果没有时间限制的话，我可以处理一些事情。所以我可以完成一些事情，并且这些让我感觉更自信，不再感觉很无助。

（56 岁女性脑卒中患者，脑卒中后 6 个月，伦敦）

S1：Sheila 经常为我准备饭菜，装在盘子里，切分好。

I：哦。

S2：但是如果我忘记了一些，他也可以处理好，除非是类似于羊排的东西，他不能处理羊排骨上的肉，但他完全可以吃鸡蛋啊、煎蛋或比较柔软的东西，不是吗？

S1：是的。噢，是这样。

I：您的咀嚼和吞咽功能怎么样？

S1：没问题，我觉得完全没问题。

S2：实际上，我对此看法略有不同。

I：是吗？

S2：嗯，我认为他有时确实有一些吞咽困难。还记得药片咽不下去吗？然后发现药片是还含在嘴里？

S1：是的。事实上，我……

S2：并且……

S1：我已经弄丢了一两次了，是吗？

S2：我们对此还小小地笑了一下，不是吗？另一件事是，他很多时候吃我说的幼儿食品，虽然这有点夸张，但是我喜欢吃的意大利番茄牛肉面、羊肉馅饼和家常炒菜，Bernard 都吃不了。所以如果我想要吃炒菜，我就要另为他做豌豆或其他食物。沙拉，尽管切得非常小，Bernard 也很难吞咽下去，这些食物很难咽下去，你也尽量不吃这些食物，不是吗？不知不觉中，我们已经适应了这一切。所以我想说，他的吞咽功能已经不如从前。嗯，我也不奢求给他吃牛排，并且我们不再吃任何烤肉，而是改吃砂锅肉，因为它很容易吞咽。所以，我确实认为他的吞咽功能略有受损。

S1：我的意思是这是我的饮食偏好，不是吗？

S2：对，Bernard。这是你现在的偏好。我当然不会和你争论这个。

S1：不。我想我已经很好地适应它了，我们现在所吃的食物很适合我的喜好。

[采访者（Ⅰ）；75 岁男性脑卒中患者（S1）；脑卒中患者的妻子（S2）；患者脑卒中后 6 个月，于英国伦敦]

（刘云娥　王伶俐　译）

参考文献

Age Concern, 2006, *Hungry To Be Heard: The Scandal of Malnourished Older People in Hospital*, Age Concern.

Aquilani, R, Galli, M, Guarnaschelli, C, Fugazza, G, Lorenzoni, M et al., 1999, Prevalence of malnutrition and inadequate food intake in self-feeding rehabilitation patients with stroke, *Europa Medicophysica*, vol. 35, no. 2, pp. 75–81.

Axelsson, K, Asplund, K, Norberg, A, & Eriksson, S, 1989, Eating problems and nutritional status during hospital stay of patients with severe stroke, *Journal of the American Dietetic Association*, vol. 89, no. 8, pp. 1092–1096.

BANS, 2007, *Personal Communication: British Artificial Nutrition Survey (BANS), a committee of BAPEN (The British Association for Parenteral and Enteral Nutrition)*, BANS, Redditch, Worcs.

Bath, PMW, Bath-Hextall, FJ, & Smithard, DG, 1999, *Interventions for dysphagia in acute stroke*, Cochrane Database of Systematic Reviews, Issue 4, CD000323.

BDA&RCSLT, 2002, *National Descriptors for Texture Modification in Adults*, British Dietetics Society and the Royal College of Speech and Language Therapy, London.

Beck, AM, & Ovesen, L, 1998, At which body mass index and degree of weight loss should hospitalized elderly patients be considered at nutritional risk? *Clinical Nutrition*, vol. 17, no. 5, pp. 195–198.

Bisch, EM, Logemann, JA, Rademaker, AW, Kahrilas, PJ, & Lazarus, CL, 1994, Pharyngeal effects of bolus volume, viscosity, and temperature in patients with dysphagia resulting from neurologic impairment and in normal subjects, *Journal of Speech and Hearing Research*, vol. 37, no. 5, pp. 1041–1059.

Boaden, E, Davies, S, Storey, L, & Watkins, C, 2006, *Inter-professional Dysphagia Framework*, University of Central Lancashire, Preston.

Broom, J, 1993, Sepsis and trauma, in *Human Nutrition and Dietetics*, 9th edn, JS Garrow & WPT James, eds., Churchill Livingstone, Edinburgh, pp. 456–463.

Brott, T, Adams, HP, Jr, Olinger, CP, Marler, JR, Barsan, WG et al., 1989, Measurements of acute cerebral infarction: a clinical examination scale, *Stroke*, vol. 20, no. 7, pp. 864–870.

Brozek, J, 1985, *Malnutrition and Human Behaviour: Experimental, Clinical and Community Studies*, Van Nostrand Reinhold Co., New York.

Bruinsma, KA, & Taren, DL, 2000, Dieting, essential fatty acid intake, and depression, *Nutrition Reviews*, vol. 58, no. 4, pp. 98–108.

Bulow, M, Olsson, R, & Ekberg, O, 2003, Videoradiographic analysis of how carbonated thin liquids and thickened liquids affect the physiology of swallowing in subjects with aspiration on thin liquids, *Acta Radiologica*, vol. 44, no. 4, pp. 366–372.

Chalela, JA, Haymore, J, Schellinger, PD, Kang, DW, & Warach, S, 2004, Acute stroke patients are being underfed: a nitrogen balance study, *Neurocritical Care*, vol. 1, no. 3, pp. 331–334.

Chen, CC, Schilling, LS, & Lyder, CH, 2001, A concept analysis of malnutrition in the elderly, *Journal of Advanced Nursing*, vol. 36, no. 1, pp. 131–142.

Chen, ZY, Sea, MM, Kwan, KY, Leung, YH, & Leung, PF, 1997, Depletion of linoleate induced by weight cycling is independent of extent of calorie restriction, *American Journal of Physiology*, vol. 272, no. 1 Pt 2, p. R43–R50.

Choi-Kwon, S, Yang, YH, Kim, EK, Jeon, MY, & Kim, JS, 1998, Nutritional status in acute stroke: undernutrition versus overnutrition in different stroke subtypes, *Acta Neurologica Scandinavica*, vol. 98, no. 3, pp. 187–192.

Colagiovanni, L, 2000, Preventing and clearing blocked feeding tubes, *Nursing Times Plus*, vol. 96, no. 17 Suppl, pp. 3–4.

Cook, IJ, Dodds, WJ, Dantas, RO, Massey, B, Kern, MK et al., 1989, Opening mechanisms of the human upper esophageal sphincter, *American Journal of Physiology*, vol. 257, no. 5 Pt 1, pp. G748–G759.

Davalos, A, Ricart, W, Gonzalez-Huix, F, Soler, S, Marrugat, J et al., 1996, Effect of malnutrition after acute stroke on clinical outcome, *Stroke*, vol. 27, no. 6, pp. 1028–1032.

Davis, JP, Wong, AA, Schluter, PJ, Henderson, RD, O'Sullivan, JD et al., 2004, Impact of premorbid undernutrition on outcome in stroke patients, *Stroke*, vol. 35, no. 8, pp. 1930–1934.

de Groot, CP, van den Broek T, & van Staveren W, 1999, Energy intake and micronutrient intake in elderly Europeans: seeking the minimum requirement in the SENECA study, *Age and Ageing*, vol. 28, no. 5, pp. 469–474.

de Jong, N, Mulder, I, de Graaf, C, & van Staveren, WA, 1999, Impaired sensory functioning in elders: the relation with its potential determinants and nutritional intake, *Journal of Gerontology Series A – Biological Sciences, Medical Sciences*, vol. 54, no. 8, pp. B324–B331.

Dennis, MS, Lewis, SC, & Warlow, C, 2005a, Effect of timing and method of enteral tube feeding for dysphagic stroke patients (FOOD): a multicentre randomised controlled trial, *Lancet*, vol. 365, no. 9461, pp. 764–772.

Dennis, MS, Lewis, SC, & Warlow, C, 2005b, Routine oral nutritional supplementation for stroke patients in hospital (FOOD): a multicentre randomised controlled trial, *Lancet*, vol. 365, no. 9461, pp. 755–763.

Department of Health, 2004, *Standards for Better Health*, Department of Health, London.

Duffy, VB, Backstrand, JR, & Ferris, AM, 1995, Olfactory dysfunction and related nutritional risk in free-living, elderly women, *Journal of the American Dietetic Association*, vol. 95, no. 8, pp. 879–884.

Ebrahim, S, Barer, D, & Nouri, F, 1987, An audit of follow-up services for stroke patients after discharge from hospital, *International Disability Studies*, vol. 9, no. 3, pp. 103–105.

Edington, J, Kon, P, & Martyn, CN, 1996, Prevalence of malnutrition in patients in general practice, *Clinical Nutrition*, vol. 15, no. 2, pp. 60–63.

Elia, M, 2000, *Guidelines for Detection and Management of Malnutrition: A Report by the Malnutrition Advisory Group*, BAPEN, Maidenhead.

Elia, M, Stratton, RJ, Holden, C, Meadows, N, Micklewright, A et al., 2001, Home enteral tube feeding following cerebrovascular accident, *Clinical Nutrition*, vol. 20, no. 1, pp. 27–30.

Elter, JR, Offenbacher, S, Toole, JF, & Beck, JD, 2003, Relationship of periodontal disease and edentulism to stroke/TIA, *Journal of Dental Research*, vol. 82, no. 12, pp. 998–1001.

Esper, DH, Coplin, WM, & Carhuapoma, JR, 2006, Energy expenditure in patients with nontraumatic intracranial hemorrhage, *Journal of Parenteral and Enteral Nutrition*, vol. 30, no. 2, pp. 71–75.

Farrell, JF, 1956, The effect of mastification on the digestion of foods, *British Dental Journal*, vol. 100, pp. 149–155.

Finch, S, Doyle, W, Lowe, C, Bates, CJ, Prentice, A, Smithers, G, & Clarke, PC, 1998, *National Diet and Nutrition Survey: People Aged 65 Years and Over: Volume 1: Report of the Diet and Nutrition Survey*, The Stationery Office, London.

Finestone, HM, Greene-Finestone, LS, Foley, NC, & Woodbury, MG, 2003, Measuring longitudinally the metabolic demands of stroke patients: resting energy expenditure is not elevated, *Stroke*, vol. 34, no. 2, pp. 502–507.

Finestone, HM, Greene-Finestone, LS, Wilson, ES, & Teasell, RW, 1996, Prolonged length of stay and reduced functional improvement rate in malnourished stroke rehabilitation patients, *Archives of Physical Medicine and Rehabilitation*, vol. 77, no. 4, pp. 340–345.

Finsterer, J, Stollberger, C, & Kopsa, W, 2004, Weight reduction due to stroke-induced dysgeusia, *European Neurology*, vol. 51, no. 1, pp. 47–49.

FOOD Trial Collaboration, 2003, Poor nutritional status on admission predicts poor outcomes after stroke: observational data from the FOOD trial, *Stroke*, vol. 34, no. 6, pp. 1450–1456.

Foundas, AL, Macauley, BL, Raymer, AM, Maher, LM, Heilman, KM et al., 1995, Ecological implications of limb apraxia: evidence from mealtime behavior, *Journal of International Neuropsychology*, vol. 1, no. 1, pp. 62–66.

Gall, A, 2001, Post-stroke depression, *British Journal of Therapy and Rehabilitation*, vol. 8, no. 7, pp. 252–257.

Gariballa, SE, Parker, SG, Taub, N, & Castleden, CM, 1998, A randomized, controlled, a single-blind trial of nutritional supplementation after acute stroke, *Journal of Parenteral and Enteral Nutrition*, vol. 22, no. 5, pp. 315–319.

Gariballa, SE, & Sinclair, AJ, 1998, Assessment and treatment of nutritional status in stroke patients, *Postgraduate Medical Journal*, vol. 74, no. 873, pp. 395–399.

Garon, BR, Engle, M, & Ormiston, C, 1997, A randomised control study to determine the effects of unlimited oral intake of water, *Journal of Neurological Rehabilitation*, vol. 11, pp. 139–148.

Gill, D, & Hatcher, S, 2000, *Antidepressants for depression in medical illness*, Cochrane Database of Systematic Reviews, Issue 4. Art No: CD001312.

Gillen, R, Tennen, H, McKee, TE, Gernert-Dott, P, & Affleck, G, 2001, Depressive symptoms and history of depression predict rehabilitation efficiency in stroke patients, *Archives of Physical Medicine and Rehabilitation*, vol. 82, no. 12, pp. 1645–1649.

Harley, C, Boyd, JE, Cockburn, J, Collin, C, Haggard, P et al., 2006, Disruption of sitting balance after stroke: influence of spoken output, *Journal of Neurology, Neurosurgery and Psychiatry*, vol. 77, no. 5, pp. 674–676.

Heckmann, JG, Stossel, C, Lang, CJ, Neundorfer, B, Tomandl, B et al., 2005, Taste disorders in acute stroke: a prospective observational study on taste disorders in 102 stroke patients, *Stroke*, vol. 36, no. 8, pp. 1690–1694.

Hiiemae, KM, & Palmer, JB, 1999, Food transport and bolus formation during complete feeding sequences on foods of different initial consistency, *Dysphagia*, vol. 14, no. 1, pp. 31–42.

Hochstenbach, J, & Mulder, T, 1999, Neuropsychology and the relearning of motor skills following stroke, *International Journal of Rehabilitation Research*, vol. 22, no. 1, pp. 11–19.

Jacobsson, C, Axelsson, K, Norberg, A, Asplund, K, & Wenngren, BI, 1997, Outcomes of individualized interventions in patients with severe eating difficulties, *Clinical Nursing Research*, vol. 6, no. 1, pp. 25–44.

Jacobsson, C, Axelsson, K, Osterlind, PO, & Norberg, A, 2000, How people with stroke and healthy older people experience the eating process, *Journal of Clinical Nursing*, vol. 9, no. 2, pp. 255–264.

Kalra, L, Smith, DH, & Crome, P, 1993, Stroke in patients aged over 75 years: outcome and predictors, *Postgraduate Medical Journal*, vol. 69, no. 807, pp. 33–36.

Kalra, L, Perez, I, Gupta, S, & Wittink, M, 1997, The influence of visual neglect on stroke rehabilitation, *Stroke*, vol. 28, no. 7, pp. 1386–1391.

Kayser-Jones, J, & Schell, E, 1997, The effect of staffing on the quality of care at mealtime, *Nursing Outlook*, vol. 45, no. 2, pp. 64–72.

Keller, HH, 1993, Malnutrition in institutionalized elderly: how and why? *Journal of the American Geriatrics Society*, vol. 41, no. 11, pp. 1212–1218.

Kim, JS, & Choi, S, 2002, Altered food preference after cortical infarction: Korean style, *Cerebrovascular Diseases*, vol. 13, no. 3, pp. 187–191.

Koltin, SE, & Rosen, HS, 1996, Hemiplegia and feeding: an occupational therapy approach to upper extremity management, *Topics in Stroke Rehabilitation*, vol. 3, no. 3, pp. 69–86.

Krall, E, Hayes, C, & Garcia, R, 1998, How dentition status and masticatory function affect nutrient intake, *Journal of the American Dental Association*, vol. 129, no. 9, pp. 1261–1269.

Kuhlemeier, KV, Rieve, JE, Kirby, NA, & Siebens, AA, 1989, Clinical correlates of dysphagia in stroke patients, *Archives of Physical Medicine and Rehabilitation*, vol. 70, p. A-56.

Lennard-Jones, JE, 1998, *Ethical and Legal Aspects of Clinical Hydration and Nutritional Support*, The British Association for Parenteral and Enteral Nutrition, Maidenhead.

Lien, HC, Chang, CS, & Chen, GH, 2000, Can percutaneous endoscopic jejunostomy prevent gastroesophageal reflux in patients with preexisting esophagitis? *American Journal of Gastroenterology*, vol. 95, no. 12, pp. 3439–3443.

Logemann, J, 1998, *Evaluation and Treatment of Swallowing Disorders*, 2nd edn, Pro-Ed, Austin, Texas.

Logemann, JA, Pauloski, BR, Colangelo, L, Lazarus, C, Fujiu, M et al., 1995, Effects of a sour bolus on oropharyngeal swallowing measures in patients with neurogenic dysphagia, *Journal of Speech and Hearing Research*, vol. 38, no. 3, pp. 556–563.

Lupton, D, 1996, *Food, the Body and the Self*, Sage Publications, London.

Marik, PE, 2001, Aspiration pneumonitis and aspiration pneumonia, *New England Journal of Medicine*, vol. 344, no. 9, pp. 665–671.

Marks, L, Rainbow, D, 2003, *Working with Dysphagia*, Speechmark Publishing Ltd, Oxon.

Martinsen, B, Harder, I, & Biering-Sorensen, F, 2008, The meaning of assisted feeding for people living with spinal cord injury: a phenomenological study, *Journal of Advanced Nursing*, vol. 62, no. 5, pp. 533–540.

McLaren, SMG, & Dickerson, JWT, 2000, Measurement of eating disability in an acute stroke population, *Clinical Effectiveness in Nursing*, vol. 4, pp. 109–120.

Metheny, N, Wehrle, MA, Wiersema, L, & Clark, J, 1998, Testing feeding tube placement: Auscultation vs. pH method, *American Journal of Nursing*, vol. 98, no. 5, pp. 37–42.

Millns, B, Gosney, M, Jack, CI, Martin, MV, & Wright, AE, 2003, Acute stroke predisposes to oral gram-negative bacilli – a cause of aspiration pneumonia? *Gerontology*, vol. 49, no. 3, pp. 173–176.

National Institute for Health and Clinical Excellence, 2006, *Nutrition Support in Adults: Oral Nutrition Support, Enteral Tube Feeding and Parenteral Nutrition*, NICE, Clinical Guideline 32.

Nip, WRF, 2007, *Mood and food: an investigation of mood state and nutritional status after stroke*, London, Doctoral thesis, St George's, University of London.

Perry, L, 2002, *Eating after stroke: natural history and investigation of an evidence-based intervention*, Doctoral thesis, University of London.

Perry, L, & Love, CP, 2001, Screening for dysphagia and aspiration in acute stroke: a systematic review, *Dysphagia*, vol. 16, no. 1, pp. 7–18.

Perry, L, & McLaren, S, 2003a, Eating difficulties after stroke, *Journal of Advanced Nursing*, vol. 43, no. 4, pp. 360–369.

Perry, L, & McLaren, S, 2003b, Nutritional support in acute stroke: the impact of evidence-based guidelines, *Clinical Nutrition*, vol. 22, no. 3, pp. 283–293.

Perry, L, & McLaren, S, 2004, An exploration of nutrition and eating disabilities in relation to quality of life at 6 months post-stroke, *Health and Social Care in the Community*, vol. 12, no. 4, pp. 288–297.

Platts, MM, Rafferty, D, & Paul, L, 2006, Metabolic cost of over ground gait in younger stroke patients and healthy controls, *Medicine and Science in Sports and Exercise*, vol. 38, no. 6, pp. 1041–1046.

Power, ML, Fraser, CH, Hobson, A, Singh, S, Tyrrell, P et al., 2006, Evaluating oral stimulation as a treatment for dysphagia after stroke, *Dysphagia*, vol. 21, no. 1, pp. 49–55.

Pritchard, TC, Macaluso, DA, & Eslinger, PJ, 1999, Taste perception in patients with insular cortex lesions, *Behavioural Neuroscience*, vol. 113, no. 4, pp. 663–671.

Rabeneck, L, McCullough, LB, & Wray, NP, 1997, Ethically justified, clinically comprehensive guidelines for percutaneous endoscopic gastrostomy tube placement, *Lancet*, vol. 349, no. 9050, pp. 496–498.

Reilly, HM, 1996, Nutrition in clinical management: malnutrition in our midst, *Proceedings of the Nutrition Society*, vol. 55, pp. 841–853.

Rosenbek, JC, Roecker, EB, Wood, JL, & Robbins, J, 1996, Thermal application reduces the duration of stage transition in dysphagia after stroke, *Dysphagia*, vol. 11, no. 4, pp. 225–233.

Rosenvinge, SK, & Starke, ID, 2005, Improving care for patients with dysphagia, *Age and Ageing*, vol. 34, no. 6, pp. 587–593.

Royal College of Speech and Language Therapy, 2006, *Communicating Quality 3: RCSLT's Guidance on Best Practice in Service Organisation and Provision*, RCSLT, 2 White Hart Yard, London, SE1 1NX.

Sala, R, Munto, MJ, de la, CJ, Preciado, I, Miralles, T et al., 1998, Swallowing changes in cerebrovascular accidents: incidence, natural history, and repercussions on the nutritional status, morbidity, and mortality, *Revista de Neurologia*, vol. 27, no. 159, pp. 759–766.

Schiffman, SS, & Graham, BG, 2000, Taste and smell perception affect appetite and immunity in the elderly, *European Journal of Clinical Nutrition*, vol. 54 Suppl 3, pp. S54–S63.

Schiffman, SS, & Warwick, ZS, 1993, Effect of flavor enhancement of foods for the elderly on nutritional status: food intake, biochemical indices, and anthropometric measures, *Physiology and Behavior*, vol. 53, no. 2, pp. 395–402.

Selley, WG, Flack, FC, Ellis, RE, & Brooks, WA, 1989, Respiratory patterns associated with swallowing. Part 2: Neurologically impaired dysphagic patients, *Age and Ageing*, vol. 18, no. 3, pp. 173–176.

Sheiham, A, Steele, JG, Marcenes, W, Lowe, C, Finch, S et al., 2001, The relationship among dental status, nutrient intake, and nutritional status in older people, *Journal of Dental Research*, vol. 80, no. 2, pp. 408–413.

Sidenvall, B, Fjellstrom, C, & Ek, AC, 1996, Cultural perspectives of meals expressed by patients in geriatric care, *International Journal of Nursing Studies*, vol. 33, no. 2, pp. 212–222.

Siebens, H, Trupe, E, Siebens, A, Cook, F, Anshen, S et al., 1986, Correlates and consequences of eating dependency in institutionalized elderly, *Journal of the American Geriatric Society*, vol. 34, no. 3, pp. 192–198.

Smithard, DG, O'Neill, PA, Parks, C, & Morris, J, 1996, Complications and outcome after acute stroke. Does dysphagia matter? *Stroke*, vol. 27, no. 7, pp. 1200–1204.

Sorensen, HV, Lendal, S, Schultz-Larsen, K, & Uhrskov, T, 2003, Stroke rehabilitation: assistive technology devices and environmental modifications following primary rehabilitation in hospital – a therapeutic perspective, *Assistive Technology*, vol. 15, no. 1, pp. 39–48.

Stone, SP, Wilson, B, Wroot, A, Halligan, PW, Lange, LS et al., 1991, The assessment of visuo-spatial neglect after acute stroke, *Journal of Neurology, Neurosurgery and Psychiatry*, vol. 54, no. 4, pp. 345–350.

Taub, NA, Wolfe, CD, Richardson, E, & Burney, PG, 1994, Predicting the disability of first-time stroke sufferers at 1 year: 12-month follow-up of a population-based cohort in southeast England, *Stroke*, vol. 25, no. 2, pp. 352–357.

Touho, H, Karasawa, J, Shishido, H, Morisako, T, Numazawa, S et al., 1990, Measurement of energy expenditure in acute stage of cerebrovascular diseases, *Neurologia Medico-Chirurgica (Tokyo)*, vol. 30, no. 7, pp. 451–455.

Unosson, M, Ek, AC, Bjurulf, P, von Schenck, H, & Larsson, J, 1994, Feeding dependence and nutritional status after acute stroke, *Stroke*, vol. 25, no. 2, pp. 366–371.

Vir, SC, & Love, AH, 1979, Nutritional status of institutionalized and noninstitutionalized aged in Belfast, Northern Ireland, *American Journal of Clinical Nutrition*, vol. 32, no. 9, pp. 1934–1947.

Wade, DT, Legh-Smith, J, & Hewer, RA, 1987, Depressed mood after stroke: A community study of its frequency, *British Journal of Psychiatry*, vol. 151, pp. 200–205.

Wayler, AH, & Chauncey, HH, 1983, Impact of complete dentures and impaired natural dentition on masticatory performance and food choice in healthy aging men, *Journal of Prosthetic Dentistry*, vol. 49, no. 3, pp. 427–433.

Weekes, E, & Elia, M, 1992, Resting energy expenditure and body composition following cerebro-vascular accident, *Clinical Nutrition*, vol. 11, no. 1, pp. 18–22.

Westergren, A, Karlsson, S, Andersson, P, Ohlsson, O, & Hallberg, IR, 2001, Eating difficulties, need for assisted eating, nutritional status and pressure ulcers in patients admitted for stroke rehabilitation, *Journal of Clinical Nursing*, vol. 10, no. 2, pp. 257–269.

Whelan, K, 2001, Inadequate fluid intakes in dysphagic acute stroke, *Clinical Nutrition*, vol. 20, no. 5, pp. 423–428.

Wilkinson, PR, Wolfe, CD, Warburton, FG, Rudd, AG, Howard, RS et al., 1997, A long-term follow-up of stroke patients, *Stroke*, vol. 28, no. 3, pp. 507–512.

Williams, J, 2005, Using an alternative fixing device for nasogastric tubes, *Nursing Times*, vol. 101, no. 35, pp. 26–27.

Yoneyama, T, Yoshida, M, Ohrui, T, Mukaiyama, H, Okamoto, H et al., 2002, Oral care reduces pneumonia in older patients in nursing homes, *Journal of the American Geriatrics Society*, vol. 50, no. 3, pp. 430–433.

第六章　自制力提升

要点

1. 尿失禁是一种很常见的疾病，40 岁以上的人群，约有 1/3 都曾患有尿失禁，许多脑卒中患者在发病之前也都出现过尿失禁的症状。

2. 尿失禁在脑卒中患者中很常见，占脑卒中总人数的 32% ~ 79%。

3. 肠道功能常受脑卒中的影响，康复病房有 60% 以上的患者有便秘，肠道功能障碍会引起便秘，约有 30% 的卒中患者在发病 7 ~ 10 天内会发生便失禁，卒中后 3 个月，约有 11% 的卒中患者仍然存在便失禁的问题。

4. 活动能力下降与排泄系统症状共同出现会使患者排便变得更加困难，其他的一些症状，如视力下降、言语困难、认知障碍等，也会间接影响排泄问题。

5. 所有护理人员都应进行应排尿和排便问题的评估及护理培训，并应知道如需进一步的护理措施应从何处寻求帮助和建议。

6. 排尿和排便问题需要采取积极的护理措施，其中，包括一份书面的个性化护理计划，应考虑到个人需求和目标。

我不出门，也不叫人到家里来……我已经尽力保持个人卫生了，但这种气味无处不在，衣服上、家具上都是，这让我感觉很尴尬。有时候我真希望自己死去算了，这样的生活没有一点希望。

——一名女性卒中患者

一、引言

一旦发生脑卒中，往往伴有尿 / 便失禁，会对患者的身体和心理产生不良的影响，严重影响着卒中患者甚至照顾者的生活质量。前面所引用的那一段患者自述就能强有力地证明失禁所带来的不良影响。研究表明伴有尿 / 便失禁的患者发生抑郁的概率是不伴有该症状患者的两倍（Britten 1998）。专业护理人员可以为卒中患者提供相应的护理以提高患者的排泄功能，但前提是专业护理人员要掌握排尿 / 排便过程中的关键问题。本章旨在探讨排尿 / 排便异常的原因及影响因素，并讨论排泄功能的护理评估、管理方案及相关理论依据。

脑卒中后发生尿失禁很常见，调查发现，卒中后尿失禁发生率为 32% ~ 79%

（Brittain etal.1999，Patel et al. 2001）。关于卒中后尿失禁的定义及发生时间众说纷纭（例如入院时、一周、一个月等）。英国国家脑卒中监测机构（National Sentinel Audit of Stroke，Royal College of Physicians 2002）的报道显示，44% 的住院患者在卒中发生 1 周后出现了尿失禁。而 25% ～ 50% 的卒中出院患者依然遭受尿失禁的困扰（Barratt 2002；Patel et al. 2001）。发生卒中 2 年后，仍有约 10% 的患者伴有尿失禁（Patel et al. 2001）。引起脑卒中患者尿失禁的原因较复杂，包括卒中影响了控制膀胱功能的神经和 / 或功能障碍。通常将尿失禁作为一个评估患者预后的指标，包括患者的活动能力、认知情况以及患者出院后的去向，即出院后是回家还是去机构接受护理（Patel et al. 2001；Thomas et al. 2005）。在一项研究中发现，尿失禁与高龄（大于 75 岁）、言语困难、视力缺损和肌力下降有密切关系（Patel et al. 2001）。另一项研究显示，卒中后生存率低、致残率高及机构入住率高与卒中后排尿障碍呈正相关，尤其是排泄意识缺损的患者（Brittain et al. 1999）。

尿失禁很常见，可对不同年龄段的人群产生影响。在大样本调查中发现，40 岁以上人群中有超过 1/3 的人曾有排尿异常的症状（Perry et al. 2000），尽管其中大部分人并不认为自己需要去寻求专业帮助。尿失禁在普通人群中发生率如此之高，表明卒中患者可能在卒中发生之前已有尿失禁症状，而卒中后该症状更易加剧，因此在评估尿失禁的时候，这一点需要考虑在内。尿失禁主要有五类，以症状来分类（框 6-1）。

框 6-1　尿失禁分类（UI）

- 急迫性尿失禁：特征为伴随或紧随尿急感（对排尿的需要无明显感觉，不能自主控制）的尿失禁，或尿液大量排出直至膀胱排空或频繁少量漏尿。由于后者膀胱不能排空，余尿更易使膀胱充盈，因而患者会尿意频繁。这是卒中患者最常见的类型
- 压力性尿失禁：在咳嗽、打喷嚏或用力等导致腹内压升高的情况下，伴有不自主的尿液排出。患者膀胱能排空，主要是由盆底肌肉无力引起的。这种类型的尿失禁大多数不是由卒中直接引起，但如有该症状则可能因卒中而加重
- 复合型尿失禁：尿急和在腹内压升高的情况下都会出现不自主排尿
- 功能性尿失禁：除因膀胱控制方面问题外，还有一些其他因素能引起患者排泄障碍，如活动能力下降（不能单独如厕）、手灵巧度下降（如厕时不能自己穿脱衣物、不能端尿壶）、交流障碍（不能寻求帮助或表达自己的需求）
- 排尿困难：由外尿道损伤和膀胱括约肌功能低下引起。膀胱内有大量余尿，有或无充溢，常有发尿路感染（UTI）的风险

肠道问题，包括便失禁，可能是由肠道功能失调引起的，而不是由卒中直接引起的。肠道问题是卒中后的一个普遍问题，约有 60% 的康复病房患者会受到便秘的影响（Robain et al. 2002）。在卒中发生 7 ～ 10 天内，便失禁（FI）发生率约为 30%，3 个月内约为 11%，1 年内约为 11%，3 年内约为 15%（Harari et al.2003）。在一项样本量大于 800 的研究中，卒中 3 个月内发生便失禁的患者更有可能长期被安置在照护机构，一年内死亡率也更高。而便失禁发生可能是由粪块

嵌塞及充溢，和／或与肠道功能障碍有关，例如活动能力（如厕能力）和药物作用，而不是由卒中脑损伤直接引起的（Harari et al. 2004）。卒中后其他常见损伤也有可能间接影响肠道功能，如失语、言语困难、认知障碍和情绪变化等。

（一）排泄护理重要性

优质护理可以减少卒中带来的不良影响，包括降低患者如厕时发生跌倒的可能性（Brown et al. 2000），帮助患者重建自尊心和提高自理能力（Department of Health 2000）。由于便／尿失禁属于个人隐私，很多人会认为这是一件非常尴尬的事情，难以启齿。因此，专业护理人员的态度就发挥着主要作用，在面对失禁问题时，护理人员表现得主动、积极、有经验十分重要。众所周知，随着年龄的增长，失禁的发生率也会相应增高，而很多卒中患者是老年人。因此，医护人员不能固守这种"尿失禁不可避免并且是衰老过程的一部分"的观念，这一点尤为重要。案例 6.1 中"Mary"尿失禁症状的出现与加剧都与卒中有关，而卒中之前并无该症状。

案例 6.1 Mary

Mary，女性，79 岁，右侧大脑中动脉栓塞入院，左侧肢体无力、左侧感觉障碍、尿失禁。她在 4 年前失明了，但是卒中以前，她体格健全，能够独立，排泄可以自控。

框 6.2   英国卒中临床指南（Intercollegiate Stroke Working Party 2008a）推荐
急性期
• 急诊单元应针对脑卒中急性期排便／排尿功能的监测与管理制定成文的规定
• 一般情况下，患者在发病 48 小时内不进行留置导尿管操作，除非患者存在尿潴留
• 在急性期，应为尿失禁／便失禁患者提供优质护理
康复期：
（A）所有病房和卒中单元应该制定一套有效的尿失禁／便失禁／便秘评估与管理方案
（B）针对脑卒中 2 周内发生尿失禁的患者应：
• 评估尿失禁发生的其他原因，如有应及时治疗
• 制定积极应对的管理计划表
• 优先提供简单的治疗措施，如膀胱功能训练、盆底肌肉训练、外部装置等
• 只有在其他措施无效的情况下，进行留置导尿管操作
• 如果患者排尿功能没有恢复正常，只有在护理员（家属）／患者接受了良好的训练、确定有足够的辅助设备和良好的服务设施情况下，才能让患者出院。
（C）针对脑卒中 2 周内发生便失禁的患者应：
• 评估便失禁发生的其他原因，如有应及时治疗
• 制定积极应对的管理计划表
• 如果患者能够参与到治疗中来，则向患者提供特殊的护理措施

没有为失禁患者提供足够的医疗护理和支持，就等于剥夺了他们的尊严，同

时会对他们的生活造成诸多的限制，如社交和工作等。即使尿失禁没有完全康复，患者的生活质量也会有提高的空间。UK 国家卒中临床指南（Intercollegiate StrokeWorking Party 2008a）特别提出，所有卒中病房都应有针对尿失禁的管理方案（框 6.2），但是很多卒中单元还没有获得相关信息。在 2008 年，英国国家卒中定点审计局发现，30% 的卒中患者应该获得尿失禁的管理计划，但这些患者中，只有 60% 的患者接受了积极有效的护理（Intercollegiate Stroke Working Party 2008b）。2004 年的同一审查显示，失禁管理的指南和方案在不同类型的病房差异很大，只有 45% 的普通病房合格，而 85% 的卒中单元是符合标准的。

二、尿 / 便失禁

（一）排尿控制

在对患者尿失禁进行评估和实施护理措施前，了解和掌握正常的排尿过程很重要。膀胱具有两大功能：贮存尿液（膀胱内压较低的情况下）和排空尿液（自主控制），主要参与排尿的组织解剖结构包括：

- 膀胱颈和膀胱（逼尿肌）
- 尿道，尿道括约肌（横纹肌）
- 盆底肌肉

在膀胱贮存尿液期，膀胱颈与外部括约肌收缩，而逼尿肌呈舒张状态（通过高级中枢抑制排尿冲动）。随着来自肾的尿液增多，膀胱在不断增大的同时，仍可将内部压力控制在较低水平。储存尿液周期内，逼尿肌内的张力感受器将排尿冲动传递至脊髓的排尿反射初级中枢（通过骶骨神经 S2 ~ S4 段），再经脊髓初级中枢（脊髓丘脑侧束）传递到脑桥的排尿中枢和前额叶皮层。当膀胱尿量达到 150 ~ 250ml 时，就会产生尿意，但大脑高级中枢将排尿的冲动抑制住，以等待方便的时机再排出。正常情况下，膀胱内尿液达到 400 ~ 500ml 时，膀胱就需要排空。自主排尿需要膀胱颈和尿道括约肌舒张，逼尿肌收缩（通过副交感神经刺激）。共有三组周围神经丛参与到排尿过程的这两组肌肉活动中来：盆底神经丛（副交感神经，胆碱）、腹下神经（交感神经，肾上腺素）、会阴部神经（躯体神经）。正常排尿过程是通过脊髓 - 脑桥排尿反射协调完成的，包括骶尾部初级排尿中枢（S2 ~ S4 段）、脑桥排尿中枢（负责尿液充盈和排空）。自主排尿可能是依靠额叶皮层与下丘脑内区域以及脑干部位之间的连接来完成的（Yoshimura et al. 2004）。

（二）引起卒中后尿失禁的原因

卒中后尿失禁的发生主要有三种机制（Gelber et al. 1993）：

- 排尿神经中枢传导途径中断，造成逼尿肌活动过强，导致尿急 / 尿频症状（膀胱反射过强、膀胱过度活动症、急性尿失禁）。
- 由卒中导致的认知、交流及活动障碍引起（功能性尿失禁）
- 并发神经病变或药物因素引起的膀胱高度反射（引起尿潴留和膀胱排空不全）

（三）尿失禁类型

尿失禁的主要类型见表 6.1，详见以下分析：

1. 急迫性尿失禁

急迫性尿失禁是卒中患者最常见的尿失禁类型（Khan et al. 1990；Wyndaele et al. 2005）。以突发的强烈尿意为特征，无法或极难延迟排尿。主要是由膀胱逼尿肌活动过度引起的，又叫"膀胱过度活动综合征（oftentermed oueractive bladder syndrome，OAB），或者更确切一点叫膀胱反射亢进（主要是由神经系统原因引起的）"。由脑卒中引起大脑损伤，会引起抑制排尿的冲动被阻断，导致腰 - 骶神经反射弧亢进，引起非自主控制的膀胱收缩，导致尿失禁。脑桥以上部位的损伤不会影响脊髓反射弧的完整性，因此，排尿时括约肌的舒张和逼尿肌的收缩功能不受影响，但是，延迟排尿的抑制性信号可能丢失或受损，引起逼尿肌活动过度，引起尿急、尿频，伴有或不伴有尿失禁的症状。膀胱收缩可以自主发生或者被其他因素诱发（例如咳嗽或剧烈运动），又或者在患者试图抑制排尿时发生。膀胱收缩可能会导致大量尿液排出，从而使膀胱完全排空，也有可能少量多次排尿，造成膀胱部分排空。如果膀胱排空不能，就会出现大量余尿（大于100ml），膀胱储存尿液的功能就会下降，其充盈能力就会受损。伴有 OAB 或反射亢进的患者，在没有任何征兆的情况下出现尿急等症状，即还没有进入卫生间就出现了不自主排尿的情况，另外，这类患者还会伴有尿频和夜间遗尿症。OAB 可以通过尿液动力学进行客观描述，方法是在膀胱充盈时测量膀胱、尿道的内压变化，但是这种方法是侵入性的，并不是常规检查。急迫性尿失禁的护理见表 6.1。最近研究发现，膀胱功能康复训练可能会非常有帮助（Wallace et al. 2007），具体将在下文中讨论。

表6.1　急迫性尿失禁

护理措施	依据
以患者能够适应的排尿间隔进行膀胱训练（依据排尿频率 / 容量评估表）	这项护理措施可改善急迫性尿失禁的症状（Wallace et al. 2007），能逐步延长膀胱的贮存尿液时间，直至恢复正常排尿间隔
必要时使用大小合适的尿垫（但应注意，此措施可能会加剧患者排尿困难）	维护患者自尊心，使患者舒适
减少或禁止患者饮用茶、咖啡、可乐、巧克力等的摄入量，减少柑橘类水果的摄入（橘子、柠檬和橙子），但须征得患者或相关人员同意	这些物质可能会加重尿失禁的症状（Bryant et al. 2002）
如果患者膀胱训练达到停滞期，应与医师探讨通过药物治疗尿频（例如奥昔布宁、托特罗定、琥珀酸索菲那新）注：部分药物耐受性较好且副作用较轻，如仅出现口干等	帮助患者更好地恢复膀胱功能

2. 压力性尿失禁

压力性尿失禁表现为用力时发生不自主排尿。压力性尿失禁的发生一般不是由卒中直接引起的，主要由盆底肌肉肌力下降或无力引起。老年女性是易发人群，而且通常是复合型尿失禁，即有急迫性也有压力性尿失禁的症状。由于盆底肌肉无力（或者部分前列腺切除的男性）导致患者可能在用力时（起立、咳嗽、打喷嚏等）发生不自主排尿症状。由于卒中患者活动无力、肌力下降或者活动能力下降，故而导致压力性尿失禁症状加重。针对性的治疗措施主要是盆底肌肉功能训练（Bo et al. 1999，2005；National Institute for Health andClinical Effectiveness (NICE) 2006）。但是，盆底肌肉功能训练需要患者集中精力、不断努力并持续坚持才能有效，最好在急性期结束后，并在患者开始有好转的情况下开始进行康复训练。应由排泄控制方面的专家对患者进行盆底肌肉肌力评估，从而制定个性化的训练计划并持续提供护理。护理措施见表6.2。

表6.2　压力性尿失禁（Bo et al 1999）

护理措施	依据
评估患者进行盆底肌肉训练的能力	盆底肌肉训练可以减少压力性尿失禁的症状（Bo et al 1999）
记录患者尿失禁事件	监测患者的恢复情况并发现引起尿失禁的活动

3. 功能性尿失禁

由于卒中后患者功能受损，即使没有病理性膀胱障碍，也可能常出现排泄能力下降，导致功能性尿失禁（Ouslander&Schnelle 1993）。这种类型的尿失禁所需的护理措施类型和护理量的多少因患者情况而异，需要对患者进行细致的个性化评估。护理措施见表 6.3。

表6.3　功能性尿失禁

护理措施	依据
建立充分的沟通渠道，包括易操作的床头按铃、床头卡以及其他措施	让患者充分表达排尿的需要
必要时使用大小合适的尿垫和裤子（但要注意，如果患者手灵巧度下降，此措施可能会加剧患者如厕的困难）	维护患者自尊心，为患者提供舒适，直到患者恢复排泄自控能力
便盆（必要时备吸水凝胶）	可以让活动力较差的患者在床上、椅子上排尿，吸水凝胶可以防止尿液外溅
建议着易穿、脱的衣物（宽松裤子、尼龙扣衣服、吊带袜、裹裙等）	使患者更方便、更快的如厕

续表

护理措施	依据
建立排尿频率 / 容量评估表，监测尿失禁症状	监测患者尿失禁的情况并帮助制定相关计划（患者有可能在中午吃饭时出现尿失禁的状况，那我们在吃饭前就可以先让患者排尿一次，可能就会很好的解决问题）
根据患者的出入量，制定周期如厕计划	保证患者能够定期如厕，建立定期排尿的习惯

4. 排尿困难：尿潴留——反射减退

排尿困难或排尿不尽会使大量的尿液积存在膀胱内。如果未能及时治疗，可能会导致尿路感染（urinary tract infection，UTI）、肾积水、肾盂肾炎和肾衰，因此，及时识别和解除尿潴留很重要；下列体征可能提示患者存在尿潴留：

- 膀胱充溢引起的尿液外渗（少量）
- 腹部膨隆
- 排尿不尽感
- 反复尿路感染
- 残余尿量 ≥ 100ml

排尿困难的护理措施见表 6.4。

表6.4 排尿困难

护理措施	依据
避免粪块嵌塞	肠道堵塞可能是造成尿道阻塞的原因
检查患者正在服用的药物	有些药物可能作用于膀胱，导致尿潴留
当残余尿量 ≥ 100ml 时，由患者、护士或照护者进行间断导尿	间断导尿保留了膀胱储存、排空尿液的功能。比保留导尿的伤害更小、感染率更低，间断导尿也是训练膀胱功能恢复正常手段之一

急性尿潴留发生时往往伴有明显痛感，但慢性尿潴留由于膀胱排空功能较差，是在较长的时间内发生的，一般不会有疼痛。无论哪种尿潴留，最先考虑是否是患者使用的药物（镇静类药物或抗胆碱能类药物）导致了尿潴留。此外需要考虑的是患者是否存在便秘问题，因为便秘也可能导致尿潴留。可以用直肠镜检查患者是否存在便秘，但必须由经过专业训练的医务人员进行操作（RCN 2000）。急性尿潴留的护理措施见表 6.5。

表6.5 急性尿潴留（伴有或不伴有尿液外渗）

护理措施	依据
避免粪块阻塞	肠道堵塞可能是造成尿道阻塞的原因
检查患者正在服用的药物	有些药物可能作用于膀胱，从而导致尿潴留

续表

护理措施	依据
当残余尿量大于500ml时，使用摩擦力较小的亲水性导尿管，每天进行2～4次间断导尿，可由护士、患者和照护者完成	间断导尿比保留导尿的伤害更小、感染率更低，保留了膀胱储存、排空尿液的功能。间断导尿也被用作训练膀胱功能的手段
不能行间断导尿的情况下，（例如由于前列腺肿大或尿道损伤引起的严重的尿路阻塞），应由医务人员或合适人员进行护理	不能使用间断导尿时，可以考虑为患者留置尿管或耻骨上导尿

（四）尿失禁和膀胱功能障碍的评估

1. 入院后的初步评估

所有脑卒中住院患者应在入院24h内进行基本的护理评估包括尿检，以判断患者是否存在尿失禁、尿路感染或其他异常。在这个阶段，应确保护患之间能及时沟通，如将呼叫器放在患者能够到的地方或者将图片和卡片放在患者床旁。使用纸尿裤既能增强患者自信又能提高舒适度。手持式尿壶适用于男女，且在床上或者椅子上都能使用，能预防因移动不便引起的尿失禁的发生，尿壶中使用可吸收的凝胶能防止尿液溅出，但手动清洗是个问题。

有膀胱功能障碍的患者在入院7天内应进行全面的评估（见当地指南和标准），由于有些患者对这方面的问题可能难以启齿，因此评估前应将评估时间和患者的隐私考虑进去。在表6.6中有相关的尿失禁评估内容。

2. 排尿频率和容量图

在所有尿失禁患者入院后或出现症状时开始，应记录其排尿频率、出入量，持续至少3～5天（5～7天则更好），这能显示：

- 目前的排泄类型（频率和量），并确定特殊时刻是否比其他时刻存在更多问题（如白天正常，晚上失禁）
- 膀胱容量（最大膀胱充盈期）
- 白天和晚上最长的憋尿时间
- 摄入食物的数量、种类和时间

所有这些数据能帮助判断尿失禁的类型和最佳的膀胱训练措施。这些信息能提供一个评估干预是否有效的基线资料。患者应保存并记录排尿频率和容量图，但对于认知功能损伤的患者或者上肢瘫痪的患者来说存在困难，工作人员应每小时检查一次尿垫并作好记录。在图表的顶部应有清晰、简单的使用说明，尤其应用于病房环境中，可能涉及到多学科健康医护人员进行记录。

3. 全面评估尿失禁

入院后应尽快全面评估尿失禁，通常在入院7天内或出现尿失禁开始。评估应考虑以下3个基本的问题：

- 膀胱充盈是否失败

- 膀胱排空是否失败
- 功能障碍引起的问题

表6.6 尿失禁的护理评估

干预	基本原理
基本护理评估：所有脑卒中患者在入院 24h 内将接受基本护理评估	确定患者是否存在尿失禁
尿液检测：所有患者在入院 24h 内都将进行尿液检测	确定尿液中是否含白细胞、亚硝酸盐、和蛋白质（这些提示出现尿液感染）
如果检查结果是阳性的，出现了白细胞、亚硝酸盐、和蛋白质，将尿液标本送到实验室以进一步培养和分析	判断需提供的抗生素治疗
如还存在其他异常结果，如葡萄糖高，应完善评估，如检测血糖并进行相应治疗	可能出现其他疾病的诊治过程
频率 / 容量图：所有尿失禁或带尿管的患者应记录排尿频率，出入量，持续至少 5 ~ 7 天（从入院或者出现尿失禁开始）	用来评估：目前的排泄类型、膀胱容量、白天和晚上最长的憋尿时间、摄入的食物类型和量
这些信息会显示在特殊的时刻是否存在问题（白天正常，晚上失禁），并帮助确定最佳的排尿锻炼时间	
对尿失禁进行全面评估应在入院或出现尿失禁 7 天内进行	判断尿失禁伴有的问题或可能的原因
治疗方案应与患者及家属进行讨论，达成一致意见	促进以患者为中心的护理和减轻其焦虑
应在患者入院 7 天内制定尿失禁的治疗和管理计划	改善尿失禁的症状，并促进持续照护
再次评估可根据计划每隔一定时间进行	判断是否需要改进或改变护理计划（可给患者及照护者提供积极的反馈）

　　症状的类型和尿失禁的频率和容量图能较好的提示尿失禁存在的问题，并指导临床治疗和管理。很多机构开发了评估的表格和照护的指南，或临床路径，但评估的主要成分可参见下面的表 6.7 和框 6.3。

4. 引起暂时性尿失禁 / 尿路感染的原因

　　尽管卒中后发生尿失禁很常见，但在评估早期应排除原因。尿路感染是引起尿失禁的常见原因，应在患者入院 24 小时进行尿液白细胞检查，其他的原因还有肺部感染、急性或慢性咳嗽、认知障碍或定向力差、不熟悉的环境、情绪低落或抑郁（尤其是虚弱的老年人）。比较实用的评估工具是 DIAPPERS——由 Rennick 提供（1990，表 6.8）

表6.7 排尿障碍评估要点（注意：患者可能多种尿失禁类型并存）

病史及主诉	相关内科、外科或产科病史
	尿 / 便失禁类型及症状
	尿失禁开始时伴有的症状，确定是否与某些活动有关
	药物，包括处方药和非处方药
	认知和交流能力
	患者身体功能（活动能力、灵活性、听力、视力等）
	需要或使用的辅助器械或装置（活动能力、灵活性下降者）
	对待疾病的态度，疾病对生活造成哪些影响，有没有意愿进行治疗（是否考虑简单的生活质量测试）
	社会和环境因素
临床评价	尿液分析
	排尿频率 / 量评估表，记录 3 ~ 5 天
	液体摄入量
	便秘
体格检查或检验	腹部触诊（尿潴留，便秘）
	残余尿量（膀胱扫描）
	判断肛周、外阴部、腹股沟区是否有皮肤问题，压疮红疹等
	自主如厕能力

框 6.3　判断尿失禁及其症状的常见问题

基本问题

- 发病：尿失禁什么时候开始的？
- 程度：轻度，中度或重度？
- 频率：24 小时内会发生几次尿失禁？
- 急迫性：发生尿失禁时，能否及时赶到厕所？
- 用力时是否外渗：起床时，咳嗽或者打喷嚏时？
- 夜尿：是否夜尿增多？
- 排尿困难：排尿时是否疼痛？（排查尿路感染）

排尿困难

- 排尿淅沥：排尿时是否速度很慢或不能连续的排尿？
- 犹豫：是不是很难开始排尿？
- 压力：是不是需要使劲才能排空膀胱？
- 残余尿量：膀胱是不是被排空了？

表6.8   短暂性尿失禁的原因（DIAPPERS）（Rennick 1990）

精神错乱（Delirium）	可能由药物、手术或疾病急性期等引起
感染（Infection）	症状性尿路感染可能会引起尿失禁
萎缩性尿道炎或阴道炎（Atrophic urethritis/vaginitis）	组织变薄、易碎、刺痛可能会引起尿失禁
药物（Pharmaceutical）	药物包括镇静剂、麻醉剂、蕈毒素受体阻断剂、钙通道阻滞剂、利尿剂、血管紧张素转换酶抑制剂、非甾体类抗消炎药物、α - 受体激动剂
心理因素（Psychiatric）	严重的抑郁可能会导致尿失禁
尿液过多（Excess urine output）	由于摄入大量液体、含咖啡因饮料或者其他内分泌因素
活动受限（Restricted mobility）	关节炎、疼痛、餐后低血压、不能正确使用辅助设备、害怕摔倒等
大便嵌塞（Stool impaction）	大便嵌塞可能会引起尿 / 便失禁，解除后可缓解

5. 病史或主诉

卒中后发生尿失禁，其原因不一定是神经病变，有可能部分患者卒中前就已有尿失禁，因此需明确尿失禁发生的原因。一些其他系统的疾病如慢哮喘或肺 / 胸部长期慢性疼痛，会因咳嗽引起外尿道括约肌持续收缩，使腹内压增高，从而导致尿失禁。其他神经系统疾病如多发性硬化症、脊髓损伤、糖尿病（尿崩症）、痴呆、认知障碍、背部疼痛等，都有可能引起尿失禁，如果尿失禁是在卒中后发生，就有可能与卒中相关，但是尿失禁也有可能是由暂时性的原因引起，见上文。

妇科或泌尿系疾病也会引起尿失禁，例如，分娩会使盆底肌肉肌力下降。前列腺切除术会引起尿液滴沥，这可能与逼尿肌或括约肌肌力下降有关。

6. 功能状态和如厕能力

卒中前存在或卒中后导致的身体活动能力与认知状况下降会影响患者自主如厕，这是患者是否发生尿失禁的非常关键的因素，以下问题尤其需要考虑：

- 能找到厕所并自主如厕或能寻求帮助
- 能否穿脱衣服
- 在排尿 / 便时身体维持一定的姿势

躯体活动能力的性质和程度会直接影响患者是否能够成功如厕，因此，对如厕能力进行评估非常重要，这包括对所有患者简单标准化的认知能力评估，例如简易精神状态评估（abbreviate mental test score，AMTS）（Hodkinson 1972），当评估出认知能力有问题时，需进行进一步的评估，简易精神状态量表（mini mental state examination，MMSE）（Folstein et al. 1975）是最常用的评估认知功能障碍的量表之一，MMSE 在 10 分钟之内就可以完成，其缺点是较难发现轻微的记忆力下降问题，尤其是对教育水平高的患者（Tombaugh & McIntyre1992，见第九章），总分 25 ～ 30 分是认知能力正常，18 ～ 24 分为轻度到中度认知障碍，低于 17 分为严重认知功能障碍。

7. 药物

许多药物会使膀胱和肠道功能紊乱，如复方用药通常会导致排泄紊乱，尤其是对伴有多种合并症的老年人来说更是如此。常见影响排泄的药物有利尿剂、抗胆碱能类药物、交感神经类药物、部分抗高血压类药物、帕金森类药物等（Rigby2007）。

8. 社会和环境因素

在患者住院期间，往往易忽视对其社会和环境因素进行评估，但患者出院后如仍有尿失禁，则需要这方面的护理，一方面，尿失禁的状况可能影响社会环境因素（工作、性生活、家庭、朋友）；另一方面，社会环境因素（工作场所、家庭机构）可能影响尿失禁，使其加重，对老年人来说尤其如此。

9. 体格检查与化验

简单的腹部触诊能帮助评估尿潴留和便秘，观察会阴部皮肤状况可以有效的预防尿失禁，或纸尿裤引起的压疮或其他皮肤问题，肛检对于诊断粪便阻塞很有效，但是肛检是一种侵入性的检查，需要在患者同意的情况下，由经过专业培训的人员进行（RCN 2000）。

尿潴留可能是由排尿困难引起，如果怀疑患者有尿潴留的情况，最安全和准确的方法是使用 B 超对膀胱进行检查。对患者进行 B 超检查并对检查结果做出解释需要经过专业培训，因为有些情况下，B 超会显像不清楚。对肥胖患者进行 B 超扫描会十分困难。粪便嵌塞和积气也会使图像变得不清楚。如果没有便携式扫描仪，可以对患者进行间歇导尿并观察尿量。但只要条件允许，最好还是使用非侵入性的方法对患者进行治疗，以保证患者的舒适和安全，最大限度地维护患者的自尊。

目前，对有多少残余尿量需进行干预治疗，并没有形成统一的观点，而且有些患者残余尿量不多时并不会引起症状。但是如果残余尿量引起症状，例如尿失禁、尿频、尿急、尿路感染等，就需要对其进行干预和治疗。Tam 等（2006）研究发现，如果残余尿量超过 100ml，患者就会很容易出现尿路感染，这个数值目前来看较为合理、实用，可以作为筛查需进一步诊断和干预患者的标准。图 6.1 就是帮助诊断的简单评估工具。

（五）尿失禁的治疗和护理措施

各卒中单元的护士配置水平和综合护理技能差异较大。2008 年，英国国家定点审计局（UK National Sentinel Audit）指出，在急性卒中单元，床护比仅为 1.8 个护士 /10 床（四分位距 1.5-2.5）。对于这类需要二级护理的患者来说，这个配置过

姓名：＿＿＿＿＿　　　　住院号：＿＿＿＿＿

评估日期：＿＿＿＿＿　　　评估者：＿＿＿＿＿

尿失禁开始日期：＿＿＿＿＿

1. 查看患者服用的药物中是否有引起尿失禁（如利尿剂、镇静剂）

2. 尿常规检查结果（使用试纸）

尿液白细胞　　　　　阳性[　　]　　　阴性[　　]

亚硝酸盐　　　　　　阳性[　　]　　　阴性[　　]

如果尿常规结果阳性，就需要留取中段尿液来进行培养和敏感试验

3. 当患者排尿时，是否出现疼痛/不适？

是[　　]　　　否[　　]

如果选项"是"，及时通知医务人员，是否运用止痛药物

4. 患者会阴部/腹股沟区是否出现以下指征？

疼痛　　　　　　　是[　　]　　　否[　　]

红疹　　　　　　　是[　　]　　　否[　　]

假丝酵母菌感染　　是[　　]　　　否[　　]

如果选项"是"，通知医务人员

5. 当患者感觉需要排尿时，患者是否能够自主控制排尿，不出现尿急的情况？

是[　　]　　　否[　　]

如果选择"否"，则患者存在膀胱反射亢进

6. 当患者咳嗽/站立/打喷嚏时，是否出现尿液流出的情况？

是[　　]　　　否[　　]

如果选择"是"，则患者存在压力性尿失禁

7. 患者可以自主活动吗？

是[　　]　　　否[　　]

患者可以自己使用尿盆排尿吗？

是[　　]　　　否[　　]

当患者需要排尿时，能否及时表达该需求？

是[　　]　　　否[　　]

如果选择"否"超过一项或多项，则患者存在功能性尿失禁

8. 当膀胱尿量＞500ml 时，患者是否能够自主排尿？

是[　　]　　　否[　　]

如果选择"否"，则患者存在急性尿潴留

如果选择"是"，则排尿后膀胱残余尿量为＿＿＿＿ml

大于 100ml[　　]　　　小于 100ml[　　]

如果残余尿量大于 100ml，则患者存在膀胱排空不能的现象

9. 患者正常肠蠕动次数＿＿＿＿＿＿＿＿＿＿＿

患者最后一次肠蠕动时间＿＿＿＿＿＿＿＿＿＿

考虑患者是否存在便秘的情况

注意：患者可能存在不止一种类型的尿失禁，48 小时的排尿频率/尿量监测，能够帮助进行有效的诊断

图 6.1　诊断尿失禁的工具

低。此外，不同病房也有较大的区别，仅仅使用综合配置比来进行介绍似乎不够全面（Intercollegiate Stroke Working Party 2008b）。在卒中单元，对患者尿失禁的护理虽然相对简单，但通常是劳动密集型的工作，而失禁的成功护理需要足够的人力和达标的技术。

治疗护理的目标是患者恢复正常自主排尿，但不是所有患者都能区别这个目标，所以在制定计划时，应充分考虑个体化的护理目标和动机。大多数患者可能会恢复自主排尿，而对于有些人只能达到辅助排尿，即需如厕帮助、药物辅助、尿垫或其他器械辅助能自主排尿（Fonda et al. 2005）。关于如何制定患者的排泄功能计划表在相关研究中已有描述（Fonda et al. 2005），包括正常排尿、辅助排尿、失禁或部分失禁等情况（图 6.2）。

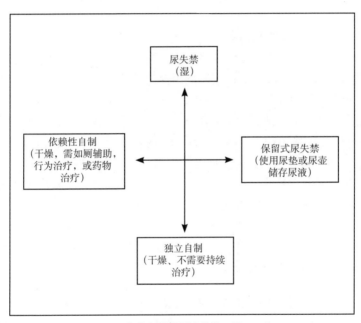

图 6.2 诊断尿失禁的工具

在卒中早期，为了维护患者的自尊心，最大限度使患者感到舒适，可以给不能如厕或排尿困难的患者使用穿脱式吸水垫。但需要注意，在使用吸水垫的过程中，需要对患者进行不断评估，因为使用吸水垫可能会延迟患者正常如厕（包括厕所、便盆、便壶）和其他治疗的进程。对患者提供相关护理措施，应该根据患者尿失禁的类型和出现的问题以及患者的需求来定。

1. 排尿异常护理计划

制定排尿计划表对于卒中后不同程度排尿困难的患者是很有帮助的，（表 6.9）一系列综述研究为此提供了证据支持。

表6.9 排尿困难护理计划

计划	潜在患者	
膀胱训练 （Wallace et al. 2007）	膀胱反射过度增强 能够积极配合，认知能力、躯体活动能力足以自行如厕	逐渐增加两次排尿之间的间隔（一般情况下 15-30min），直到规律排尿
排尿习惯训练 （Ostaszkiewicz et al.）	有排尿意识，可能存在躯体活动不良	合理安排如厕计划（次 /2h），制定适合患者的如厕计划
促进患者排尿 （Eustice et al. 2003）	严重认知和躯体活动障碍的患者	定时使患者排尿，在患者反应正确的情况下排尿
（Ostaszkiewicz et al.2004b）	脊髓损伤，认知障碍和身体障碍	使患者尽量在固定的时间间隔内排尿

2. 膀胱反射激进和膀胱功能训练

膀胱功能训练是控制尿失禁（尿急、尿频、尿失禁）的主要方法（Wallace et al. 2007），尽管相对于非特定的逼尿肌反射激进来说，这种方法对神经源性逼尿肌反射激进的价值还没有很好的证据支撑。进行膀胱训练的第一步就是确定患者的最小排尿间隔。可以建立排尿频率 / 容量表作为基准数据，然后根据患者的排尿间隔规律排尿（例如 1 次 /1h）。如果患者在 1h 内并没有排尿，就可以适当增加排尿间隔（通常 15 ~ 30min），逐渐增加到 2 ~ 3h 一次的排尿间隔，直至尿失禁的症状得到改善。在这个过程中，需要对患者进行不断监测。膀胱训练需要患者积极配合，并且可以自主排尿。也可应用于不能自主排尿的住院患者。对于沟通障碍、功能障碍和认知障碍的患者，护士也可以对其进行膀胱功能训练。在此过程中，可使用排尿频率 / 容量评估表对患者进行持续监测，并对基准数据进行对比分析，案例 6.2 中的 Mary 就是膀胱功能训练成功的例子。

案例 6.2　Mary，卒中相关的尿失禁问题

Mary 的排尿障碍问题已经得到评估（见表 6.1，表 6.6，表 6.7，框 6.3，图 6.1）。Mary 说，她感觉不到或很少感觉到自己需要排尿，通过对 Mary 出入量的监测发现，Mary 的排尿频率大约是 2h 一次。

对 Mary 的治疗是参考急性尿失禁的指南来进行的（见表 6.9），她已经接受膀胱功能训练 2 周左右的时间，现在她基本上可以自己控制在 3.5 小时左右排尿一次，基本上不会出现弄湿衣裤的现象。

Mary 的问题是晚上排尿，她醒了以后就特别着急去上厕所，在白天的时候，她可以自主上厕所（从椅子移到坐便桶上），到了晚上，她醒了以后从床上移动到卫生间，就会比较困难，也非常不安全。而等到护士来帮她时她就已经尿失禁了。

对 Mary 评估完后，建议她晚上使用带尿袋的女性便器，这样就可以解除她视力不好、偏身感觉障碍的问题，在晚上睡觉的时候，将女性便器放在她没有偏瘫的一侧，很容易取放。

这样的话，Mary 的尿失禁问题就得到了解决，可以安排出院，出院后继续使用便器。

3. 药物

在膀胱功能训练无效的情况下，就需要考虑结合抗胆碱能药物进行治疗。NICE 指南中（2006）推荐奥昔布宁为一线治疗药物，达非那新、索非那新、托特罗定和曲司也可用。抗胆碱能药物通过干预逼尿肌，阻断副交感神经支配的神经递质乙酰胆碱，从而减少不自主的收缩。此类药物可能会引起一些副作用，如口干，便秘和视力模糊。患者对这些副作用通常耐受性较差，因此，严格遵守药物治疗可能存在非常大的问题。由于此类药物可能导致或加重尿潴留。因此使用前，应对膀胱进行扫描，确保残余尿量少于 100ml。

4. 生活方式改变

尽管没有足够的研究和临床证据证实，咖啡因（茶、咖啡、可乐和巧克力）和柑橘类水果可以加重尿失禁的症状，但患者最好不要食用这些食物。

5. 夜尿增多

夜尿增多比较常见于老年人，特点是夜间排尿次数增多（Van Kerrebroeck et al. 2002），通常是由膀胱功能激进引起的（Marinkovic et al. 2004）。夜尿增多被定义为夜间排尿次数增多，需不断醒来进行排尿（和在睡眠中的遗尿是有区别的）。对夜尿增多和遗尿的护理措施包括，限制水分的摄入量，尤其是晚上睡觉前 1～2h 内。也可以在白天使用利尿剂，防止夜尿增多。或在午觉时抬高下肢，以保证肾脏足够的血液供应同时避免下肢水肿（Eustice & Wragg 2005）。夜尿增多的症状可以用醋酸去氨加压素（DDAVP）、抗利尿激素（ADH）进行改善。抗利尿激素可以使肾脏分泌尿液减少，从而使膀胱内的尿液也减少。去氨加压素可作为口服片剂，但应 1 天用 1 次（Eckford et al. 1994）。在英国，已经不推荐使用去氨加压素（http://www.mhra.gov.uk）。在使用此类药物时，应严格检测患者血压和电解质，因为去氨加压素会导致钠潴留。

6. 功能性尿失禁——建立规律的排尿间隔

功能性尿失禁的护理措施倾向于发现并解除引起尿失禁的原因，例如尿道感染。患者活动能力下降可能会导致患者不能正常如厕，可以使用一系列辅助措施缓解上述问题，包括轮椅、使用易穿脱的衣物、训练患者保持平衡等。易穿脱的衣物包括宽松的松紧带裤子、带有拉链的衣服等。但如果患者需要更进一步专业的帮助或辅助设施，应该请教尿失禁这方面的专家。视力下降、认知障碍可能会导致患者不能识别厕所或者其他标识，也不能识别排尿的需要，和 / 或不能找到合适的场所进行排尿等，相应的护理措施包括易识别的厕所标识、马桶更容易识别（将马桶图片放在门上，厕所使用有颜色的门等）。对女性便器的使用培训及时缓解了 Mary 的症状（案例 6.2）。

排尿计划（见表 6.9—排尿习惯的建立、促进排尿措施、定时排尿）能够保证患者有足够的如厕机会，可以缓解功能性尿失禁的症状。

（1）排尿习惯的建立：通过对患者排尿频率 / 尿量的监测，可以掌握患者的排尿规律，从而确定患者的排尿间隔，通常会比正常的排尿时间要短，根据排尿间隔能让患者及时如厕，避免尿失禁的发生。排尿规律的建立被广泛的应用于医疗机构中，尤其是对认知障碍受损、运动功能下降的患者，也可用于家庭环境中（Collinget al. 2003 ;Ostaszkiewicz et al. 2004a）。

（2）促进排尿措施：主要是指伴有或不伴有认知障碍的患者在有尿意时，能够通过沟通或其他积极的方式与照护者进行交流，表达自己的排尿需求，并得到照护者的积极反馈。一般情况下，鼓励患者能够规律排尿，大多数为次 /2h，但只在患者肯定回答的情况下进行排尿。

（3）定时排尿：一般为 2 ~ 4 小时，主要是针对有神经系统病理表现的患者，定时排尿可以促进膀胱排空，从而防止发生尿液潴留（Ostaszkiewicz et al.2004b）。

（五）尿失禁的管理

尽管在治疗尿失禁方面有许多新的进展，但对于长期尿失禁的患者，一些辅助设施和工具是非常必需的。对于男性来说，主要有 2 种辅助工具。阴茎鞘、吸水垫或吸水裤两种。对于女性来说，主要有女士垫和吸水裤。吸水垫在尿失禁的护理中发挥着重要的作用，可以使患者感到舒适并增强患者对治疗的信心。目前，医院中的吸水垫种类相对较少，但市场上有各种各样的吸水垫（Getliffe&Fader2007）。应根据患者的情况选择大小和吸水性能合适的垫子，并且在使用过程中应遵循生产商的说明。对于居家或者居住在长期照护机构的患者来说，可选择不同类型的尿垫。不同生活方式的患者可选择不同的尿垫，但应注意，这些产品只是暂时的替代品，并不能长期使用，尤其是伴有尿急和活动能力下降的患者，使用尿垫可能会延迟患者正常如厕，难以建立正常的排尿习惯。

1. 尿潴留的护理

尿潴留的患者可能存在排尿困难或排尿不尽的症状，一旦确诊尿潴留，应及时进行导尿以解除症状。对排尿频率的监测可以及时的发现尿潴留，可应用 B 超对膀胱容量进行监测，当残余尿量超过 400ml 时应进行导尿。B 超扫描的频率取决于患者的尿出入量，且应由临床医生根据出入量决定扫描的频率。对于排空不能导致慢性尿潴留的患者来说，应该制定间断性导尿计划，如果间断性导尿无效，则考虑留置尿管进行导尿，然而，但仍应首选间断性导尿，因为留置尿管更容易发生导管相关的问题。

2. 间断性导尿

在医疗机构中，导尿属于无菌操作。如果患者双手灵巧度足够，导尿也可以让患者自己进行，当患者出院回家后，可以用清洁操作来进行导尿。照护者也可以对患者进行导尿，但前提是需要征得双方的同意，如果没有得到双方的同意，可能会导致双方关系的恶化。

导尿的频率因人而异，总的原则是，当尿量超过 500ml 时，应及时进行导尿。对大部分患者来说，一般 3～4 次 / 天，但对于排空不能的患者来说，一般 1 次 / 天或者隔天一次甚至更少。在医疗机构内，对于排空不能的卒中患者，一般 2 次 / 天，早晚各一次（早上一起床与晚上临睡前），这样可以预防尿路感染和促进自主排尿。如果患者进行过排尿、残余尿量 > 100ml 且有症状（尿频、尿急或尿路感染），此时应该进行导尿。医护人员应对患者的残余尿量进行定期监测，如果持续少于 100ml，则患者可以不用再导尿。

所有的治疗措施都应得到患者的同意。有些情况下，如患者存在严重的尿路损伤或阻塞，尿路异常，导尿会非常的疼痛和困难，如果患者不接受导尿，也最好不要进行导尿。但是在这些情况下，有可能需要对患者进行留置导尿，此时应记录患者进行该操作的原因。

3. 留置导尿

单纯存在尿失禁并不是进行留置导尿的原因之一，这一点很重要。如果患者带有保留尿管时，尿失禁的症状就很难被评估。很多卒中患者被置入尿管实际上是没必要的，这种情况大都发生在急诊或评估单元，而且患者置入尿管的原因也没有注明。英国国家卒中指南（Intercollegiate Stroke Working Party 2008b）发现，26% 的患者在入院一周内被置入尿管，而其中只有 26%（也就是只有 6% 的卒中患者）是因为尿失禁被置入导尿管。尽管留置尿管可以有效地排空膀胱，但却并非"万能药"，留置尿管应在其他措施或方法不合适或无效的情况下进行（Getliffe& Fader2007）。常见的留置尿管的并发症有：

- 尿液外渗
- 导管引起的感染（CAUTI）
- 组织损伤或炎症
- 尿管阻塞（尤其是长期带尿管的患者）

在急性护理机构，留置尿管是引起尿路感染的主要原因之一（Harbarth et al. 2003）。当患者需要留置尿管时，医护人员通常经尿道将尿管插入到膀胱中，另外一种是使用外科手术的方法，将尿管从腹壁插入到膀胱中。留置尿管的种类有很多种，取决于留置时间的长短（少于 2 周或 2 周以上）。如果患者出院需要长期带有尿管（尿管的材料为硅胶，水凝胶 - 乳液涂或有机硅弹性体 - 涂乳液），这些材料在尿管插入或拔出时，摩擦力较小，患者会更舒服。如果患者长期带有尿管，则需要对患者进行合适的健宣宣教和长期支持，例如一些书面材料，说明如何使用和保养尿管 / 尿袋，如何获得新的尿管 / 尿袋，何时应当寻求帮助，向谁寻求帮助等。

　　长期带有尿管的患者，如果使用带有阀门的尿袋可能会更好，可以使定时排尿，使膀胱定期充盈和排空，更好地促进膀胱恢复正常功能。晚上，可以将阀门打开，尿液不断引流出来。尽管没有相应研究证据，但带有阀门的尿袋，对于提高和恢复膀胱功能，防止尿潴留是有一定帮助的。

　　患者出院回家后，可能也会需要带有阀门的尿袋，但对于膀胱功能极差、膀胱反射激进、肾功能受损的患者，可能不太适用。此外，患者须学会定期开关阀门，排空尿液，避免出现尿潴留。

三、肠道功能紊乱及护理

　　就像排尿障碍一样，肠道功能紊乱可能是由卒中后神经系统损伤造成的，也有可能是功能性的紊乱。脑卒中患者由于大脑损伤，可能导致大脑皮层功能被抑制，使肠道反射紊乱（在脊髓损伤时也可出现）。此外，肛门括约肌可能也会受到损伤，从而出现大便急、便失禁的症状，对患者的生活和社交活动会产生非常不利的影响。卒中患者特别容易出现因便秘或粪块嵌塞导致的溢出性便失禁。便秘可能是大肠活动减慢造成的（Ho & Goh 1995），也可能是活动障碍、吞咽障碍而使肠蠕动减慢，或者是药物引起的副作用（Craggs&Vaizey 1999；Winge et al.2003）。"便秘"没有一个普遍接受的定义（Richmond 2003），其特征是排便量少且排便困难（Thompson et al. 1999）。但是这个定义在实际操作中很难应用，这是由于个体差异性较大，对"排便正常"的标准也不清楚。一般来说，便秘是由很多因素引起的，包括生理因素、心理因素、疾病、情绪和环境因素等。

（一）肠道功能评估

　　所有伴有肠道功能紊乱的患者都应该进行全面的肠道评估，以确定紊乱的类型、发生原因及相关治疗护理计划。卒中对患者发病前的肠道功能进行评估是非常重要的，因为发病前可能就伴有便秘或其他症状。长期使用缓泻剂可能提示患者存在长时间慢性便秘的问题，可能导致目前的问题更加严重，因为机体对该药敏感性降低。便秘的发生率约为10%（Higgins &Johanson 2004）；粪便阻塞尽管没有尿失禁发生率高，但也有2% ～ 5%（Kenefick 2004）。

　　对患者排便情况记录7天以上，就能判断出患者是否有肠道问题或是否出现便秘。主观上很难判断粪便的形状和类型，但可依据大便形状分类表较好的进行分类（Heaton et al. 1992，图6.3）。患者食谱也能够帮助判断，缺乏纤维素或水分摄入过少也会导致便秘。使用多种药物也会导致便秘，因此治疗计划中也需要将此考虑进去。

1. 检查

　　腹部触诊和直肠镜检查可评估肠蠕动、是否存在粪便嵌塞、肠内容物的软硬度（坚硬或软）。护士在进行直肠镜检查和人工清除粪便之前，应接受相应的培训

（RCN，2000），学会对会阴部、肛周附近皮肤进行观察，如是否存在脱肛，痔疮或粪便污染的现象。正常情况下，直肠处于排空状态。因此，直肠镜检查发现没有粪便并不能排除患者不伴有便秘的症状。

2. 粪便嵌塞

粪便嵌塞是指便秘的情况非常严重，大量干硬的粪便堆积在肠道内不能排出，由于粪便不断增多，大量干硬的粪便可能会堆积到直肠、乙状结肠甚至到达横结肠、升结肠部位。直肠内积聚粪便可能是由于服用大量渗透性泻药导致大量不成形粪便积聚在直肠内。为了软化粪便，肠道会分泌大量黏液，可能会导致粪便溢出，也称为"假性腹泻"。

（二）排泄障碍的治疗和护理

1. 便秘

便秘可对患者产生不同程度的影响，对于有些患者，便秘对生活造成的影响很小，而对有些患者，则可能对其生活、心理和社会活动产生比较严重的影响。因此，对便秘患者的护理也不尽相同。有些患者只需饮食结合运动和生活方式的改变即可，而有些患者则需进行人工排便或者药物治疗等。个性化的便秘护理计划目的是减少患者发生粪便嵌塞，同时预防便失禁的发生。便秘的护理措施应该个性化，并结合考虑患者自主排便和如厕能力、护理需求及日常护理计划等。有规律的排便习惯意味着可以采取措施预防便秘和粪便嵌塞的发生，以保证患者更好地进行日常活动（Wiesel & Bell 2004）。

正确的姿势和排便时间

患者可以在早起利用自身肠蠕动反射进行排便，清醒后喝一杯热饮，20min后如厕。在鼓励患者活动和改变饮食结构、多饮水的基础上，保证患者排便时姿势正确，对于增加腹内压、顺利排便是非常有帮助的；部分患者需要他人帮助来采取和维持排便姿势。如果患者使用的马桶座较高或者坐轮椅，可以使用搁脚板来帮助患者维持排便姿势。如果患者只能卧床而无法维持坐姿平衡，最好选择便盆，但最好让患者以蹲姿排便，而不是躺着排便。在患者排便时，保护患者的隐私和自尊心是非常重要的，如果患者能够去厕所排便，可以用轮椅推进去，而不是用帘子隔开，直接让患者排便或排尿，因为这样的话仍然掩盖不了排尿时产生的声音和异味，会令有些患者感到非常尴尬。

2. 缓泻剂

临床中常使用缓泻剂治疗便秘，治疗需要考虑患者便秘的性质（急性或慢性）、是否存在粪便嵌塞等。以下是4种常见的缓泻剂：

- 容积性泻药
- 刺激性泻药
- 渗透性泻剂
- 软化药

（1）容积性泻药

可以看做是增加食物中膳食纤维的一种方法，这类药物必须和液体一起服用，其原理是通过吸收水分膨胀，增加肠内容积促进肠蠕动，降低肠内容物在肠道内积聚时间，肠内容物在肠道内待的时间越短，粪便内水分被吸收的就越少，从而使粪便变软，易于排出。然而，伴有吞咽困难的卒中患者不宜使用此类药物。主要有样车前草（Fybogel，Regulan，Konsyl and Isogel）、甲基纤维素（Celevac）、假苹婆（Normacol）。

（2）刺激性泻剂

通过刺激肠道内的神经丛发挥作用。刺激性泻药可促进肠蠕动，并使肠道水分增多，润滑和软化粪便。刺激性泻药通常作用较快，一般在 6-12h 内。只有在容积型泻药无效的情况下，可短期使用刺激性泻药。刺激性泻药可能会导致胃绞痛，使患者非常痛苦，尤其是老年人。长期使用刺激性泻药会使大肠肌无力，也可能会引起低钾血症和脱水症状，因此只有在容积性泻药无效的情况下，才推荐使用刺激性泻药。常见的有番泻叶、比沙可啶、甘油、多库酯钠等。

（3）渗透性泻药

渗透性泻药就像海绵一样，将肠道外水分吸收到肠道中来使粪便软化以利于排出，服药时需要服用大量液体，且服用后排出的粪便呈半液体状态，长期应用会导致电解质平衡紊乱和脱水。渗透性泻药包括聚乙二醇、乳果糖、乳糖醇、氢氧化镁、硫酸镁（泻盐）、Carbalax 栓剂（也磷酸盐）、微灌肠剂和磷酸盐，聚乙二醇钠钾粉通常用于卒中后便秘的治疗，对长期或慢性便秘都比较有效，且聚乙二醇钠钾粉的耐受性较好，也不会引起胃痉挛，是目前推荐适用于粪便嵌塞的唯一润肠通便剂（Corazziari et al. 2000）。乳果糖也被广泛使用，但不再推荐作为治疗便秘的首选药物（Prodigy Guidance 2004）。乳果糖中含有高浓度的非吸收糖（糖尿病患者也可以使用，因为此类糖并不能被机体吸收），但乳果糖需要几天才能发挥作用，可能会引起胃痉挛。灌肠剂可用于治疗嵌塞的粪块，但不应该作为一种常规治疗方法。

（4）软化剂

可以使粪便湿润并防止患者脱水。软化剂通过其本身含有的油脂疏水层将水分锁在粪便内，从而润滑和软化粪便。包括花生油等，它被指定为粪便嵌塞的灌肠软化剂。此类药物中，只有多库酯钠（也归类为刺激性泻药）可口服（（Prodigy Guidance 2004）。

四、结语

卒中可能会对患者的排泄功能产生直接的影响。原因通常是多方面且比较复杂的。包括病史、日常活动能力下降，这些都使如厕更困难。其他问题如视力下降、失语或认知障碍等都会影响排泄。临床医护人员应知晓，老年人失禁或疾病引起的失禁是可避免或者可治疗的。所有护士都应该接受排泄基本评估和护理方面培训，并且应该知道如何进一步寻求建议和相关帮助。

排尿／便困难需要积极应对——包括书面的个性化护理计划、所需帮助、个人护理需求及目标。同患者、家属或照护者、多学科团队人员及时合作和交流，对于保证个性化、可操作的、被接受的个性化失禁护理计划的制定、实施和评估是非常重要的。

（赵思琦　刘云娥　梁婧婧　译）

参考文献

Barratt, JA, 2002, Bladder and bowel problems after stroke, *Reviews in Clinical Gerontology*, vol. 12, no. 3, pp. 253–267.

Bo, K, Talseth, T, & Holme, I, 1999, Single blind, randomised controlled trial of pelvic floor exercises, electrical stimulation, vaginal cones, and no treatment in management of genuine stress incontinence in women, *British Medical Journal*, vol. 318, no. 7182, pp. 487–493.

Bo, K, Kvarstein, B, & Nygaard, I, 2005, Lower urinary tract symptoms and pelvic floor muscle exercise adherence after 15 years, *Obstetrics and Gynecology*, vol. 105, no. 5 Pt 1, pp. 999–1005.

Brittain, KR, 1998, Urinary symptoms and depression in stroke survivors, *Age and Ageing*, vol. 27 Suppl 1, p. 72.

Brittain, KR, Peet, SM, Potter, JF, & Castleden, CM, 1999, Prevalence and management of urinary incontinence in stroke long-term placement survivors, *Age and Ageing*, vol. 28, no. 6, pp. 509–511.

Brown, JS, Vittinghoff, E, Wyman, JF, Stone, KL, Nevitt, MC et al., 2000, Urinary incontinence: does it increase risk for falls and fractures? Study of Osteoporotic Fractures Research Group, *Journal of the American Geriatrics Society*, vol. 48, no. 7, pp. 721–725.

Bryant, C, Dowell, C, & Fairbrother, G, 2002, Caffeine reduction education to improve urinary symptoms, *British Journal of Nursing*, vol. 11, pp. 560–565.

Colling, J, Owen, TR, McCreedy, M, & Newman, D, 2003, The effects of a continence program on frail community-dwelling elderly persons, *Urologic Nursing*, vol. 23, no. 2, pp. 117–131.

Corazziari, E, Badiali, D, Bazzocchi, G, Bassotti, G, Roselli, P et al., 2000, Long term efficacy, safety, and tolerability of low daily doses of isosmotic polyethylene glycol electrolyte balanced solution (PMF-100) in the treatment of functional chronic constipation, *Gut*, vol. 46, no. 4, pp. 522–526.

Craggs, M, & Vaizey, C, 1999, Neurophysiology of the bladder and bowel, in *Neurology of Bladder, Bowel and Sexual Dysfunction*, CJ Fowler, ed., Butterworth-Heinemann, Oxford.

Crum, RM, Anthony, JC, Bassett, SS, & Folstein, MF, 1993, Population-based norms for the Mini-Mental State Examination by age and educational level, *Journal of the American Medical Association*, vol. 269, no. 18, pp. 2386–2391.

Department of Health, 2000, *Good practice in continence services*, Department of Health, London.

Eckford, SD, Swami, KS, Jackson, SR, & Abrams, PH, 1994, Desmopressin in the treatment of nocturia and enuresis in patients with multiple sclerosis, *British Journal of Urology*, vol. 74, no. 6, pp. 733–735.

Eustice, S, & Wragg, A, 2005, Nocturia and older people, *Nursing Times*, vol. 101, no. 29, pp. 46–48.

Eustice, S, Roe, B, & Paterson, J, 2003, *Prompted voiding for the management of urinary incontinence in adults (Cochrane review)*, Oxford. The Cochrane Library 3, Art: CD002113.

Folstein, MF, Folstein, SE, & McHugh, PR, 1975, 'Mini-mental state': A practical method for grading the cognitive state of patients for the clinician, *Journal of Psychiatric Research*, vol. 12, no. 3, pp. 189–198.

Fonda, D, DuBeau, CE, Harari, D, Ouslander, JG, Palmer, M, & Roe, B, 2005, Incontinence in the frail elderly, in *Incontinence: 3rd International Consultation on Incontinence*, P Abrams et al., eds., Health Publications Ltd, pp. 1163–1239.

Gelber, DA, Good, DC, Laven, LJ, & Verhulst, SJ, 1993, Causes of urinary incontinence after acute hemispheric stroke, *Stroke*, vol. 24, no. 3, pp. 378–382.

Getliffe, KA, & Fader, M, 2007, Catheters and containment products for continence care, in *Promoting Continence: A Clinical and Research Resource*, 3rd edn, K Getliffe & M Dolman, eds., Elsevier Science, Edinburgh.

Harari, D, Coshall, C, Rudd, AG, & Wolfe, CD, 2003, New-onset fecal incontinence after stroke: prevalence, natural history, risk factors, and impact, *Stroke*, vol. 34, no. 1, pp. 144–150.

Harari, D, Norton, C, Lockwood, L, & Swift, C, 2004, Treatment of constipation and fecal incontinence in stroke patients: randomized controlled trial, *Stroke*, vol. 35, no. 11, pp. 2549–2555.

Harbarth, S, Sax, H, & Gastmeier, P, 2003, The preventable proportion of nosocomial infections: an overview of published reports, *Journal of Hospital Infection*, vol. 54, no. 4, pp. 258–266.

Heaton, KW, Radvan, J, Cripps, H, Mountford, RA, Braddon, FE et al., 1992, Defecation frequency and timing, and stool form in the general population: a prospective study, *Gut*, vol. 33, no. 6, pp. 818–824.

Higgins, PD, & Johanson, JF, 2004, Epidemiology of constipation in North America: a systematic review, *American Journal of Gastroenterology*, vol. 99, no. 4, pp. 750–759.

Ho, YH, & Goh, HS, 1995, Anorectal physiological parameters in chronic constipation of unknown aetiology (primary) and of cerebrovascular accidents – a preliminary report, *Annals of the Academy of Medicine, Singapore*, vol. 24, no. 3, pp. 376–378.

Hodkinson, HM, 1972, Evaluation of a mental test score for assessment of mental impairment in the elderly, *Age and Ageing*, vol. 1, no. 4, pp. 233–238.

Intercollegiate Stroke Working Party, 2008a, *National Clinical Guidelines for Stroke*, 3rd edn, Royal College of Physicians, London.

Intercollegiate Stroke Working Party, 2008b, *National Sentinel Audit for Stoke 2008. National and Local Results for the Process of Stroke Care Audit 2008*, Royal College of Physicians, London.

Kenefick, N, 2004, The epidemiology of faecal incontinence, in *Bowel Continence Nursing*, C. Norton & S. Chelvanayagam, eds., Beaconsfield, Bucks, UK.

Khan, Z, Starer, P, Yang, WC, & Bhola, A, 1990, Analysis of voiding disorders in patients with cerebrovascular accidents, *Urology*, vol. 35, no. 3, pp. 265–270.

Marinkovic, SP, Gillen, LM, & Stanton, SL, 2004, Managing nocturia, *British Medical Journal*, vol. 328, no. 7447, pp. 1063–1066.

National Institute for Health and Clinical Effectiveness (NICE), 2006, *Urinary incontinence: the management of urinary incontinence in women*, Royal College of Obstetricians and Gynaecologists Press, London.

Ostaszkiewicz, J, Johnston, L, & Roe, B, 2004a, *Habit retraining for the management of urinary incontinence in adults*, Issue 2: CD002801, Oxford.

Ostaszkiewicz, J, Johnston, L, & Roe, B, 2004b, *Timed voiding for the management of urinary incontinence in adults*, Issue 1: CD002802, Oxford.

Ouslander, JG, & Schnelle, JF, 1993 Assessment, treatment and management of urinary incontinence in the nursing home, in *Improving care in the nursing home; compre-*

hensive reviews of clinical research, LZ Rubenstein & D Wieland, eds., Sage, Newbury Park, pp. 131–159.

Patel, M, Coshall, C, Rudd, AG, & Wolfe, CD, 2001, Natural history and effects on 2-year outcomes of urinary incontinence after stroke, *Stroke*, vol. 32, no. 1, pp. 122–127.

Perry, S, Shaw, C, Assassa, P, Dallosso, H, Williams, K et al., 2000, An epidemiological study to establish the prevalence of urinary symptoms and felt need in the community: the Leicestershire MRC Incontinence Study. Leicestershire MRC Incontinence Study Team, *Journal of Public Health Medicine*, vol. 22, no. 3, pp. 427–434.

Prodigy Guidance, 2004, *Practical Support for Clinical Governance – Constipation*.

RCN, 2000, *Digital Rectal Examination and Manual Removal of Faeces: Guidance for Nurses*, Royal College of Nursing, London.

Resnick, NM, 1990, Initial evaluation of the incontinent patient, *Journal of the American Geriatrics Society*, vol. 38, no. 3, pp. 311–316.

Richmond, J, 2003, Prevention of constipation through risk management, *Nursing Standard*, vol. 17, no. 16, pp. 39–46.

Rigby, D, 2007, Medication for continence, in *Promoting Continence: A Clinical and Research Resource*, 3rd edn, K Getliffe & M Dolman, eds., Elsevier Science, Edinburgh.

Robain, G, Chennevelle, JM, Petit, F, & Piera, JB, 2002, Incidence of constipation after recent vascular hemiplegia: a prospective cohort of 152 patients, *Revue neurologique (Paris)*, vol. 158, no. 5 Pt 1, pp. 589–592.

Royal College of Physicians, 2002, *National Sentinel Audit of Stroke*, Royal College of Physicians, London.

Tam, CK, Wong, KK, & Yip, WM, 2006, Prevalence of incomplete bladder emptying among elderly in convalescence wards: a pilot study, *Asian Journal of Gerontology and Geriatrics*, vol. 1, no. 2, pp. 66–71.

Thomas, LH, Barrett, J, Cross, S, French, B, Leathley, M, Sutton, C, & Watkins, C, 2005, *Prevention and treatment of urinary incontinence after stroke in adults*, Cochrane Database of Systematic Reviews, Oxford, CD004462.

Thompson, WG, Longstreth, GF, Drossman, DA, Heaton, KW, Irvine, EJ et al., 1999, Functional bowel disorders and functional abdominal pain, *Gut*, vol. 45 Suppl 2, pp. II43–II47.

Tombaugh, TN, & McIntyre, NJ, 1992, The Mini-Mental State Examination: a comprehensive review, *Journal of the American Geriatrics Society*, vol. 40, no. 9, pp. 922–935.

Van Kerrebroeck, P, Abrams, P, Chaikin, D, Donovan, J, Fonda, D et al., 2002, The standardisation of terminology in nocturia: report from the Standardisation Subcommittee of the International Continence Society, *Neurourology and Urodynamics*, vol. 21, no. 2, pp. 179–183.

Wallace, SA, Roe, B, Williams, K, & Palmer, M, 2007, *Bladder training for urinary incontinence in adults*, Issue 2: CD001308, Oxford.

Wiesel, P, & Bell, S, 2004, bowel dysfunction: assessment and management in the neurological patient, in *Bowel Continence Nursing*, C Norton & S Chelvanayagam, eds., Beaconsfield Publishers Ltd, UK, pp. 181–203.

Winge, K, Rasmussen, D, & Werdelin, LM, 2003, Constipation in neurological diseases, *Journal of Neurology, Neurosurgery and Psychiatry*, vol. 74, no. 1, pp. 13–19.

Wyndaele, JJ, Castro, D, Madersbacher, H, Chartier-Kastler, E, Igawa, Y et al., 2005, *Neurologic urinary and faecal incontinence, in Incontinence*, vol. 2, P. Abrams et al., eds., Health Publications Ltd, Paris.

Yoshimura, K, Terada, N, Matsui, Y, Terai, A, Kinukawa, N et al., 2004, Prevalence of and risk factors for nocturia: analysis of a health screening program, *International Journal of Urology*, vol. 11, no. 5, pp. 282–287.

第七章　脑卒中后肢体障碍的护理

要点

1. 对日常生活中的所有活动实施针对性的康复训练，有助于积极推动大脑神经可塑性改变，从而促进活动能力的恢复。

2. 改变患者固有的活动姿势和活动方式，并引入贯穿 24 小时时段的不同活动，以降低继发性并发症的发生，如关节挛缩和肌张力异常。

3. 肌张力失调（同时表现出肌张力增加与减弱）的患者易发生适应性肌肉缩短，需要采取积极的干预措施以减少其发生。

4. 预防仍然是减少关节挛缩的最佳方法，针对性的肌力增强训练和有氧运动对脑卒中后的运动恢复非常重要。

5. 鼓励所有家庭及团队成员在正式治疗期全天采取任务型活动训练。

　　我又恢复了工作。我在伦敦工作，你可以想象，那里生活节奏很快，过去我经常坐公交车或步行至车站、匆忙赶车、下车、步行（绝大多数时候我选择步行），从伦敦大桥（London bridge）到塔桥（Tower bridge）需要步行 20 分钟。下班再走回来，在夏天这样走在伦敦的大街上是一件非常惬意的事情。但是这一切都不可能了。现在对我来说，登上一辆挤满人的列车是件非常困难的事情。因为我必须要有个座位，为此我很早就出门，我 8 点半开始工作，这样下午 4:30 离开去乘车就有机会能够有个座位。我再也不能步行了，我确实尝试过要坐地铁，那对我来说梦魇一般，因为地铁有许多台阶，这一点我以前从没注意到，所以我开始打车上班，费用很贵。现在我必须依赖别人生活，而之前的我是非常独立的。我曾拥有自己的公寓、车子，可以做任何想做的事情。而现在我很大程度上依赖于别人，我必须选择一个生活节奏慢点的地方，某种程度上说会好些，而伦敦是一个生活节奏非常快的城市，慢是无法生活下来的，所以我想我不得不换份工作，得了脑卒中后，现实让你考虑自己的生活。

（Jodie，女性，31 岁，伦敦南部，卒中后 6 个月）

一、引言

　　本章主要介绍脑卒中后躯体损伤的早期管理，以及提高活动及参与能力的康复干预措施。"活动性"采取《国际功能、残疾和健康分类》(ICF) 中的定义

(World Health Organisation 2001)，包括：

1. 身体姿势的改变与维持
2. 搬运、移动物体
3. 行走和活动

卒中后定向活动和随意运动能力的丧失不仅影响患者日常活动独立性，还会不同程度地影响其生活质量。独立、自豪和尊严来源于对自我行为的控制，因此，运动障碍会对人的心理和情绪产生显著影响。活动力的恢复是卒中整个治疗过程中的重要方面，而护士在其中起到非常重要的作用。

本章首先简要回顾肌张力和感觉功能在动作产生过程中的作用，主要涉及运动与处置（包括危险因素的评估）、治疗性体位与坐姿、早期活动、跌倒的预防、活动的恢复和再训练、及治疗中的特殊康复训练技巧或目前的进展。关于患者、家属和护理人员的持续参与及教育都涵盖在上述干预的描述中。

二、活动能力

（一）肌张力

肌张力是指被动移动肢体时所感受到的抵抗力，包括神经和非神经部分：主动的肌肉紧张由牵张反射收缩、关节的被动僵硬以及其周围相连组织固有的黏弹性引起的（Britton 2004）。肌张力与所有的姿势和运动密不可分。而姿势性紧张在不同个体表现多样，且其强度一定要大到足以抵抗地球引力而产生运动，否则将阻止机体的适应性张力改变，以应对环境的不断变化（Edwards 2002）。并且，体内张力的分布随着姿势的改变而改变：站立时可见更多的伸肌活动（Brown 1994，Markham 1987）；仰卧是以伸展为主的体位；坐位以肢体弯曲为主（Edwards 2002）。脑卒中患者肌紧张的临床相关性将在治疗性体位及坐位部分讨论。

卒中后，患者的肌张力会发生改变，通常分为以下几种：

- 阳性体征：例如，痉挛、抽筋、前伸肌腱反射增强 / 屈肌痉挛及相关反应；
- 阴性体征：例如，肌无力、疲惫、精细动作 / 协调能力的丧失；
- 适应性体征：例如，肌肉及结蹄组织的结构与功能特性的改变（Ada & Canning 2005；Carr & Shepherd 2003；Fitzgerald & Stokes 2004）。

在临床实践过程中，阳性体征亦指肌张力升高或增强，阴性体征则指肌张力降低或减弱。肌张力亢进指被动移动肢体时产生的抵抗力高于正常范围（Boyd & Ada 2001），与适应性体征如挛缩的出现密切相关。肌张力异常如何导致活动力丧失和功能改变尚不明确，且可能夸大了其对卒中后功能降低过程中的痉挛状态和其他阳性体征的不利影响。目前阴性体征（特别是肌无力）和适应性体征的影响已得到广泛认可（Ada & Canning 2005；Carr & Shepherd 2003）。事实上，痉挛状态有助于某些人的活动，例如：肌张力的增加可以被下肢有效利用，以克服肌力下降时的移动和行走受限（Barnes 2001；Thompson et al. 2005；Ward 2002）。

（二）感觉在运动中的作用

--- 案例 7.1　Jodie，女性，31 岁 本章开篇引用的案例 -------------

　　很多人发生卒中后患侧肢体失去知觉，我能感觉到，只是不能活动，我确实有感觉，当我第一天躺到床上，他们在抚摸我，我都可以感觉得到，但却无法活动，这令我感到沮丧。

　　躯体通过整合周围神经的感觉反馈与大脑中枢神经系统指令来实现功能性活动（Rothwell 2004）。卒中发生后，感觉功能可能会受损，将影响患者的活动能力（案例 7.1）。受损程度取决于病变的位置和大小，例如：肌肉和肌腱的感受器提供躯干和四肢体位的信息，这些信息通过脊柱束传输并在位于大脑顶叶中央后回的躯体感觉区进行加工（Lindsay & Bone 2004；Marieb & Hoehn 2007）。因此，大脑中动脉梗塞后，所引起的细胞死亡可以影响大脑精确加工和机体将感觉信息传入大脑的能力，导致活动能力的丧失或减少。没有知觉的运动是可能的，但动作缺少准确性，且在对大脑不断更新的指令但缺少感觉反馈的情况下会越来越笨拙（Rothwell 2004）。因此，正确认识感觉效应在活动重建过程中的作用很重要。

三、脑卒中患者的移动和搬运

　　正如第二章所述，大脑的神经重塑特性受所接受的感觉输入和运动肌输出的影响（Lawes 2004）。因此，与脑卒中患者的治疗性互动有助于神经功能重塑，从而促进活动能力的恢复。遵从不能采用常规方法来移动脑卒中患者这一原则是至关重要的。新护士常常被灌输了"速度"优先理念，"完成工作"变成了常规行为，且有文件记载，患者常常被错误的处置，使护士和患者都处于风险之中（Hignett 2005；Jootun & MacInnes 2005）。有时，缺少合适的移动和搬运工具可能会影响护士的工作，也可能护士不能总采取正确的解决和评估技能来处置患者，导致错失康复的良机，且可能会继续采用陈旧的方式处置患者。
　　护士对患者的处置是促进康复治疗的重要部分，并不只是简单地将患者从 A 方式变到 B 方式，还伴随着体位、转移和行走，是护理工作中引导患者和建立治疗方案的重要机会，会在正式康复治疗疗程中开展。只有这样，护士的"治疗参与"与"治疗实施"角色可以实现有限时间内治疗师与患者互动交流的最大价值（Long et al. 2002）。最近的一项研究显示，卒中单元的患者在观察期内（上午 8 点至下午 5 点）与治疗师共处的时间仅为 5.2%（Bernhardt et al. 2007）。那么护士定期帮助患者到达卫生间可成为每日治疗的核心组成部分。首先有效的管理自理能力是至关重要的，同时这也是促进运动有效康复的一部分。反之，规律的运动也能促使患者形成正常的排泄习惯。

　　普遍认为，如果采用一致的方法来移动和处置患者，则更容易帮助其重获运动能力。这包括训练患者采用新方法，来移动或适应其降低的活动能力，强调最大化参与活动。对康复患者的移动和处置已经被认为是一个专业性护理领域，需要超出常规护理所需的技能（Gibbon 1993；Waters 1991；Waters & Luker 1996）。并且，除先进的实用技能外，护士还必须具备能够与患者进行有效沟通的能力，和评估患者的康复进度的能力（Kneafsey 2007）。但是目前仍然主要由普通病房护士和护工来帮助患者每天运动（Brown -Wilson 2002，St Pierre 1998）。然而，自从出版了《人力处理运作条例》（MHOR）（健康与安全执行委员会，1992），如何协调英国 MHOR 的要求和活动能力康复进程则出现了持续的不确定性，这将在以下的内容中阐述。

（一）康复期的搬运及人力搬运操作规范

　　在英国，MHOR 法律上要求医院对所有人力处理操作（如患者处置）实施专业化的评估，以确定对患者及工作人员是否有潜在危险。一旦存在发现危险，就要马上采取措施消除或尽最大可能降低这些危险（健康与安全执行委员会，1992）。由此，许多医院和社区服务已经采纳"无抬举政策"，要求所有员工遵守。但是很多操作者认为这些政策是对法律的误解，通过强制消除所有人力搬运的风险而约束了康复训练和患者护理（Health and Safety Executive 1992）。据文献记载，对康复过程中如何搬运患者已有一些探索。例如：英国物理治疗学会（the Chartered Sociery of Physiotherapy，2008）近期发表了关于在物理治疗中人力搬运的综合指南和康复处理大纲草案（Royal College of Nursing Rehabilitation and Intermediate Care Nurses' Form2002），为护士在康复患者的搬运方面提供了指导，符合 1992 年英国人力处理运作条例的规定。该大纲明确了康复移动和处置的三个部分为护理、治疗和康复处置，并提出在不同的时间和环境下，康复移动都需要这三个部分。尽管大纲很有价值，但并没有明确每种处置所需的专业护理行为、技能和知识，也没有明确护士、物理治疗师（PT）和职能治疗师（OT）的职能是否重叠。皇家康复护理学院和中期护理护士论坛（2002）同样也发表了一个有用的文件，该文件强调形成循证的、安全的患者康复处置。尽管部分护士担心过度使用辅助性设备可能会影响患者功能的独立性，但该文件主张设备能够也应该用于促进康复（加拿大患者安全处置工作组 Canadian Taskforce on Safe Patient Handling 2005；Mutch 2004）。

（二）危险因素评估

　　完成有效的危险因素评估是成功处置患者和预防事故发生的核心部分。关于这一过程，Johnson（2005）提供了全面阐述回顾，并指出危险评估的第一步是具备识别相关危险因素的能力。首字母简缩词"TILE"是对搬运工作量进行全面风险评估的纲要，指对"任务"、"个人能力"、"工作量"和"环境"的一种评估。

评估后采取适当的护理措施对于降低危险因素的影响是非常关键的。最初的风险评估有助于辨别是否需要对症法方案进行详尽分析。物理治疗协会（2008）和Johnson（2005）介绍了许多危险因素评估工具，探讨了降低风险和持续监测危险因素的策略。此外，风险评估者还需要了解自己的技能水平和局限性。

尽管多学科团队（MDT）所有成员都参与康复训练，但比起那些仅通过观察和经验而掌握专业技能的人来说，治疗师可能更擅长使用康复训练技巧和进行患者评估。在治疗过程中，患者很有可能在合格的治疗师辅助下进行行走训练和转运。然而，在病房中，最初依靠辅助站立器和升起器的帮助无论对患者还是护士来说都更安全。患者最初上下床、移动可能都需要借助于机械性设备，直到对于搬运者和患者来说风险降低到安全点为止。然而，随着患者康复的进展，患者可能仅需要护理人员的协助，类似于健身房治疗师给患者提供的协助。此时可开始本章所描述的其他活动训练。关于治疗性训练的其他指导在本章的后半部分将会有描述。

四、急性期治疗性体位

体位是卒中康复的基础之一，基本前提是提供的外部支持可以使患者更好的应对引力效应，而不过度使用肌肉活动保持体位（Pope 2006）。

床上或坐椅子上的治疗性体位对以下几方面非常重要：

1．减少持续性姿势
2．功能最大化
3．保持皮肤的完整性和防止褥疮
4．保持软组织的长度和防止挛缩
5．降低有害刺激和减少不适
6．促进社会化（Thornton & Kilbride 2004）

研究显示，卒中病房的患者较普通病房的患者能更好的保持体位，且他们与工作人员的治疗性接触更多，躺着的时间少，离开床和站立的时间更多（Lincoln et al. 1996）。这无疑提示需要专业卒中护士进行治疗性体位的安置。然而，体位和预后之间的联系还需要进一步的证实，目前的依据大部分仅来源于临床实践（Chatterton et al. 2001；Rowat 2001）。一项对674名英国理疗师邮寄调查了解卒中后患者体位，发现体位选择的三种主要原因包括：肌张力的调节、受损肢体的损伤预防和对身体的支撑（Chatterton et al. 2001）。坐在扶手椅中，非偏瘫侧或偏瘫侧卧位是最常用的姿势，一项对苏格兰教学医院150名护士和25名治疗师的调查研究发现，坐在户外椅子上是卒中后有意识患者较喜欢的姿势，而那些无意识的患者则通常以非偏瘫侧倚靠。研究对于采用仰卧、半坐卧位和偏瘫侧倚卧的意见不一（Rowat 2001），提倡患者白天或晚上均采取不同姿势，可使用T型卷、枕头和楔形物以便采取仰卧、俯卧、侧卧和坐位（Thornton & Kilbride 2004）。总之，变换不同姿势而不是持续任何一种姿势是关键的。

　　一个姿势选择得当的患者表现出身体不同部位之间生物力学上的协调性，这从根本上影响运动的效率（Shumway - Cook & Woollacott 2007）。机体协调性的改变提示肌张力减弱或发生变化，可能会对随后的肌肉活动康复训练产生不利影响（Bennett & Karnes 1998；Kilbride & McDonnell 2000）。例如，患者坐姿弯曲，主要是骶骨承重而不是坐骨、大腿和脚，这不仅增加产生压疮的风险，而且还要使用额外的肌肉活动，如头、上肢、躯干或臀部都需要保持直立。结果，患者将使用手臂来保持坐位。设计不良的椅子、软床垫和缺少专业的装置给治疗性体位的安置带来了挑战，可能需要脚托、枕头、和折叠毯提供外部支撑使臀部、膝盖和踝关节保持90°。物理治疗师提出体位的最重要方面如下：

1．头成直线（中间、中线和由枕头支撑）
2．伸展肩胛骨
3．左右侧臀部持重相等
4．臀部和躯干的位置，如臀部90°
5．远端肢体的支撑，如手和脚（Chatterton et al. 2001）

　　通过观察头、躯干、肩和骨盆带以及相关肢体的相对协调性，可分析肌张力改变对患者习惯性姿势的影响。来实现机体各部位的内在联系能够影响特定姿势的伸展和收缩，这一假设是基于"使患者保持一定的体位能够改变肌张力的分布"这一神经生理的基本原理（Bobath 1990；Shumway - Cook & Woollacott 2007）。为满足某些患者对个体化信息的需求，既往患者的照片（均有知情同意书）在临床中越来越常见到，且标准化的体位插图也可见于辅助体位调整的枕头上而实现个体化治疗。

　　急性卒中早期的体位是呼吸道护理的一部分，能提供最佳氧饱和度。对183名患者的四项系统性回顾研究强有力的证实体位影响（无其他相关（呼吸道）并发症的急性卒中）患者的氧饱和度，而对于有呼吸道并发症的患者，坐位对氧饱和度的有益影响和卧位对氧饱和度的不利影响的证据非常有限（Tyson & Nightingale 2004）。关于超急性期体位详细资料参见第四章。

　　此外，当患者存在视觉和知觉问题时，患者的方向和体位能提供有益的刺激作用。在早期，很有必要使有明显的视觉和知觉缺陷的患者处于正中位，如向前并在其视野范围内。随着修复的发生，患侧也能产生相应的刺激（Baer & Durward 2004）。需要特别考虑那些采取偏瘫侧倚靠的少数倾倒综合征的患者，强烈反对纠正中立或超过中立对侧，因为他们自认为已经很正了（Karnath et al. 2000；Karnath & Broetz 2003）。Karnath 与 Broetz 2003 年提出了一个干预方案，包括帮助患者认识直立体位知觉的改变和使用视觉辅助如直立的门框来检查自己的垂直感。

总之，治疗性体位和坐位可以使功能最大化、减少次要并发症、增强知觉意识、沟通、吞咽功能和社交互动，是康复过程中至关重要的一部分（Clark et al. 2004；Pope 2006）。建议读者参阅 Pope（2006）更全面的了解体位和坐姿。

五、促进早期活动

《脑卒中国家临床指南》建议急性卒中患者在病情允许的情况下尽早活动（Pope 2006）。促进早期活动是急性卒中护理的重要方面，可以降低与制动相关的常见生理性并发症，特别是肺部感染、压疮、深静脉血栓、便秘和尿路感染等。其他与制动相关的并发症包括低蛋白血症，可能会引起全身的水肿。即便是短时间的制动也会导致肌肉萎缩、皮下脂肪减少或萎缩，机体活动范围减少和活动耐受力降低。当患者活动受限时，呼吸困难也很常见，表现为呼吸困难伴有胸部啰音、喘息和呼吸频率加快。一些患者还可能会发生与制动相关的心血管系统障碍，包括体位性低血压、心律加快和外周水肿等问题（Adams et al. 2003；Bernhardt et al. 2008；Indredavik et al. 1999）。制动相关的并发症详见表 7.1。

为了防止此类并发症的发生，患者卒中后应尽早活动。然而关于早期活动的内容较少，且概念没有统一界定，所需的运动强度、持续时间与频率，以及危害和收益亦无统一的指导意见（Arias & Smith 2007）。对于卒中护理的发展，各地方政策很有可能存在差异，但以循证为依据的临床实践已成为趋势。目前，Indredavik 等于 1999 年提出了关于"早期活动"的描述，并被 Arias 和 Smith 在 2007 年引用，包括以下方面：

1．24 小时内下地活动。
2．活动与卒中类型无关，无论是缺血性卒中还是出血性卒中。
3．卒中发生 8 ~ 24h 内，由物理治疗师对患者进行评估。
4．卒中发生 24 ~ 72h 内，进行移动、坐立及行走训练。
5．协助患者移动的护士应由专业的卒中单元物理治疗师和神经理疗师进行培训。

表7.1 制动相关并发症。（经Royal Free NHS Trust，Hampstead，London. STEP团队批准再版）。

系统名称	异常表现
代谢系统	伤口愈合减缓 肌肉萎缩 皮下脂肪减少 中心性水肿
呼吸系统	胸壁变薄，膈肌运动减弱 肺泡通气量下降，可能引起呼吸困难 呼吸音很大（哮鸣音、爆破音、捻发音等），呼吸频率增快

（续表）

系统名称	异常表现
心脏血管系统	体位性低血压 去适应作用导致的心率增快 脉搏微弱，四肢冰凉 周围性水肿
肌肉骨骼系统	DVT：红斑，大、小腿直径增加，不适/疼痛 活动度降低 关节挛缩 活动耐受力丢失 肌肉萎缩
皮肤	皮肤完整性受损、压疮形成
排泄系统	排尿困难：尿少、尿液浑浊或结晶尿 肠蠕动减弱，便秘 腹胀 肠鸣音减弱或增强

一项持续研究卒中后早期活动的Ⅲ期临床随机对照实验 "AVERT-A Very Early Rehabilitation Trial"，表明卒中后 24 小时内或 48 小时内下床、站立和行走在卒中救治中的重要性（Bernhardt et al. 2008）。

对于急性卒中病房的护士来说，同满足患者的其他需求相比，鼓励患者行走和变换体位可能就不那么重要了。最近的一项研究结果显示，在 118 例住院患者中，只有 27% 的卒中患者真正做到"行走"，而持续时间仅仅平均为 5.5min。因此，护士作为多学科工作团队成员（MDT）之一，与患者的接触最多，在促进早期活动方面会发挥巨大的作用（Callen et al. 2004）。

一旦决定开始康复训练，应该考虑采用一系列指标来评估患者对干预措施的耐受性。Stiller & Phillips（2003）提供了急性卒中患者活动相关的安全指导。例如，急性卒中患者活动的禁忌证为：急性感染、不稳定性心绞痛、急性肺血栓或栓塞。诊断为下肢静脉血栓（DVT）的患者会采取抗凝治疗，此类患者的早期活动会被延迟直到抗凝治疗达到预期效果，或者如果知道患者已经使用了过多的抗凝药物，可能会增加出血的危险，则不活动。如果患者活动时出现明显的血氧持续降低，应及时降低活动强度或者停止活动，并对血氧进行监测，关于血氧饱和度水平和补充氧气需求的更多指导见 British Thorax Society National Guidelines（O'Driscoll et al. 2008）。Ⅰ型糖尿病患者卒中后容易发生血糖水平不稳定，且活动可能会减弱血糖的控制，因此应该监测患者的血糖水平，以防患者发生活动性高血糖和低血糖。另有患者会发生卒中后高血糖，应同样引起警惕。此外，亦应监测活动过程中患者情绪反应的任何主观症状，可能包括疼痛或不舒服、个人感知水平、呼吸短促、疲劳、紧张、皮肤颜色的改变、出汗与湿冷等。这些证据可以帮助评估患者对早期活动的配合程度。

当 MDT 团队评估认为患者病情比较稳定后，即可开始抗重力伸肌活动或保持软组织长度训练，如坐—立练习，及活动康复训练的其他方面（Bernhardt et al. 2008；Carr & Shepherd，1998；Indredavik et al. 1999）。与此同时，患者必须摄入足够的能量来参与这些康复活动，这就要求保证相应的营养和水的供应（见第五章），同时，保持健康的睡眠和休息也很重要，还需妥善处理疼痛问题，否则患者可能会不愿意活动动或积极参与康复训练。

（一）下地活动

虽然患者应在卒中发病 24h 内下床（Bernhardt et al. 2008；Indredavik et al. 1999），但是控制开始的下床时间不要过长是很重要的，因为时间过长会导致患者非常劳累，及为达到相应训练目标而造成的过度肌肉活动，例如，为了保持直立过度使用头部。依据个体需求的评估结果，患者可以平均下床活动时间为 15 ~ 20min。理想情况下，各种轮椅可供使用（如：坐位倾斜），但病房座椅需加用枕头，卷曲的毛巾和折叠的毯子维持最佳姿势来保持肌肉长度、保护易损关节如盂肱关节、辅助呼吸和帮助沟通交流与社交（Clark et al. 2004；Pope 2006）。应对头、躯干和偏瘫的上肢提供所需的支持以保持良好的体位，并帮助持续治疗此外，患者（Chui 1995）。如果患者有严重、长期的坐位困难，可能需要专业的坐姿服务指导。

（二）站立

站立是早期活动的重要组成，患者心血管系统一旦稳定，应尽早开始站立，理想状态下 24 小时内开始（Bernhardt et al. 2008；Carr & Shepherd 2003）。鼓励患者站立和进行短期的负重训练以保持肌肉长度，调整音调变化和促进伸肌活动，以对抗长时间久坐引起的肌肉弯曲状态（Carr & Shepherd 1998，2003；Massion 1994）。除采用站立升降架外，越来越多地使用机械升降机，可降低转运患者时的下肢承重。白天的常规站立可以帮助维持肌张力水平，降低痉挛的发生率，协助保持关节的活动范围（Bohannon 1993），并且帮助激活伸展肌，这一点仰卧时是无法办到的（Brown 1994；Markham 1987；Massion 1994）。如果患者无法活动或仅能做很小范围的活动，可以利用升降桌（Chang et al. 2004）；如果患者表现为躯干和下肢的伸展肌力较强，则患者的常规恢复训练中可以采用其他的站立设施；如马达驱动的站立支架（Thornton & Kilbride 2004），尽管最初患者可能仅能耐受 5 分钟；机械辅助通气并不妨碍站立或坐位，但是需要密切监测氧饱和度和生命体征，特别是当患者出现自主神经紊乱症状时（Carter & Edwards 2002）。随着患者的康复，可以减少辅助支撑的使用，患者可以在一个或两个团队人员的帮助下，或如果方便的话借助双杠练习站立。

（三）行走

根据患者偏瘫的程度，卒中早期阶段可能无法行走，或需要在其他设备的辅助下完成。帮助患者活动的最好方法是 MDT 人员接替物理治疗师的康复训练工作，如果患者上肢活动减弱，意味着不宜使用助行器，如果踝关节不能向背弯曲可能需要临时的踝关节矫正器（Olney 2005）或者实行踝关节矫正术（Edwards & Charlton 2002）。选择性功能电刺激（functional electrical stimulation，FES）已成功用于治疗足下垂（Burridge et al. 1997；Popovic et al. 2002）。近几年，减重步行训练可用于主动、特定的步态练习，其安全背带甚至为活动力较弱的卒中患者增加了安全性，提供了活动的可能性。（Hesse et al. 2003；Smith & Thompson 2008；Tuckey & Greenwood 2004）。然而，这些专业性跑步机价格相对昂贵，且需要一定的空间，一般局限于大一些的物理治疗部门或康复训练机构。事实上，近期发表的一篇关于卒中后步行速度恢复的综述表明，简单的、技术含量低、且传统的训练方式与跑步机或机械性干预措施同样有效（Dickstein 2008）。

六、预防跌倒

卒中患者发生跌倒非常普遍（案例 7.2）。一项研究发现，在 311 例住院卒中患者中，25% 的患者发生过跌倒（Langhorne et al. 2000）。引起跌倒的因素有很多（框 7.1）。即使是住院患者，预防所有跌倒的发生也是不可能的，但是可以降低跌倒的发生概率。许多医院和社区服务中心都会为患者或者家属提供怎样预防跌倒的宣传册。预防跌倒是非常重要的，因为应对跌倒或跌倒的人会给患者、照顾者和工作人员带来受伤的风险，特别是试图抓住跌倒的人是不明智的，尽管不符合伦理道德。

跌倒评估指南已经出版（Oliver，Daly，Martin & McMurdo，2004）。所有曾经跌倒过，或表现为步态或平衡能力异常的患者都应该进行多方面的跌倒风险评估（Langhorne et al. 2000），包括查看跌倒史，评估步态、平衡能力、行走能力、肌力减弱、骨质疏松风险、活动能力、老年人跌倒害怕水平、视力缺损、认知障碍、尿失禁、家庭环境的危害、神经系统和心血管系统检查，以及用药史。评估后方可提供预防跌倒的干预措施，包括减少跌倒危险因素、改变力量和平衡能力训练、改变家庭布局、指引和提高视力，以及改变用药。在康复病房，安全措施可能包括紧急时用轮椅推患者如厕，随后走回。或者，跌倒风险评估建议需要在距离病床和厕所中间的位置放置助行器或椅子（Betts & Mowbray 2005）。

框 7.1　跌倒的原因
• 肌力和平衡能力下降，步态不稳和身体虚弱
• 足部问题或鞋袜问题
• 感觉障碍，如视力或听力降低
• 认知和感知问题，例如疏忽、判断力改变等
• 疾病状态，如急性疾病、卒中、认知降低、体位性低血压
• 害怕跌倒
• 跌倒史
• 匆忙，环境改变，空间和家具布置，光线差等

案例 7.2　Betty，82 岁，卒中后 6 个月独自生活

"我正再一次把早餐的物品收拾好，我来到这里，我跌倒了。我知道我要跌倒了，我撞到了这个东西（咖啡桌），出血了。我离门很远，并再次跌倒，无法站起。"

七、躯体活动能力重建

如前所述，卒中后活动能力的丧失是阳性体征（如痉挛）、阴性体征（如软弱无力）和适应性体征（如挛缩）联合作用的结果。直接证据表明外周感觉输入的改变，如移动偏瘫侧肢体可以影响由此产生的运动输出（Hamdy et al. 2000；Johansson 2000）。本节描述的干预措施对卒中后活动能力的重建和维持很有帮助，也是对前述章节内容的补充。

（一）活动范围降低与挛缩

肌张力改变通常与肌萎缩的发生有关，如果不采取干预措施，患侧肢体会长时间处于缩短的状态，结果导致软组织发生改变和活动度丧失（Goldspink & Williams 1990）。

澳大利亚最近的一项纵向研究首次发现卒中后的前 4 个月内，强直可以引起挛缩，但是随后发现肌肉无力是活动受限的主要原因（Ada et al. 2006）。肌力改变和无法移动会导致惯性姿势的产生，这些也将导致软组织缩短和肌肉生物力学改变（见前面关于治疗性体位和坐姿章节）。这些外周的改变造成肌肉失衡，引起卒中后中枢运动功能失调，最终导致患者活动更加困难（Fitzgerald & Stokes 2004；Singer et al. 2001）。

最有可能发生挛缩的高危患者为：

• 昏迷患者
• 不能活动或肌张力改变的患者
• 在现有干预措施下，患肢缩短

- 患者存在骨折或压疮
- Glasgow 昏迷评分量表得分低于 9 分的患者
- 病情不稳定，不能站立的患者（Thornton & Kilbride 2004）

此外，卒中后 2 ~ 4 周，患者肌肉活动能力无功能性恢复的患者也是发生挛缩的高危人群（Pandyan et al. 2003））。卒中后活动幅度下降或适应性肌力改变，包括肌肉挛缩最常见于卒中后以下部位或两个关节连接部位的肌肉：

- 髋关节和膝关节屈肌群
- 髋内收肌群
- 腓肠肌、同时影响脚踝和足的跟腱部位
- 肩部外展肌、内收肌群和内侧旋转器
- 屈肘和前臂肌群
- 腕部和手指屈肌

并且，四肢不能活动的患者更容易出现躯干、骨盆和肩胛带部位的活动度降低（Carter & Edwards 2002）。长期的挛缩会引起潜在的功能消失，因此对所有工作人员来说这是实施干预的一个非常重要的领域，接下来介绍干预的具体方法。

（二）伸展/辅助/被动活动

尽管干预措施可以很好的处置挛缩状态，但有时尽管尽了最大努力，也无法控制挛缩。卒中后患者活动能力的丧失及随之被迫的活动不能导致关节活动度降低，因此需要对机体所有大、小关节包括（咀嚼肌）进行干预以保持活动能力（Carter & Edwards 2002；Davies 1994），英国国家卒中指南建议对关节活动度降低或存在活动度降低风险的任何患者，均应对受累关节展开日常的被动伸展训练干预，且患者和 / 或照顾者均应学习掌握该干预措施（Carter & Edwards 2002）。辅助维持活动度的训练可以通过一系列方式进行：

- 主动：患者独自完成训练
- 半主动：患者在他人的帮助下完成
- 被动：活动训练完全由康复师、护士、照顾者实施，患者不能活动

虽然患者自主完成活动训练确实可以引起大范围的大脑皮质感觉运动区改变（Lotze et al. 2003），但被动训练也已经被证实可以刺激大脑活动，参与大脑感觉和运动功能系统的重建（Nelles et al. 1999）。因此，如果患者的肌肉自主活动能力消失，应实施被动训练并作为康复训练的一部分。

用于伴有不同肌张力改变的患者的处置技术已有介绍（Thornton & Kilbride 2004）。活动训练应该采用不同的速度，并利用压缩、牵引、伸展、及转体动作，由于存在异位骨化（肌肉内形成的骨组织）的风险，因此永远不要力度过大或强迫患者。当改变患者习惯性姿势时，应该特别注意跨关节部位的肌肉和活动方式。肌肉持续伸展训练的时间和频率仍然是当今争论的主题：从每天 6 小

时（Tardieu et al. 1988）至 15 ~ 20min（Carr & Shepherd 2003）。最近一篇关于强直伸展训练的系统性综述提到了该主题的复杂性，并建议进一步深入研究该领域（Bovend'Eerdt et al. 2008）。其他可用于肌肉伸展训练的干预措施包括使用夹板或石膏模子。

（三）夹板

如果体位及常规活动训练不能有效防止挛缩的适应性特性，可能有必要使用夹板固定受损肢体（Edwards & Charlton 2002）。虽然夹板固定的作用机制仍不清楚，但大多认为夹板能对神经中枢与骨骼肌系统起作用（Stoeckmann 2001）。铸模——是指将一个肢体放入圆柱形的封套内（类似于对骨折的处置方法），可能会减少触觉、本体和温度感受器的输入，并提供整体接触甚至是压力或保暖感受器，这些被认为可以降低神经输出的灵敏性（Childers et al. 1999；Robichaud & Agostinucci 1996；案例 7.3）。一项系统性综述肯定了铸模方式可提高活动度，但还需要进一步的研究来挖掘，铸模是否能控制张力亢进及改善功能（Montensen & Eng2003）。

--- **案例 7.3   Ray，56 岁，卒中后 5 个月** ----------------------------

　　我无法控制那只手，那只手仍然非常麻木，且另一只手的手指不断的抖动，我无法停止抖动去保持特定的姿势，因为我无法感觉这些手指的任何动作。因为我的手不断的在动，使我无法安睡并会半夜醒来，治疗师给我使用了夹板（将手和手臂同时固定）。不管怎么样带上夹板之后晚上就可以睡得很好。

使用夹板会给患者带来压疮和皮肤损伤的风险，因此，需要认真细致的护理，尤其重要的是监测皮肤状况。神经性患者使用夹板的 3 种主要形式已有论述（Thornton & Kilbride 2004）：

- 预防型（预防性的）：正如其名，预防性夹板的目的是预防任何活动范围的丧失，包括石膏靴或者压力性夹板（Johnstone 1995）。
- 矫正型：该类夹板主要用于增加挛缩时的活动范围。例如，圆柱形石膏（如前面描述的石膏靴）、下垂式夹板和铰链式背带铸模可用于限制活动，同时获得活动能力（Edwards & Charlton 2002）。
- 动态型：旨在促进康复和协助功能稳定。例如，脚踝矫正器，既可以采用铰链方式，也可以采用固定方式（Tyson & Thornton 2001），以及矫正器鞋垫（Edwards & Charlton 2002）。尽管相关证据不足，绷带为短期治疗提供了一种替代方法，可以应用于大多数关节，尤其是脚踝和肩膀（Thornton & Kilbride 2004）（也可用于稍后章节介绍的偏瘫侧肩膀疼痛）。

肉毒毒素，由肉毒杆菌产生，作用于神经肌肉的节点，降低肌肉活动力，当肌张力过高时，可用夹板固定（Thompson et al. 2005；Thornton & Kilbride 2004）。

然而，这种方法仅用于急性卒中患者中的极个别病例。

（四）目标强化和作业训练

肌力减弱目前被认为是卒中后的主要特征，被认为是限制活动能力恢复的首要因素（Cramp et al. 2006）。肌力减弱所带来的困难主要有：功能活动所需力量的形成、训练时间和训练顺序以及力量的维持；但通过适当强度的力量训练来改善状况（Carr & Shepherd 2003）。最近一项关于脑卒中后锻炼（Saunders et al. 2004）和力量训练（Morris et al. 2004）的系统性回顾分析表明，这两种方法对脑卒中康复具有积极的作用，与早期的研究类似。力量训练能改善肌肉强度和功能，且不会增加异常的肌肉活动（Ng & Shepherd 2000）。鉴于脑卒中后的肌张力减弱更多的表现为运动肌控制障碍的特征，因此建议力量训练应该是任务导向或者能针对所学任务的特点（Carr & Shepherd 2003）。例如，重复练习坐立这项任务训练，有助于加强功能活动所牵涉肌肉的力量，同时可以强化获得的技能，且可改善肌张力减弱的症状。通过采取不同活动范围、改变速度、或改变起始位置的高度来增加抵抗力等使任务变得多样化（Ada & Canning 2005）。此外，肌肉的特殊力量训练具有防止肌肉萎缩和降低运动幅度的作用（Shortland et al. 2002）。

伴随着肌力减退，个体会出现心血管功能失调的症状，并伴随卒中后活动不能的亚健康状态（Hass & Jones 2004））。任何准备开始新训练计划的个体，均应进行心、肺锻炼的风险评估（Hass & Jones 2004；Kilbreath & Davis 2005），并推荐采纳来自美国运动医学院的程序（Hass & Jones 2004），包括：当出现以下症状时即终止活动，如心绞痛发作、或心绞痛类似症状、轻微的头痛、神志不清或皮肤湿冷和潮湿等血流灌注不佳的迹象、以及检查或监测仪器失灵。根据个体需求的不同，可以采取多种锻炼方式，包括健步走（自由行或跑步机）、跨步、蹬自行车、手臂和腿的循环测力器（Hass & Jones 2004；Kilbreath & Davis 2005）。实际上，遗留中度残疾的脑卒中患者在进行有氧运动和力量训练，可以运动 30 ～ 90 分钟（Duncan et al. 2003）。

八、上肢活动的管理

我发现我的右胳膊在梳头发、拿东西时，相当的吃力，但是我已经适应了。

（Bill，72 岁，卒中后 5 个月）

脑卒中最常见的发病原因是大脑中动脉闭塞，这对上肢和面部的影响要大于下肢，且与肌力减弱和感觉消失有关（Shelton & Reding 2001）。文献中关于卒中后上肢活动能力康复的数据多有不同：波动在 5% ～ 52%（Dean & Mackey 1992；Gowland et al. 1992），而下肢损伤后的康复比例为 70% ～ 80%，（Rodgers et al. 2003），相比较而言，上肢康复难度更大。虽说普遍认为大多数患者的肢体活动能力在卒中后的头 3 个月内能康复（Wade et al. 1985），但大部分可能超过一年

（Taub et al. 1993）。一项为期 4 年的随访研究，对 54 名首发卒中患者进行上肢活动的能力评估，结果显示，大多数的康复在卒中后 16 周内开始，但有 10 例延续到 16 周后，另有 13 例患者手臂功能的恢复在 16 周后刚刚开始。4 年后，仍有 36 例患者上肢功能没有恢复。引起上肢活动能力康复率低的原因有多种，包括学习废用（Taub et al. 1993）、皮质脊髓束损伤（Bourbonnais & Vanden 1989；Shelton & Reding 2001）、运动肌协调能力降低（Diedrichsen et al. 2007）、以及同下肢相比，手臂和手活动更复杂（Carr & Shepherd 2003）。此外，也有学者提出在处置和训练其他功能时是以牺牲上肢的活动能力为代价的（Lang et al. 2007；Rodgers et al. 2003）。目标特异性训练、训练强度和其他新的方法同样与上肢功能的重塑相关。

（一）肩关节半脱位的管理

卒中后肩部疼痛是非常常见的，会使上肢目的性运动康复变得更为复杂（Gamble et al. 2002）。肌张力的改变、活动度的降低或丧失会影响到正常的肩关节姿势和软组织变化（Turner - Stokes & Jackson 2002）。由于关节的稳定是依赖于肌肉活动而不是韧带固定，因此支持肩关节的肌肉张力减退常引起关节半脱位（Bobath 1990）。然而，如果适当固定脱位的上肢，不会引起疼痛（见 Edwards & Charlton 2002 的综述）。澳大利亚近期的一项肩关节半脱位的干预研究发现脖子和袖口吊起是最常用的方法，但是效果不明显。他们发现使用轮椅或轮椅类似器械非常有帮助，可以提供更有力的支持（Foongchomcheay et al. 2005）。用绷带缠绕肩关节能帮助减少肩关节不适当的校正、减少关节半脱位、以及增加本体感觉输入，但是该辅助治疗的机制仍然存在争议，需要进一步研究（Alexander et al. 2003；Peters & Lee 2003）。如同卒中救治的任何领域一样，对医护人员及家属的教育是治疗的核心内容（Intercollegiate Stroke Working Party 2008）。

（二）偏瘫侧肩部疼痛

医务人员关心的首要问题是预防偏瘫侧肩部疼痛，据估计 30% 的脑卒中患者会出现该症状（Intercollegiate Stroke Working Party 2008）。一项 297 人的纵向队列研究显示：47% 的患者存在持续疼痛，其中 58% 睡眠受影响，40% 在疼痛发作时需要通过休息来缓解。可制订一个完整的救治方案包括降低创伤风险、提供肢体支撑和维持运动幅度。Jackson 等人提出了专业康复机构的一个综合性实例（Jackson et al. 2003）。图 7.1 所示为急性脑卒中中心的简单实例。这些实例能够促进 MDT 人员进行及时、协调性的干预。应避免使用高架手臂吊索以加大不可控的肢体外展（Intercollegiate Stroke Working Party 2008；Kumar et al. 1990）。

伴有肩部肌力减弱的卒中患者，更容易发生
1. 肩部半脱位
2. 肩部疼痛
3. 肩部活动能力下降
以下指南可以减少上述并发症的发生

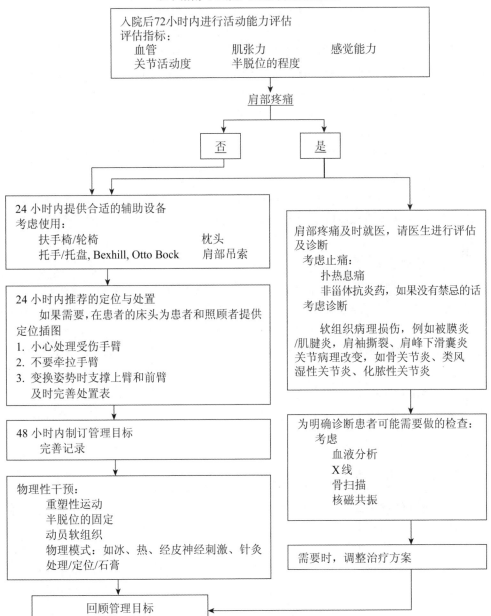

入院后72小时内进行活动能力评估
评估指标：
　　血管　　　　　　肌张力　　　　　感觉能力
　　关节活动度　　　半脱位的程度

肩部疼痛

否　　　　　　　　是

24 小时内提供合适的辅助设备
考虑使用：
　　扶手椅/轮椅　　　　　　　　　枕头
　　托手/托盘, Bexhill, Otto Bock　　肩部吊索

24 小时内推荐的定位与处置
　　如果需要,在患者的床头为患者和照顾者提供
定位插图
1. 小心处理受伤手臂
2. 不要牵拉手臂
3. 变换姿势时支撑上臂和前臂
　　及时完善处置表

48 小时内制订管理目标
　　完善记录

物理性干预：
　　重塑性运动
　　半脱位的固定
　　动员软组织
　　物理模式：如冰、热、经皮神经刺激、针灸
　　处理/定位/石膏

肩部疼痛及时就医，请医生进行评估
及诊断
　　考虑止痛：
　　　　扑热息痛
　　　　非甾体抗炎药，如果没有禁忌的话
　　考虑诊断
　　　　软组织病理损伤，例如被膜炎
/肌腱炎，肩袖撕裂、肩峰下滑囊炎
关节病理改变，如骨关节炎、类风
湿性关节炎、化脓性关节炎

为明确诊断患者可能需要做的检查：
　　考虑
　　　　血液分析
　　　　X线
　　　　骨扫描
　　　　核磁共振

需要时，调整治疗方案

回顾管理目标

图 7.1　脑卒中患者肩部管理指南。感谢英国伦敦国民健康服务信托 STEP 团队允许转载。

九、其他康复措施和新进展

本节主要介绍其他可用于卒中后活动能力康复的措施和更多新的治疗方法，这些新进展可能尚未广泛应用，但可能会代表未来的发展方向。

（一）具体任务训练和实践机会

由于在很大程度上，一项活动的开展取决于前期的准备工作，因此具体任务训练的关键原则是：运动的恢复应该具体到所需掌握的任务，或以所要展开的任务特点为导向（Carr & Shepherd 2003；Shumway-Cook & Woollacott 2007）。此外，脑卒中后的康复训练可以作为一个完整的任务训练（如步行训练）或改进训练的一部分（Shumway-Cook & Woollacott 2007）。例如，行走训练有可能是针对特定的损伤——脚踝背负肌薄弱的，同时通过训练可以全面的改进活动能力。同样诸如洗衣、穿衣服等其他训练，在患者达到功能独立前有必要将任务细化到训练不同的部位。因此为患者提供训练的机会是非常重要的。如果训练是目标导向的，可以提高运动技能学习的有效性（Pomeroy & Tallis 2002），同时由于训练环境在训练过程中可以起到积极的引导作用，因此应该对个体的训练环境进行适当管理（Wulf 2007）。

（二）活动强度

训练是康复的重要组成部分之一，因此为患者提供机会是非常重要的（Carr & Shepherd 2003）。训练与学习两者具有直接关系，训练安排越集中，益处越多（Kwakkel et al. 2004；Kwakkel 2006；Winstein et al. 2004）。然而，传统的神经康复干预措施采用常规的训练量，促进运动康复的效果很有限（Wolf et al. 2008）。训练量-效率关系显示增加日常的训练量能够带来更多益处，一项系统性综述结果提出应在卒中发生的 6 个月内至少增加 16 小时的训练（Kwakkel et al. 2004）。因此，MDT 的所有成员都参与到患者的训练中是非常重要的，也可以为患者制订在正规治疗之外的自我监控训练。但重要的是患者能够完成训练，且训练具有一定挑战性。依据患者的个体化需求，制定一个带书面说明、图片、照片或录音带的时间表是非常有帮助的。同样，明确指出避免做哪些运动也是非常重要的。

（三）制动疗法（CIMT）

脑卒中后，伴有上肢轻至中度功能障碍的患者可表现为学习性废用——即尽管上肢有一些运动功能的恢复，但患者还是倾向于使用他们偏爱的或者受影响较小的一侧（Taub et al. 1993）。施行 CIMT 时，在患者两周内 90% 的清醒时间，限制其健侧肢体的活动，而使用患侧肢体参与 6 小时的活动训练（Taub et al. 1993；Wolf et al. 2008）。对于一些能够主动活动手腕和手指的患者有必要参加 CIMT 活动，但该治疗并不适合所有患者。实际上，据估计由于基础运动状况不良，4/5 的患者被排除在 CIMT 外（Grotta et al. 2004）。近期 EXCITE 试验（一项单盲的、多中心随机试验：222 个患者其手腕的伸展评分最小为 10 度，拇指内收 10 度，及至少两个手指伸展评分为 10 度）结果显示，脑卒中后 3 ~ 9 个月后具有显著的统计学的意义，坚持 1 年后上肢运动功能水平有相应提高（Wolf et al. 2008）。

（四）改良的制动疗法（mCIMT）

许多患者发现前面提到的制动疗法（constraint-induced mouement therapy，CIMT）强度太大无法实施，而且治疗师常常没有资源实施该方法，从而引发一项简便方案的发展——即逐渐被公认的改良制动疗法（mCIMTT）（Page et al. 2005）。一项 mCIMT 的研究观察了 4 名卒中后一年的患者，这些患者患侧手指最初有很小的活动度（Page & Levine 2007），患者接受一项为期 10 周每次 30 分钟的治疗后，并每周评估 3 次，结果所有参加者的患侧肢体活动得到改善和运动质量得到提高。在这 10 周的治疗过程中，对健侧肢体进行每天 5 小时，每周 5 天的活动限制。因此，对于患者和治疗师来说，mCIMT 的治疗训练强度更能接受和完成。mCIMT 与 Wii 技术的结合具有一定发展前景。

（五）运动想象训练（MIP）

对大脑特定运动功能演练实录（实际上没有做任何运动）的成像显示大脑被激活的区域与机体做该运动时相同（Dickstein & Deutsch 2007;Sharma et al. 2006）。与 CIMT 和 mCIMT 不同，MIP 不依赖患者的活动能力，因此被描述为脑卒中患者运动系统的"后门"，能够桥接缺口（Sharma et al. 2006），可能会成为脑卒中早期阶段患者，和拥有持久的运动系统损伤患者进行积极的自我训练的一种方式。

（六）联合疗法

联合治疗着眼于对慢性卒中患者使用肌电诱导的肌肉刺激（ETMS）与 mCIMT 相结合的方式。一项对 6 名卒中一年内并伴有上肢偏瘫的患者进行的小范围研究，结果显示了有利的初始变化。研究参与者接受每次 35 分钟，每周 2 次，持续 8 周的 ETMS 治疗，随后接受每周 3 次，持续 10 周的 mCIMT 治疗（Page & Levine 2006），结果表明单独采用 ETMS 治疗不能引起功能性改变，但是对提高手腕和手指的伸展功能有一定帮助，随后的 mCIMT 治疗能达到功能的改变。研究者提出联合治疗能够为功能低下的患者提供一个桥梁，但需要进一步的研究证实。已有报道在慢性脑卒中患者手腕和手指伸肌康复中使用 EMG 诱导的功能性电刺激（FES），能使抓取小物品及维持伸肌的肌肉活动能力取得显著的改善（Cauraugh et al. 2000；Hara et al. 2006）。该方法也被用于脑卒中 15 天的急性卒中患者中，效果良好（Chae et al. 1998；Francisco et al. 1998）。

（七）周围神经刺激（PNS）

直接周围神经刺激（peripheral nerve stimulation，PNS）是增强慢性卒中患者手部功能的一种躯体感觉刺激训练（Celnik et al. 2007）。一项单盲随机交叉研究中，通过刺激 9 名患者受累上肢的两个神经（尺神经和正中神经）以进行运动功能训练，其结果显示 PNS 作为一种辅助手段可以积极的提高上肢的再训练能力。

（八）生物反馈法

不确定生物反馈法能否作为脑卒中康复的辅助疗法。尽管少量临床研究承认生物反馈法的疗效，但一份对 8 篇已发表的随机对照试验进行的 Meta 分析指出该方法对脑卒中的治疗效果需要进一步明确（Glanz et al. 1995）。相反，也有报道提出肌电图的生物反馈可以显著改善卒中后受损上肢的功能（Hiraoka 2001）。其他研究者发现该方法是一种有用的辅助治疗手段，可以为患者执行特定训练时提供信息反馈，包括平衡再训练（Nichols 1997；Sackley & Lincoln 1996）、重量转移（Cheng et al. 2004）、提高脚踝背曲肌的力量（Moreland et al. 1998）。

（九）重复经颅磁刺激（rTMS）

经颅磁刺激是一种进行大脑皮层映射的无创、相对无痛的方法，采用电磁线圈来诱导形成局部大脑组织弱电流，刺激局部神经元（Barker et al. 1985）。经颅直接电流刺激（transcranial direct current stimulation，tDCS）是康复中使用 TMS 的一种新发展，它能够无痛的调节大脑皮层活动，通过安慰剂组对照研究发现 tDCS 是无法觉察的且有效的（Hummel et al. 2005）。无论 rTMS 还是 tDCS，在瘫痪的手部功能恢复方面均有良好效果，早期结果很可观。近来的一项研究提示，持续两周，5 天为一个疗程，每次 20 分钟的低频 rTMS 应用于轻到中度瘫痪的慢性卒中患者中，可以提高患侧手部功能（Fregni et al. 2006）。这些研究者提出 rTMS 联合运动训练可进一步促进卒中后运动的恢复。

（十）机器人辅助运动

机器人辅助治疗是通过一个机器操控者实施，将受损手臂固定在可活动的外部支持设备上，并施加外力。机器人辅助治疗帮助受损的上肢以被动和积极的方式重复练习动作。国家脑卒中临床指南（Intercollegiate Stroke Working Party 2008）推荐该干预措施作为传统疗法的辅助疗法，卒中后至少 6 个月、伴有手臂功能缺陷的患者应该考虑采用该治疗方法（Lum et al. 2002；Volpe et al. 2000）。

十、患者关于运动康复的观点

患者的康复锻炼的经历并不总是积极的，如患者有些方面的康复需求仍然得不到满足，相关康复信息和主动参与的缺乏，在进行康复时，治疗太少及疼痛控制不佳。厌倦和独居也被认为是痛苦的特定因素（Longet al. 2001）。

尽管大量文献探讨了确保患者的处置过程不对自身及社会保健人员造成损伤的方法（Billin 1998；Brown - Wilson 2002；Hignett 2003），但关于患者对"被处置"的观点很少谈及。患者可能不喜欢被帮助，特别是在机械装置的辅助下。例如，老年人可能认为使用"助行器"是耻辱的，是对尊严和骄傲的侵犯（Rush & Ouellet 1997）。另外，有护士指出，不舒适感和害怕也是患者不采用机械辅助装置的原因（McGuire et al. 1996）。

接受康复治疗的患者可能更希望护士替他们做或者是护理他们，而不是促使其自身尽快独立（Kneafsey & Long 2002）。因此，对于康复人员来说，很难在遵从患者的意愿与实施有益于患者康复的救治之间寻求平衡，但患者认可并愿意参与康复是非常重要的。在此过程中，医务人员计划采取何种方式帮助患者进行活动训练是一个关键部分。一项从工作人员角度出发了解的关于脑卒中患者早期活动的调研发现，许多健康专业人士（包括医生、护士、理疗师）认为应进行早期活动训练，而不考虑患者是否想起床活动（Arias & Smith 2007）。但是，健康专业人士试图把患者的愿望和想法融入到康复护理中是非常重要的。例如，当讨论提供家庭护理时，英国健康与安全实施指南（Health and Safety Executive 2001）表明"无上举"的策略在过去被误解，在所有的移动和运送过程中不考虑患者的意愿和某些需求而常规采用吊起方式。显然，这对患者不公平，对康复治疗过程也不利。因此，尊重患者的目标和愿望（案例7.4）、患者处置的决定以及提供活动和移动的帮助均需要征求患者的意见，并取得同意。

十一、结语

本章论证了对卒中后躯体障碍进行早期、积极主动的管理与治疗是全面活动康复中必不可少的一部分。护理人员与多学科团队成员协作将护理工作与康复原则相结合，并将治疗活动贯穿到每天的功能训练中去，这对患者康复起到关键性的作用。本章回顾了常用的训练方式如固定姿势、坐姿，跌倒预防，康复运动和处置过程中的风险评估的复杂度，并初步探索了脑卒中更多新的治疗方法。只有通过所有团队人员持续不断的专业性发展与使用者的参与，才能保证康复治疗跟上新的发展和研究，并促进卒中康复临床实践的发展。

> **案例7.4　Jodie，女性，31岁，该病例在本章开始部分引用。**
> "我想跟我男朋友手拉手逛马路，而不会因为跛行遭到别人异样的眼光。有些人会说，这样想不好，你不应该担心别人想什么。但是我认为，我还是担心他们的想法会比较好。如果我不这样想，如果我不抱怨、并且也觉得跛行没什么，10年后来看我，我仍然会一拐一拐地走路。"

（吕进　刘云娥　刘傲飞　译）

参考文献

Ada, L, & Canning, C, 2005, Changing the way we view the contribution of motor impairments to physical disability after stroke, in *Science-Based Rehabilitation: Theories into Practice*, L Ada & E Ellis, eds., Elsevier, Edinburgh, pp. 87–106.

Ada, L, O'Dwyer, N, & O'Neill, E, 2006, Relation between spasticity, weakness and contracture of the elbow flexors and upper limb activity after stroke: an observational study, *Disability and Rehabilitation*, vol. 28, no. 13–14, pp. 891–897.

Adams, HP, Jr, Adams, RJ, Brott, T, del Zoppo, GJ, Furlan, A et al., 2003, Guidelines for the early management of patients with ischemic stroke: a scientific statement from the Stroke Council of the American Stroke Association, *Stroke*, vol. 34, no. 4, pp. 1056–1083.

Alexander, CM, Stynes, S, Thomas, A, Lewis, J, & Harrison, PJ, 2003, Does tape facilitate or inhibit the lower fibres of trapezius? *Manual Therapy*, vol. 8, no. 1, pp. 37–41.

Arias, M, & Smith, LN, 2007, Early mobilization of acute stroke patients, *Journal of Clinical Nursing*, vol. 16, no. 2, pp. 282–288.

Baer, G, Durward, B, 2004, Stroke, in *Physical Management in Neurological Rehabilitation*, 2nd edn, M Stokes, ed., Elsevier, Edinburgh, pp. 75–101.

Barker, AT, Jalinous, R, & Freeston, IL, 1985, Non-invasive magnetic stimulation of human motor cortex, *Lancet*, vol. 1, no. 8437, pp. 1106–1107.

Barnes, MP, 2001, Medical management of spasticity in stroke, *Age and Ageing*, vol. 30 Suppl 1, pp. 13–16.

Bennett, SE, & Karnes, JL, 1998, *Neurological Disabilities: Assessment and Treatment*, Lippincott, Philadelphia.

Bernhardt, J, Chan, J, Nicola, I, & Collier, JM, 2007, Little therapy, little physical activity: rehabilitation within the first 14 days of organized stroke unit care, *Journal of Rehabilitation Medicine*, vol. 39, no. 1, pp. 43–48.

Bernhardt, J, Dewey, H, Donnan, G, Thrift, A, Lindley, R et al., 2008, A very early rehabilitation trial (AVERT): phase III, *Lancet.Com* (http://www.thelancet.com/journals/lancet/misc/protocol/06PRT-5424).

Betts, M, & Mowbray, C, 2005, The falling and fallen person and emergency handling, in *The Guide to the Handling of Patients*, 5th edn, J Smith, ed., Backcare in collaboration with the Royal College of Nursing and National Back Exchange.

Billin, SL, 1998, Moving and handling practice in neuro-disability nursing, *British Journal of Nursing*, vol. 7, no. 10, pp. 571–574, 576.

Bobath, B, 1990, *Adult Hemiplegia Evaluation and Treatment*, Heinemann Medical Books, Oxford.

Bohannon, RW, 1993, Tilt table standing for reducing spasticity after spinal cord injury, *Archives of Physical Medicine and Rehabilitation*, vol. 74, no. 10, pp. 1121–1122.

Bourbonnais, D, & Vanden, NS, 1989, Weakness in patients with hemiparesis, *American Journal of Occupational Therapy*, vol. 43, no. 5, pp. 313–319.

Bovend'Eerdt, TJ, Newman, M, Barker, K, Dawes, H, Minelli, C et al., 2008, The effects of stretching in spasticity: a systematic review, *Archives of Physical Medicine and Rehabilitation*, vol. 89, no. 7, pp. 1395–1406.

Boyd, RN, & Ada, L, 2001, Physiotherapy management of spasticity, in *Upper Motor Neurone Syndrome and Spasticity: Clinical Management and Neurophysiology*, MP Barnes & GR Johnson, eds., Cambridge University Press, Cambridge, pp. 96–121.

Britton, T, 2004, Abnormalities of muscle tone and movement, in *Physical Management in Neurological Rehabilitation*, 2nd edn, M Stokes, ed., Elsevier, Edinburgh, pp. 47–56.

Broeks, JG, Lankhorst, GJ, Rumping, K, & Prevo, AJ, 1999, The long-term outcome of arm function after stroke: results of a follow-up study, *Disability and Rehabilitation*, vol. 21, no. 8, pp. 357–364.

Brown, P, 1994, Pathophysiology of spasticity, *Journal of Neurology, Neurosurgery and Psychiatry*, vol. 57, no. 7, pp. 773–777.

Brown-Wilson, C, 2002, Safer handling practice: influence of staff education on older people, *British Journal of Nursing*, vol. 11, no. 20, pp. 1332–1339.

Burridge, JH, Taylor, PN, Hagan, SA, Wood, DE, & Swain, ID, 1997, The effects of common peroneal stimulation on the effort and speed of walking: a randomized controlled trial with chronic hemiplegic patients, *Clinical Rehabilitation*, vol. 11, no. 3, pp. 201–210.

Callen, BL, Mahoney, JE, Grieves, CB, Wells, TJ, & Enloe, M, 2004, Frequency of hallway ambulation by hospitalized older adults on medical units of an academic hospital, *Geriatric Nursing*, vol. 25, no. 4, pp. 212–217.

Canadian Taskforce on Safe Patient Handling, 2005, Strategies to improve patient and healthcare provider safety in patient handling and movement tasks, *Rehabilitation Nursing*, vol. 30, no. 3, pp. 80–83.

Carr, J, & Shepherd, R, 1998, *Neurological Rehabilitation Optimising Motor Performance*, Butterworth Heinemann, Oxford.

Carr, J, & Shepherd, R, 2003, *Stroke Rehabilitation: Guidelines for Exercise and Training to Optimise Motor Skill*, Butterworth Heinemann, Oxford.

Carter, P, & Edwards, S, 2002, General principles of treatment, in *Neurological Physiotherapy: a problem solving approach*, 2nd edn, S Edwards, ed., Churchill Livingstone, Edinburgh, pp. 121–153.

Cauraugh, J, Light, K, Kim, S, Thigpen, M, & Behrman, A, 2000, Chronic motor dysfunction after stroke: recovering wrist and finger extension by electromyography-triggered neuromuscular stimulation, *Stroke*, vol. 31, no. 6, pp, 1360–1364.

Celnik, P, Hummel, F, Harris-Love, M, Wolk, R, & Cohen, LG, 2007, Somatosensory stimulation enhances the effects of training functional hand tasks in patients with chronic stroke, *Archives of Physical Medicine and Rehabilitation*, vol. 88, no. 11, pp. 1369–1376.

Chae, J, Bethoux, F, Bohine, T, Dobos, L, Davis, T et al., 1998, Neuromuscular stimulation for upper extremity motor and functional recovery in acute hemiplegia, *Stroke*, vol. 29, no. 5, pp. 975–979.

Chang, AT, Boots, R, Hodges, PW, & Paratz, J, 2004, Standing with assistance of a tilt table in intensive care: a survey of Australian physiotherapy practice, *Australian Journal of Physiotherapy*, vol. 50, no. 1, pp. 51–54.

Chartered Society of Physiotherapy, 2008, *Guidance on Manual Handling in Physiotherapy*, 3rd edn, Chartered Society of Physiotherapy, London.

Chatterton, HJ, Pomeroy, VM, & Gratton, J, 2001, Positioning for stroke patients: a survey of physiotherapists' aims and practices, *Disability and Rehabilitation*, vol. 23, no. 10, pp. 413–421.

Cheng, PT, Wang, CM, Chung, CY, & Chen, CL, 2004, Effects of visual feedback rhythmic weight-shift training on hemiplegic stroke patients, *Clinical Rehabilitation*, vol. 18, no. 7, pp. 747–753.

Childers, MK, Biswas, SS, Petroski, G, & Merveille, O, 1999, Inhibitory casting decreases a vibratory inhibition index of the H-reflex in the spastic upper limb, *Archives of Physical Medicine and Rehabilitation*, vol. 80, no. 6, pp. 714–716.

Chui, ML, 1995, Wheelchair seating and positioning, in *Physical Therapy for Traumatic Brain Injury*, J Montgomery, ed., Churchill Livingstone, New York, pp. 117–136.

Clark, J, Morrow, M, & Michael, S, 2004, Wheelchair postural support for young people with progressive neuromuscular disorders, *International Journal of Therapy and Rehabilitation*, vol. 11, no. 8, pp. 365–373.

Cramp, MC, Greenwood, RJ, Gill, M, Rothwell, JC, & Scott, OM, 2006, Low intensity strength training for ambulatory stroke patients, *Disability and Rehabilitation*, vol. 28, no. 13–14, pp. 883–889.

Davies, PM, 1994, *Starting Again: Early Rehabilitation After Traumatic Brain Injury or Other Severe Brain Lesions*, Springer-Verlag, Berlin.

Dean, CM, & Mackey, FH, 1992, Motor assessment scale scores as a measure of rehabilitation outcome following stroke, *Australian Journal of Physiotherapy*, vol. 38, no. 1, pp. 31–35.

Dickstein, R, 2008, Rehabilitation of gait speed after stroke: a critical review of intervention approaches, *Neurorehabilitation and Neural Repair*, vol. 22, no. 6, pp. 649–660.

Dickstein, R, & Deutsch, JE, 2007, Motor imagery in physical therapist practice, *Physical Therapy*, vol. 87, no. 7, pp. 942–953.

Diedrichsen, J, Criscimagna-Hemminger, SE, & Shadmehr, R, 2007, Dissociating timing and coordination as functions of the cerebellum, *Journal of Neuroscience*, vol. 27, no. 23, pp. 6291–6301.

Duncan, P, Studenski, S, Richards, L, Gollub, S, Lai, SM et al., 2003, Randomized clinical trial of therapeutic exercise in subacute stroke, *Stroke*, vol. 34, no. 9, pp. 2173–2180.

Edwards, S, 2002, An analysis of normal movement as the basis for the development of treatment techniques, in *Neurological Physiotherapy: A Problem Solving Approach*, 2nd edn, S. Edwards, ed., Churchill Livingstone, Edinburgh, pp. 35–67.

Edwards, S, & Charlton, PT, 2002, Splinting and the use of orthoses in the management of patients with neurological disorders, in *Neurological Physiotherapy: A Problem Solving Approach*, 2nd edn, S. Edwards, ed., Churchill Livingstone, Edinburgh, pp. 219–253.

Fitzgerald, D, & Stokes, M, 2004, Muscle imbalance in neurological conditions, in *Physical Management in Neurological Rehabilitation*, 2nd edn, M. Stokes, ed., Elsevier, Edinburgh, pp. 501–516.

Foongchomcheay, A, Ada, L, & Canning, CG, 2005, Use of devices to prevent subluxation of the shoulder after stroke, *Physiotherapy Research International*, vol. 10, no. 3, pp. 134–145.

Francisco, G, Chae, J, Chawla, H, Kirshblum, S, Zorowitz, R et al., 1998, Electromyogram-triggered neuromuscular stimulation for improving the arm function of acute stroke survivors: a randomized pilot study, *Archives of Physical Medicine and Rehabilitation*, vol. 79, no. 5, pp. 570–575.

Fregni, F, Boggio, PS, Valle, AC, Rocha, RR, Duarte, J et al., 2006, A sham-controlled trial of a 5-day course of repetitive transcranial magnetic stimulation of the unaffected hemisphere in stroke patients, *Stroke*, vol. 37, no. 8, pp. 2115–2122.

Gamble, GE, Barberan, E, Laasch, HU, Bowsher, D, Tyrrell, PJ et al., 2002, Poststroke shoulder pain: a prospective study of the association and risk factors in 152 patients from a consecutive cohort of 205 patients presenting with stroke, *European Journal of Pain*, vol. 6, no. 6, pp. 467–474.

Gibbon, B, 1993, Implications for nurses in approaches to the management of stroke rehabilitation: a review of the literature, *International Journal of Nursing Studies*, vol. 30, no. 2, pp. 133–141.

Glanz, M, Klawansky, S, Stason, W, Berkey, C, Shah, N et al., 1995, Biofeedback therapy in poststroke rehabilitation: a meta-analysis of the randomized controlled trials, *Archives of Physical Medicine and Rehabilitation*, vol. 76, no. 6, pp. 508–515.

Goldspink, G, & Williams, PE, 1990, Muscle fibre and connective tissue changes associated with use and disuse, in *Foundations for Practice: Topics in Neurological Physiotherapy*, L Ada & C Canning, eds., Heinemann, London, pp. 197–218.

Gowland, C, deBruin, H, Basmajian, JV, Plews, N, & Burcea, I, 1992, Agonist and antagonist activity during voluntary upper-limb movement in patients with stroke, *Physical Therapy*, vol. 72, no. 9, pp. 624–633.

Grotta, JC, Noser, EA, Ro, T, Boake, C, Levin, H et al., 2004, Constraint-induced movement therapy, *Stroke*, vol. 35, no. 11 Suppl 1, pp. 2699–2701.

Hamdy, S, Rothwell, JC, Aziz, Q, & Thompson, DG, 2000, Organization and reorganization of human swallowing motor cortex: implications for recovery after stroke, *Clinical Science (London)*, vol. 99, no. 2, pp. 151–157.

Hara, Y, Ogawa, S, & Muraoka, Y, 2006, Hybrid power-assisted functional electrical stimulation to improve hemiparetic upper-extremity function, *American Journal of Physical Medicine and Rehabilitation*, vol. 85, no. 12, pp. 977–985.

Hass, BM, & Jones, F, 2004, Physical activity and exercise in neurological rehabilitation, in *Physical Management in Neurological Rehabilitation*, 2nd edn, M Stokes, ed., Elsevier, Edinburgh, pp. 489–499.

Health and Safety Executive, 1992, *Manual Handling: Manual Handling Operations Regulations 1992: Guidance on the Regulations*, Health and Safety Executive, Sudbury.

Health and Safety Executive, 2001, *Handling Homecare*, Health and Safety Executive, London.

Hesse, S, Werner, C, von Frankenberg, S, & Bardeleben, A, 2003, Treadmill training with partial body weight support after stroke, *Physical Medicine Rehabilitation Clinics of North America*, vol. 14, no. 1 Suppl, pp. S111–S123.

Hignett, S, 2003, Systematic review of patient handling activities starting in lying, sitting and standing positions, *Journal of Advanced Nursing*, vol. 41, no. 6, pp. 545–552.

Hignett, S, 2005, *Measuring the effectiveness of competency based education and training programmes in changing the manual handling behaviour of health care staff*, Health and Safety Executive, London. Research Report 315.

Hiraoka, K, 2001, Rehabilitation effort to improve upper limb extremity function in post-stroke patients: a meta-analysis, *Journal of Physical Therapy Science*, vol. 13, no. 1, pp. 5–9.

Hummel, F, Celnik, P, Giraux, P, Floel, A, Wu, WH et al., 2005, Effects of non-invasive cortical stimulation on skilled motor function in chronic stroke, *Brain*, vol. 128, no. 3, pp. 490–499.

Indredavik, B, Bakke, F, Slordahl, SA, Rokseth, R, & Haheim, LL, 1999, Treatment in a combined acute and rehabilitation stroke unit: which aspects are most important? *Stroke*, vol. 30, no. 5, pp. 917–923.

Intercollegiate Stroke Working Party, 2008, *National Clinical Guidelines for Stroke*, 3rd edn, Royal College of Physicians, London.

Jackson, D, Turner-Stokes, L, Williams, H, & Das-Gupta, R, 2003, Use of an integrated care pathway: a third round audit of the management of shoulder pain in neurological conditions, *Journal of Rehabilitation Medicine*, vol. 35, no. 6, pp. 265–270.

Johansson, BB, 2000, Brain plasticity and stroke rehabilitation: the Willis lecture, *Stroke*, vol. 31, no. 1, pp. 223–230.

Johnson, C, 2005, Manual handling risk assessment – theory and practice, in *The Guide to the Handling of Patients*, 5th edn, J Smith, ed., Collaboration with the Royal College of Nursing and the National Back Exchange, Middlesex.

Johnstone, M, 1995, *Restoration of Normal Movement after Stroke*, Churchill Livingstone, Edinburgh.

Jootun, D, & MacInnes, A, 2005, Examining how well students use correct handling procedures, *Nursing Times*, vol. 101, no. 4, pp. 38–40.

Karnath, HO, & Broetz, D, 2003, Understanding and treating 'pusher syndrome', *Physical Therapy*, vol. 83, no. 12, pp. 1119–1125.

Karnath, HO, Ferber, S, & Dichgans, J, 2000, The origin of contraversive pushing: evidence for a second graviceptive system in humans, *Neurology*, vol. 55, no. 9, pp. 1298–1304.

Kilbreath, S, & Davis, G, 2005, Cardiorespiratory fitness after stroke, in *Science Based Rehabilitation: Theories into Practice*, L Ada & E Ellis, eds., Elsevier, Edinburgh, pp. 131–158.

Kilbride, C, & McDonnell, A, 2000, Spasticity: the role of physiotherapy, *British Journal of Therapy and Rehabilitation*, vol. 7, no. 2, pp. 61–64.

Kneafsey, R, 2007, Nursing contributions to mobility rehabilitation: a systematic review examining the quality and content of the evidence, *Journal of Nursing and Healthcare of Chronic Illness, in association with Journal of Clinical Nursing*, vol. 16, no. 11C, pp. 325–340.

Kneafsey, R, & Long, A, 2002, Multi-disciplinary rehabilitation teams: the nurses' role, *British Journal of Therapy and Rehabilitation*, vol. 9, no. 1, pp. 24–29.

Kumar, R, Metter, EJ, Mehta, AJ, & Chew, T, 1990, Shoulder pain in hemiplegia. the role of exercise, *American Journal of Physical Medicine and Rehabilitation*, vol. 69, no. 4, pp. 205–208.

Kwakkel, G, 2006, Impact of intensity of practice after stroke: issues for consideration, *Disability and Rehabilitation*, vol. 28, no. 13/14, pp. 823–830.

Kwakkel, G, van, PR, Wagenaar, RC, Wood, DS, Richards, C et al., 2004, Effects of augmented exercise therapy time after stroke: a meta-analysis, *Stroke*, vol. 35, no. 11, pp. 2529–2539.

Lang, CE, MacDonald, JR, & Gnip, C, 2007, Counting repetitions: an observational study of outpatient therapy for people with hemiparesis post-stroke, *Journal of Neurologic Physical Therapy*, vol. 31, no. 1, pp. 3–10.

Langhorne, P, Stott, DJ, Robertson, L, MacDonald, J, Jones, L et al., 2000, Medical complications after stroke: a multicenter study, *Stroke*, vol. 31, no. 6, pp. 1223–1229.

Lawes, N, 2004, Neuroplasticity, in *Physical Management in Neurological Rehabilitation*, 2nd edn, M Stokes, ed., Elsevier, Edinburgh, pp. 57–72.

Lincoln, NB, Willis, D, Philips, SA, Juby, LC, & Berman, P, 1996, Comparison of rehabilitation practice on hospital wards for stroke patients, *Stroke*, vol. 27, no. 1, pp. 18–23.

Lindsay, KW, & Bone, I, 2004, *Neurology and Neurosurgery*, 4th edn, Churchill Livingstone, Edinburgh.

Long, AF, Kneafsey, R, Ryan, J, Berry, J, & Howard, R, 2001, *Teamworking in rehabilitation: exploring the role of the nurse*, English National Board for Nursing, Health Visiting and Midwifery, London. Researching Professional Education, Research Reports Series Number 19.

Long, AF, Kneafsey, R, Ryan, J, & Berry, J, 2002, The role of the nurse within the multi-professional rehabilitation team, *Journal of Advanced Nursing*, vol. 37, no. 1, pp. 70–78.

Lotze, M, Braun, C, Birbaumer, N, Anders, S, & Cohen, LG, 2003, Motor learning elicited by voluntary drive, *Brain*, vol. 126, no. 4, pp. 866–872.

Lum, PS, Burgar, CG, Shor, PC, Majmundar, M, & Van der Loos, M, 2002, Robot-assisted movement training compared with conventional therapy techniques for the rehabilitation of upper-limb motor function after stroke, *Archives of Physical Medicine and Rehabilitation*, vol. 83, no. 7, pp. 952–959.

Marieb, E, & Hoehn, K, 2007, *Human Anatomy and Physiology*, 7th edn, Pearson, San Francisco.

Markham, CH, 1987, Vestibular control of muscular tone and posture, *Journal of Canadian Science and Neurology*, vol. 14, no. 3 Suppl, pp. 493–496.

Massion, J, 1994, Postural control system, *Current Opinion in Neurobiology*, vol. 4, no. 6, pp. 877–887.

McGuire, T, Moody, J, & Hanson, M, 1996, An evaluation of mechanical aids used within the NHS, *Nursing Standards*, vol. 11, no. 6, pp. 33–38.

Moreland, JD, Thomson, MA, & Fuoco, AR, 1998, Electromyographic biofeedback to improve lower extremity function after stroke: a meta-analysis, *Archives of Physical Medicine and Rehabilitation*, vol. 79, no. 2, pp. 134–140.

Morris, SL, Dodd, KJ, & Morris, ME, 2004, Outcomes of progressive resistance strength training following stroke: a systematic review, *Clinical Rehabilitation*, vol. 18, no. 1, pp. 27–39.

Mortensen, PA, & Eng, JJ, 2003, The use of casts in the management of joint mobility and hypertonia following brain injury in adults: a systematic review, *Physical Therapy*, vol. 83, pp. 648–658.

Mutch, K, 2004, Changing manual-handling practice in a stroke rehabilitation unit, *Professional Nurse*, vol. 19, no. 7, pp. 374–378.

Nelles, G, Spiekermann, G, Jueptner, M, Leonhardt, G, Muller, S et al., 1999, Reorganization of sensory and motor systems in hemiplegic stroke patients. A positron emission tomography study, *Stroke*, vol. 30, no. 8, pp. 1510–1516.

Ng, SS, & Shepherd, RB, 2000, Weakness in patients with stroke: implications for strength training in neurorehabilitation, *Physical Therapy Reviews*, vol. 5, pp. 227–238.

Nichols, DS, 1997, Balance retraining after stroke using force platform biofeedback, *Physical Therapy*, vol. 77, no. 5, pp. 553–558.

O'Driscoll, BR, Howard, LS, & Davison, AG, 2008, BTS guideline for emergency oxygen use in adult patients, *Thorax*, vol. 63 Suppl 6, pp. vi1–68.

Oliver, D, Daly, F, Martin, FC, McMurdo, MET, 2004, Risk factors and risk assessment tools for falls in hospital in-patients: a systematic review. *Age and Ageing*, vol. 33, pp. 122–130.

Olney, S, 2005, Training gait after stroke: a biomechanical perspective, in *Science Based Rehabilitation: Theories into Practice*, K Refshauge, L Ada, & E Ellis, eds., Elsevier, Edinburgh, pp. 159–184.

Page, SJ, & Levine, P, 2006, Back from the brink: electromyography-triggered stimulation combined with modified constraint-induced movement therapy in chronic stroke, *Archives of Physical Medicine and Rehabilitation*, vol. 87, no. 1, pp. 27–31.

Page, SJ, & Levine, P, 2007, Modified constraint-induced therapy in patients with chronic stroke exhibiting minimal movement ability in the affected arm, *Physical Therapy*, vol. 87, no. 7, pp. 872–878.

Page, SJ, Levine, P, & Leonard, AC, 2005, Modified constraint-induced therapy in acute stroke: a randomized controlled pilot study, *Neurorehabilitation and Neural Repair*, vol. 19, no. 1, pp. 27–32.

Pandyan, AD, Cameron, M, Powell, J, Stott, DJ, & Granat, MH, 2003, Contractures in the post-stroke wrist: a pilot study of its time course of development and its association with upper limb recovery, *Clinical Rehabilitation*, vol. 17, no. 1, pp. 88–95.

Peters, SB, & Lee, GP, 2003, Functional impact of shoulder taping in the hemiplegic upper extremity, *Occupational Therapy in Health Care*, vol. 17, no. 2, pp. 35–46.

Pomeroy, VM, & Tallis, RC, 2002, Restoring movement and functional ability after stroke: Now and the future, *Physiotherapy*, vol. 88, no. 1, pp. 3–17.

Pope, P, 2006, *Severe and Complex Neurological Disability: Management of the Physical Condition*, Butterworth-Heinemann, Edinburgh.

Popovic, MB, Popovic, DB, Sinkjaer, T, Stefanovic, A, & Schwirtlich, L, 2002, Restitution of reaching and grasping promoted by functional electrical therapy, *Artificial Organs*, vol. 26, no. 3, pp. 271–275.

Robichaud, JA, & Agostinucci, J, 1996, Air-splint pressure effect on soleus muscle alpha motoneuron reflex excitability in subjects with spinal cord injury, *Archives of Physical Medicine and Rehabilitation*, vol. 77, no. 8, pp. 778–782.

Rodgers, H, Mackintosh, J, Price, C, Wood, R, McNamee, P et al., 2003, Does an early increased-intensity interdisciplinary upper limb therapy programme following acute stroke improve outcome? *Clinical Rehabilitation*, vol. 17, no. 6, pp. 579–589.

Rothwell, JC, 2004, Motor control, in *Physical Management in Neurological Rehabilitation*, 2nd edn, M Stokes, ed., Elsevier, Edinburgh, pp. 3–19.

Rowat, AM, 2001, What do nurses and therapists think about the positioning of stroke patients? *Journal of Advanced Nursing*, vol. 34, no. 6, pp. 795–803.

Royal College of Nursing Rehabilitation and Intermediate Care Nurses' Forum, 2002, *Framework for Rehabilitation Handling*.

Rush, KL, & Ouellet, LL, 1997, Mobility aids and the elderly client, *Journal of Gerontological Nursing*, vol. 23, no. 1, pp. 7–15.

Sackley, CM, & Lincoln, NB, 1996, Physiotherapy treatment for stroke patients: a survey of current practice, *Physiotherapy Theory and Practice*, vol. 12, no. 2, pp. 87–96.

Saunders, DH, Greig, CA, Young, A, & Mead, GE, 2004, *Physical Fitness Training for Stroke Patients (Cochrane Review)*, John Wiley and Sons, Chichester, UK. Issue 3.

Sharma, N, Pomeroy, VM, & Baron, JC, 2006, Motor imagery: a backdoor to the motor system after stroke? *Stroke*, vol. 37, no. 7, pp. 1941–1952.

Shelton, FN, & Reding, MJ, 2001, Effect of lesion location on upper limb motor recovery after stroke, *Stroke*, vol. 32, no. 1, pp. 107–112.

Shortland, AP, Harris, CA, Gough, M, & Robinson, RO, 2002, Architecture of the medial gastrocnemius in children with spastic diplegia, *Developmental Medicine and Child Neurology*, vol. 44, no. 3, pp. 158–163.

Shumway-Cook, A, & Woollacott, M, 2007, *Motor Control: Translating Research into Clinical Practice*, 3rd edn, Lippincott Williams and Wilkins, Philadelphia.

Singer, B, Dunne, J, & Allison, G, 2001, Clinical evaluation of hypertonia in the triceps surae muscles, *Physical Therapy Review*, vol. 6, no. 1, pp. 71–80.

Smith, PS, & Thompson, M, 2008, Treadmill training post stroke: are there any secondary benefits? A pilot study, *Clinical Rehabilitation*, vol. 22, no. 10–11, pp. 997–1002.

St Pierre, J, 1998, Functional decline in hospitalized elders: preventive nursing measures, *AACN Clinical Issues*, vol. 9, no. 1, pp. 109–118.

Stiller, K, & Phillips, A, 2003, Safety aspects of mobilising acutely ill inpatients, *Physiotherapy Theory and Practice*, vol. 19, no. 4, pp. 239–257.

Stoeckmann, T, 2001, Casting for the person with spasticity, *Topics in Stroke Rehabilitation*, vol. 8, no. 1, pp. 27–35.

Tardieu, C, Lespargot, A, Tabary, C, & Bret, MD, 1988, For how long must the soleus muscle be stretched each day to prevent contracture? *Developmental Medicine and Child Neurology*, vol. 30, no. 1, pp. 3–10.

Taub, E, Miller, NE, Novack, TA, Cook, EW, III, Fleming, WC et al., 1993, Technique to improve chronic motor deficit after stroke, *Archives of Physical Medicine and Rehabilitation*, vol. 74, no. 4, pp. 347–354.

Thompson, AJ, Jarrett, L, Lockley, L, Marsden, J, & Stevenson, VL, 2005, Clinical management of spasticity, *Journal of Neurology, Neurosurgery and Psychiatry*, vol. 76, no. 4, pp. 459–463.

Thornton, H, & Kilbride, C, 2004, Physical management of abnormal tone and movement, in *Physical Management in Neurological Rehabilitation*, 2nd edn, M Stokes, ed., Elsevier, Edinburgh, pp. 431–450.

Tuckey, J, & Greenwood, R, 2004, Rehabilitation after severe Guillain-Barre syndrome: the use of partial body weight support, *Physiotherapy Research International*, vol. 9, no. 2, pp. 96–103.

Turner-Stokes, L, & Jackson, D, 2002, Shoulder pain after stroke: a review of the evidence base to inform the development of an integrated care pathway, *Clinical Rehabilitation*, vol. 16, no. 3, pp. 276–298.

Tyson, SF, & Nightingale, P, 2004, The effects of position on oxygen saturation in acute stroke: a systematic review, *Clinical Rehabilitation*, vol. 18, no. 8, pp. 863–871.

Tyson, SF, & Thornton, HA, 2001, The effect of a hinged ankle foot orthosis on hemiplegic gait: objective measures and users' opinions, *Clinical Rehabilitation*, vol. 15, no. 1, pp. 53–58.

Volpe, BT, Krebs, HI, Hogan, N, Edelstein, OL, Diels, C et al., 2000, A novel approach to stroke rehabilitation: robot-aided sensorimotor stimulation, *Neurology*, vol. 54, no. 10, pp. 1938–1944.

Wade, DT, Wood, VA, & Hewer, RL, 1985, Recovery after stroke – the first 3 months, *Journal of Neurology, Neurosurgery and Psychiatry*, vol. 48, no. 1, pp. 7–13.

Ward, AB, 2002, A summary of spasticity management – a treatment algorithm, *European Journal of Neurology*, vol. 9 Suppl 1, pp. 48–52.

Waters, KR, 1991, *The role of the nurse in the rehabilitation of elderly people in hospital*, Unpublished PhD, *University of* Manchester.

Waters, KR, & Luker, KA, 1996, Staff perspectives on the role of the nurse in rehabilitation wards for elderly people, *Journal of Clinical Nursing*, vol. 5, no. 2, pp. 105–114.

Winstein, CJ, Rose, DK, Tan, SM, Lewthwaite, R, Chui, HC et al., 2004, A randomized controlled comparison of upper-extremity rehabilitation strategies in acute stroke: a pilot study of immediate and long-term outcomes, *Archives of Physical Medicine and Rehabilitation*, vol. 85, no. 4, pp. 620–628.

Wolf, SL, Winstein, CJ, Miller, JP, Thompson, PA, Taub, E et al., 2008, Retention of upper limb function in stroke survivors who have received constraint-induced movement therapy: the EXCITE randomised trial, *Lancet Neurology*, vol. 7, no. 1, pp. 33–40.

World Health Organisation, 2001, *International Classification of Functioning, Disability and Health (ICF)*, World Health Organisation, Geneva.

Wulf, G, 2007, Self-controlled practice enhances motor learning: implications for physiotherapy, *Physiotherapy*, vol. 93, no. 2, pp. 96–101.

第八章　沟通

要点

1. 脑卒中患者出现沟通困难很常见。

2. 脑卒中患者可能会经历不同类型的沟通困难，且有些不易识别。

3. 为了更好地利用现存沟通交流能力，必须了解每个脑卒中患者的症状。

4. 需要对小语种和多语种脑卒中患者的沟通能力进行个体化评估，以确保能够全面、详细地了解情况。

5. 言语障碍会严重影响生活质量，会给脑卒中患者及其家人、朋友和医护人员带来压力和挫败感。

6. 医护人员不仅要帮助患者表达最基本的生活需求，也需要帮助其表达更高层次的需求，包括了解病情、治疗措施、决策以及日常社交。

R：你出院后感觉怎样？有什么健康问题吗？

S1：没有…….（停顿）没有新的问题。

R：脑卒中后对你的生活影响最大的是什么问题？

S1：好吧，总的来说，主要是说话……

S2：请继续说。

S1：嗯……

S2：我认为 Martha 要表达的是，脑卒中后最受影响的就是言语能力。除了生理方面的问题，最大的问题就是说话，她不能用准确的词来表达自己的需求，因为她总是会混淆……

S1：是的。

S2：但也不是总这样。

R：你现在还去看言语康复师吗？

S1：是的，呃，我需要打电话预约，他是谁呢？我也不知道了。

R：你是要打电话吗……？

S1：是的。

S2：我们现在还在等这位言语治疗师。她这个月就会来做复查。

R：所以，你的言语问题给你的生活带来了很大的影响？

S1: 对，是的，是的。有时候，如果我和另外一个人单独待着，我会自言自语。在这种情况下，请你一定要原谅我，因为当时我自己也不知道我在自言自语。

（R：研究者 S1：丹麦脑卒中患者 S2：脑卒中患者的丈夫
脑卒中 6 个月后于英国伦敦南部进行的访谈）

一、引言

沟通对脑卒中护理的各个方面来说至关重要。本章列举一些案例，来描述由脑卒中引起的沟通能力受损，并为医护人员和专业团队提供了相应的护理策略。应特别关注小语种沟通障碍患者。本章还将讨论言语治疗师（SLT，或言语病理专家）的角色，以及沟通困难对社会心理和生活质量方面产生的影响。

（一）急性脑卒中护理情境下的沟通问题

对于住院患者来说，很多因素会导致沟通困难，如焦虑、疼痛、缺少睡眠、嘈杂陌生的环境、缺乏隐私等。医护人员的沟通方式及态度有时欠佳，同样会造成沟通困难（McCooey et al. 2000）。脑卒中后，沟通能力和言语功能受损通常是同时出现的。Graham 在脑卒中后不能讲话，他举了如下事例：

我在护士办公室乱扔东西，以此来吸引护士的注意，因为我无法用言语来叫他们……他们以为我精神错乱，不可理喻。

（Jordan & Kaiser 1996）

别人的误解会使此类问题更加糟糕，例如，Elsie 不能说话被误解成不愿意配合，Dorothy 被误解为性格内向。

当你第一次来医院的时候，你很无助，坐在角落里，什么话也不说。（医院勤杂工对 Elsie 的评价）

（Jordan & Kaiser 1996，p.16）

刚开始，当人们发现 Dorothy 无法跟人沟通后，他们就直接跟我说话。有时 Dorothy 坐在我和别人中间，而他们会直接绕过她，跟我说她的病情什么的，Dorothy 就在那里坐着，像在观看网球比赛一样，看看我，看看他，却没有人跟她说话……这让她非常生气。

（Jordan & Kaiser 1996，p.16）

研究显示，医患之间良好的沟通有诸多裨益，会使诊断更加准确，治疗更加有效，患者的依从性更高，患者的满意度更高（McCooey et al. 2000）。患者也应将自己的需求告知医护人员，并参与护理决策。言语治疗师对创建积极的沟通环境具有特殊作用，这也是脑卒中团队所有医护人员的共同责任。至关重要的是，医护人员需要确保自身的行为不会给沟通带来困难。本章节将介绍相关技巧和策略，以预防医护人员的行为造成沟通障碍，尤其是护理脑卒中后伴有沟通问题的患者。

二、由卒中引起的沟通能力受损

（一）失语症

在脑卒中早期阶段，近 1/3 的患者会患上失语症（Enderby & Davies 1989），这是由大脑损伤引起的获得性语言功能紊乱。脑卒中是引发失语症最常见的原因。失语症可能会影响语言功能的各个方面，如说、听、读、写等，甚至非语言交流（如姿势语）。大脑左半球是语言中枢，几乎所有失语症患者都伴有大脑左半球区域损伤。以下这些例子描述了脑卒中失语患者的症状（Parr et al. 1997，pp.104 – 106）：

"我发不出声音。"

"我的大脑在不停地响，但是我说不出来。"

"我的大脑就像是一个蛋糕，管理语言的那一块被切走了。"

"我心里知道正确的词，可是说出来的却是错误的词。"

失语症最突出的症状就是言语能力丧失，这不仅影响到发音，还会影响到内容表述。对于有些患者来说，是完全性的失语。其他一些患者可以说单个词或短语，比如案例 8.1 中的 Karl。话语重复也非常常见，但患者经常重复的是粗话，并且难以控制（Code 1982）。

案例 8.1　Karl，失语症患者

Karl，49 岁，汽车销售员，上周因大脑左侧中动脉梗死入院，伴右侧肢体瘫痪和严重失语症。

Karl 在印度长大，在脑卒中发生前，他可以说一口流利的印度语和英语，而现在只能说"我知道了"这个短语。他偶尔也能说单个单词，比如"arm（手臂）"、"coffee（咖啡）"。医护人员也不确定这些词是否能够准确表达 Karl 的意思，因为有次 Karl 指着他的腿却说成"arm（手臂）"。Karl 的爱人尝试用印度语跟他交流，但是 Karl 没有回应。Karl 可以配合护士完成指令，例如，护士需要测一下 Karl 的血压，他就会伸出胳膊。Karl 还很聪明。有一次，实习护士要带他去洗澡，Karl 说"不"，这让护士感到很奇怪。然后 Karl 拿出他的日程本，上面写着他约了康复治疗师，现在正在等着康复治疗呢。

Karl 的情绪有时会非常愤怒和抑郁，目前这种状况越来越频繁。Karl 再过几天就要出院了。

案例 8.2　流利性失语

RG 这样描述 Interflora：（无意义词语（Marshall et al，1996））

GF 描述这样度过周末：（无意义词语（Robson et al，1998））

失语症一般分为流利性失语和非流利性失语。Karl 就属于非流利性失语症，因为他说话吞吞吐吐，只能说单个词语或短语。这也叫"Broca 失语"，名称取自于首次发现该疾病的 19 世纪神经内科专家，患有这种失语症的患者无法说出语法正确的句子，可能会说"周六……商店"，而非"周六我去商店买东西"。这类患者通常伴有找词困难和运动障碍（详见下文）。Broca 失语通常是由左侧额叶损伤引起的。

案例 8.2 中的患者是流利性失语症患者，他们说话的速度和词量是正常的，然而他们的话语通常难以理解，因为他们在说话时会出现很多错误，包括无意义的词语或自造单词。奇怪的是，有些流利性失语症患者很难意识到他们的语言组织混乱（Marshall et al. 1998）。因此，当发现医护人员不理解他们说话时，他们会难以理解甚至会生气，这类失语又叫"乱语型失语症"或者 Wernicke 失语（名称取自于一位 19 世纪科学家）。这类失语症患者额上回后部的病灶面积通常比 Broca 失语患者的大。

失语症不仅仅是言语能力丧失。多数情况下，患者会伴有理解力障碍。这种情况可能难以区分。比如，有些脑卒中患者只是复杂语言的理解力有所下降，而有的是单个词语的理解。通常情况下，Wernicke 失语患者的理解力下降较大，但也有少数人可能不会出现类似障碍。

患者 Karl（案例 8.1）似乎能够理解我们的谈话内容，他也能完成指令。甚至在问到他是否要洗澡时，Karl 也可以做出正确的回应。然而即使在这种情况下，医护人员也应谨慎，Karl 可能从当时所处的环境中得到了一些暗示，帮助他理解当时的谈话内容。比如，实习护士在询问他是否洗澡的同时，可能用手指着洗浴间的方向。因此，在得出真实结论前，应该排除环境中没有相关的暗示因素。

失语症通常会伴有阅读和书写能力受损。如果住院患者丧失阅读能力，这将会对患者的生活造成很大的困扰。例如，患者可能不会阅读基本的标识如"toilet（厕所）"、"dining room（餐厅）"、"call bell（按铃）"，也可能认不出自己的姓名。此外，独立点菜对患者来说也是非常困难的。书写能力受损因人而异。有些患者完全不能书写，有些偶尔可以写出一些词语或句子。需要强调的是，书写能力和言语能力的受损情况通常相反。患者可能无法组织有意义的语言，却可以写出一些单词（反之亦然）。就像言语能力受损一样，伴有失语症的患者通常在书写时也会出错。患者想写"Wife（妻子）"，但实际上可能会写"Mother（母亲）"，或者出现拼写错误，如"wife（妻子）"写成了"wite"。甚至有些情况下，由于大脑优势区域功能受损，患者不得不使用以前不常用的手来书写。这就更增加了患者书写时的困难，使患者书写速度变慢，并且更加吃力。书写能力丧失可能会给患者的自尊心带来消极的影响，导致患者非常沮丧。

关于失语症预后的研究观点不一。例如，有些研究显示年轻的失语症患者比年老患者的预后要好（Holland et al. 1989），而其他研究并不这样认为（Wertz &Dronkers 1990）。争论较少的是患者初期症状的严重程度和康复结果之间的关系。通常情况下，若患者最初语言测试得分较低，那么最终语言康复结果通常也较差（Basso 1992；De Riesthal & Wertz 2004）。尽管如此，失语症患者一般都会得到相应程度的改善，前提是没有再发生神经系统并发症。失语症的康复进程在脑卒中刚发生后最为快速，并可能在一年内或更长时间内保持较快速度的康复。失语症的康复可以由言语治疗辅助，每周 2 ~ 3 小时的言语康复训练效果尤其明显（Robey 1998；Bhogal，Teasell & Speechley 2003）。

1. 识别失语症

语言治疗师对诊断失语发挥着重要的作用。然而，大多数患者由护士、医生或其他康复人员推荐给言语康复专家进行治疗。因此，识别失语症状对于后续推荐治疗是非常重要的（表 8.1）。

在一些案例中，沟通问题可能易于识别，但由失语症引起的沟通困难，就没有那么明显了。比如，患者的家属可能会把脑卒中早期症状看作是痴呆。在这种情况下，也应该将患者推荐给语言治疗师，他们可以帮助鉴别诊断。对于不会说英语或只会说一点英语的患者来说，失语症的诊断也会比较困难，因此，可以由译员或懂双语的医护人员对患者进行语言评估。

表8.1　失语症状

能力	可能的症状
说话	长时间停顿后说出少量词汇 明显的找词困难 选词或发音错误。比如说 "carrot（胡萝卜）" 是 "potato（土豆）" 或 "karrik" 说话流利，但是说出的话语包含无意义词语 语法错误或没有语法
理解	无法完成指令 错误地完成指令，比如护士说 "抬头"，患者却 "向下看" 可以通过话语重复、简单语言、姿势语来帮助理解
读写	不能看书读报，或者只选择有图片的文章 无法独立点菜或作出明显错误的选择 拿到纸笔时，不能清楚表达信息 写字时感到很有压力 读写能力与生病前相比有很大区别 选词或拼写错误，或只有部分正确

言语治疗师通常使用筛查量表来判定患者目前是否存在失语症状，例如快速语言评估表（the Frenchay Aphasia Screening Test；Enderby et al. 1987）或结构面试法（e.g. the Inpatient Functional Communication Interview– IFCI；McCooey et al. 2004）。言语治疗师也应关注护士（或其他医护人员）的观察结果。IFCI 包括医护

人员问卷，询问护士（或其他医护人员）患者在病房是如何进行沟通的。

2. 护理失语患者的策略

失语症引发的沟通问题会使护理变得困难，但是，可以采取应对策略。Karl 使用日程本就是一个非常好的例子。

交流开始时，每个人需要仔细斟酌一下自己的语言。例如，如果句子较长或比较复杂，大多数失语症患者理解时会比较吃力。他们更容易理解具体词语而非抽象词语。具体词语是指那些可以看见或者触摸的物体，例如香蕉和鼓；抽象词语是指不能被感知的概词，比如说民主和想法。因此，使用由具体词语组成的简单句子来进行交流会比较容易。降低语速可以帮助大多数失语患者理解交谈内容，但是要注意不能让患者觉得是在敷衍他。表 8.2 举例说明如何使用失语友好型语言进行交流。

表8.2　调整语言以便失语症患者理解

信息	失语友好型语言
我给您测完血压后，再给您发强心类药物	我将给您测量血压（护士将血压计拿给患者看，并进行测量）。现在我要给您发药片（护士将药物拿给患者看），这是治疗心脏疾病的（护士将手放在自己的心脏处）
明天出院后，您将收到我们的复查预约通知单	明天您就可以回家了。医生会给您写信，她会跟您预约复查的时间，从而我们可以了解您康复的情况

在与失语症患者交流时，也可以使用相关暗示。因此，如果护士想告诉失语症患者要进行肌肉注射，把针筒给患者看一下或者做出肌肉注射的姿势将会是非常好的主意。许多失语症患者觉得文字和图片可以帮助他们理解。如果失语症患者需要进行扫描检查，给患者展示标识或者扫描设备的图片也会是一个好主意。判断失语症患者是否理解谈话内容是比较困难的。有些患者会重复谈话内容，但并没有理解谈话内容。因此，重要的信息可以通过图片、文字和符号进行反复的沟通。

其他方法也可以帮助失语患者进行沟通。首先，给患者充足的时间，不要担心会沉默或冷场。提醒患者使用其他替代方法进行交流。例如，如果患者感到疼痛，可以让他指出疼痛部位。有些失语的患者可以充分利用身势语或书写来交流（Rose 2006；Sacchett et al. 1999）。书写是否比话语能更好地辅助沟通也是一个值得探索的问题，例如当患者想传递一些信息时，可以给患者笔纸。如果患者能够简单交流，必须注意其话语是否出现错误，重要的信息必须跟患者进行核对。下例中护士的做法值得借鉴。

护士：你吃药了吗？

患者：是的……是阿司…

护士：是阿司匹林吗（在纸上写出阿司匹林）？

患者：是的。

护士：你每天吃几片？

患者：呃……4 片

护士：（写出 4 或伸出 4 个手指）你吃了 4 片，对吗？

患者：不是，是 1 片。

护士：（写出 1 或伸出 1 个手指）你吃了 1 片，对吗？

患者：是的。

在某个词卡住时，一些提示可能会帮到失语患者。例如，可以告诉患者这个词的首个音节或这个词的含义，可能会帮助他们说出这个词（Nickels 1997）。然而，这种做法较为少见，只有在护士知道患者想说的词时才有用。因此，其他的替代工具就非常有必要。Karl 有一个日程本，将他每周的康复预约写在上边，放在床头。他可以借助日程本告诉实习护士现在不能洗澡。其他工具如沟通交流表包括每天基本需求的符号、地图、家庭成员照片。还有专门帮助脑卒中失语患者交流的表格，如"Stroke Talk"（Cottrell & Davies 2006），帮助脑卒中后失语患者在住院期间就常见测试和和治疗进行交流（详见 http://www.ukconnect.org/upload/StrokeTalksamplepages.pdf）。

（二）构音障碍和动作协调能力丧失症

构音障碍和动作协调能力丧失症是发音障碍，而非语言问题。因此，如果不伴有其他缺陷，患者可以阅读、书写和理解他人的讲话内容。但是，他们自己讲话是非常困难的，也可能说出的话让人难以理解。

Annette（案例 8.3）就存在构音障碍。约 20% 的脑卒中患者患有该疾病（Warlow et al. 2000），病发原因是与语言有关的神经控制系统出现阻断，包括负责呼吸的胸肌，负责发声的喉肌，负责发音（发出不同的声音）的面部、舌头、嘴唇和喉咙等肌肉。依据神经系统受损的性质，构音障碍具有不同的类型（表 8.3）。痉挛性、迟缓性、失调性是脑卒中后常见的构音障碍类型，其中痉挛性构音障碍最常见（Duffy 1995）。构音障碍通常伴有吞咽功能障碍，两者在脑干卒中后都较为常见（Teasell et al. 2002）。构音障碍和失语症也有可能相伴出现，但可能性相对较低。

案例 8.3　Annette，构音障碍患者

Annette，43 岁，生活教练。她的左耳伴有中度听力下降，因此戴了助听器。Annette5 小时前入院，伴有说话含糊不清和吞咽困难。CT 显示脑梗塞，左侧、右侧大脑运动神经元双侧损伤。她与医护人员沟通特别困难，并伴有不自主的假性哭声和流口水，这使她非常压抑。她在去医院的路上把助听器弄丢了，使她更难听到自己和别人的讲话内容。Annette 讲话很慢，很费力，且她的话语还让人难以理解。她的声音单调，并且高亢杂乱。语言治疗师已经评估了她的吞咽功能。Annette 休息了几个小时后，语言治疗师又来判断到底脑卒中影响了她的哪些言语能力。她的症状符合痉挛性构音障碍。

表8.3　六种不同类型的构音障碍（Murdoch 1990）

构音障碍类型	症状
迟缓性	说话时带有鼻音，空气由鼻孔逸出，气息音，可以听得见的呼吸音，辅音不准确，说话时没有音调的改变，声音刺耳，说较短语句时声音大小无改变；具体特征取决于病变部位
痉挛性	痉挛，虚弱，活动能力受限或减慢；说话速度变慢且费力
运动过弱性	不随意运动幅度减弱，活动能力减慢，发音困难，肌肉僵硬，自主运动消失，休息时不自主震颤，音调无变化，重音（话语强调）减少，声音大小无变化；多见于帕金森患者
运动过强性	不随意运动异常，使说话节奏和速度受到影响；运动过强性构音障碍有快、慢两种形式
失调性	由小脑损伤引发；特征是发音不准确、重音和语调异常（影响重音），发音声音消失或减弱
混合型	多由肌萎缩性侧索硬化症（ALS）、多发性硬化症、肝豆状核变性引起；各种症状混合出现

1.　语言治疗师在构音障碍管理中的角色

在脑卒中急性期，吞咽功能的评估和干预比语言能力评估更重要（见第五章）。对患者语言能力的评估旨在确定患者的理解力水平或患者对话语的理解程度，以及出现损伤的原因。现在通常使用的测评工具是 Frenchay Dysarthria Assessment（FDA）（Enderby 1983）。此工具探索语言表达的各个方面，例如呼吸、音量、声调和频率。同时还检查舌头、嘴唇的活动，并使用单词或句子来测试患者的理解力水平。该系统性评估工具帮助识别患者到底有哪些方面的语言功能受损，为确定合适的治疗目标提供参考。FDA 的结果通常用表格记录，存放在患者的病例中。

在脑卒中后期，语言治疗师会约见患者或者家属，对患者的语言表达能力进行讨论。这对失语的康复治疗非常重要，因为构音障碍的康复治疗需要患者监测或控制言语能力。其他康复治疗包括语言练习及代偿性的方法，比如减慢说话速度、使用身势语、书写等方法（Mackenzie & Lowit 2007）。在一些情况下，尤其是不伴有失语症的情况下，推荐使用技术设备支持，如激活键盘语音合成器。

失语可能由脑卒中以外的其他疾病引起，如帕金森病、运动神经元损伤。一般来说，伴有构音障碍的脑卒中患者通常康复效果会比较好。最近一项研究发现，约40%伴有言语障碍的患者在脑卒中6个月后都能够正常交流，其余的大多数患者都只伴有轻微的功能损伤（Urban et al. 2006）。

2.　运动障碍

脑卒中后可能会伴有不同类型的运动障碍，例如肢体活动或穿衣障碍。这种情况也有可能会打乱正常的语言协调活动，会在患者刚准备说话时出现，也就是说，当患者想要说话或回应别人的话语时，但患者仍然可能会说出不自主的语言，能够叙述日期或数数。运动障碍引起的语言障碍通常语速缓慢，内容错乱，发音错误。通常情况下，患者在说话时会非常的吃力，如患者会努力控制自己的舌头和嘴唇。在比较严重的情况下，患者根本无法交流。运动障碍有时单独发生，但经常伴随构音障碍，主要是由典型左侧大脑损伤引起的。脑卒中引起的运动障碍和构音障碍要比吞咽功能障碍常见（Yorkston et al. 1987）。

3. 构音障碍或运动障碍患者的护理策略

构音障碍会使患者难以表达自己的需求和关注（框8.1）。在患者虚弱无力时，情况通常会更糟，所以，比较重要的谈话最好是在早晨或者患者休息后进行。沟通还会受到身体姿势的影响，所以让患者保持笔直的坐姿进行沟通是非常重要的。在患者进行其他活动时，例如吃饭等，最好不要进行沟通，沟通时必须需要排除其他干扰因素。另外，在沟通时，应尽量简单，保证患者能够听见（例如，Annette戴助听器）。根据大脑损伤的不同性质，构音障碍患者的语言和认知可能不会受损，因此应充分利用其他措施和简单语言或书写指令进行沟通。

框8.1   促进构音障碍患者的沟通策略

[选自 AmericanSpeech - Language - Hearing Association（ASHA）2007]

- 在安静的环境下跟患者沟通，排除其他干扰：
- 在早晨或者患者充分休息后进行比较重要的谈话
- 确保患者坐姿良好
- 如有需要，确保患者戴好眼镜和助听器
- 认真观察患者的反应和谈话内容
- 与患者坦诚相待，如果没有听懂患者的表述，千万不要假装听懂
- 重复你听懂的部分信息，这样患者就不需要再重复整个句子
- 在数次交流后，如确实未理解患者所表达的信息，可采取"是 / 否"的问题形式，并 / 或鼓励患者写下来
- 提示患者：
- 在说整个句子之前，先说简单的单词或短语来表达重点
- 可以放慢语速大声说话，可以停顿
- 可使用其他方法进行沟通，如书写、手势、身体语言等
- 如果累了，可以先休息，然后再进行沟通

（三）右侧大脑损伤

右侧大脑损伤（right hemispbere，RHD）可引起一系列的问题（第九章），例如偏身感觉障碍、失认症（包括较少发生的面孔失忆症，或称脸盲症）、失用症（无法将部件组装成整体，例如无法复制平面或立体设计）、方向感丧失。部分患

者会伴有病觉消失症状，即无法意识到疾病或功能缺失，且注意力、记忆力、组织能力和解决问题能力出现问题。部分个体不能感知声音，这让他们难以欣赏音乐。这些症状会导致交流出现问题（Cherney & Halper 1999），给患者和家属带来压力。如面孔失忆症会导致患者不认识自己的妻子或孩子。

在 20 世纪 60 年代，通常认为 RHD 可能会影响语言功能（Eisenson1962）。Eisenson 的研究（1962）发现，伴有 RHD 的患者无法完成复杂的语言测试，例如无法完成含有抽象词语的句子。他得出结论，右侧大脑可能与高级的抽象语言加工有关。大体而言，约有 50% 的右侧大脑损伤患者伴有语言障碍，约 20% 的患者有明显的功能损伤（Benton & Bryan 1996），主要问题包括：

- 不能理解谈话背景或讲话者的意图，称为语用失误。右侧大脑损伤的患者可以听懂谈话中的单词，但是可能难以理解身势语或整个谈话内容。例如，患者想问刚刚走过的护士一个问题，他可能会忽视这个护士正忙于处理其他事情。语用失误通常会伴有明显的行为特征改变，如目光接触减少、面部表情减少、身势语使用频率降低。患者可能无法把握声调和重音，自己的声调比较平稳，可能不能理解别人谈话时声调变化所代表的含义，如察觉愤怒和高兴等情绪。
- 无法理解语言的隐含意义，包括不能理解笑话、隐喻并作出推论。
- 交流困难，例如唠叨（絮絮叨叨），转移话题困难。患者有可能很难专心于某一话题，或就同一个话题反复唠叨。

案例 8.4　James 右侧大脑损伤

在最初的评估中，语言治疗师注意到，James 的面部表情肌瘫痪，说话语调没有任何变化。他说话很多，但是只能理解话语的字面意思，并在交谈时容易跑题。

James，男性，83 岁，退休律师。他的妻子有视力和听力问题，因此，他需要照顾妻子的起居。James 入院时左侧肢体无力，说话含糊不清。CT 显示右侧大脑损伤，其他患侧症状有面部表情肌无力、注意力下降、反射消失、感觉功能降低。

James 因为言语和吞咽功能的问题被推荐给言语治疗师。他的主管护士 Sarah 说，尽管 James 说话声音比较小且比较含糊（James 伴有构音障碍），但他可以完成指令，她可以听明白他要表达的意思。然而，James 的女儿说她和父亲沟通比较困难。Sarah 也不知道为什么会出现这种情况，但 Sarah 发现 James 经常会忽视轻松的笑话，不笑，和其他患者交流互动也很少。Betty 在他旁边的床位，抱怨说 James 经常不理她，觉得他"很奇怪"。James 还很健忘，容易焦虑，他经常问同一个问题，比如在他住院期间谁照顾他妻子。

- 读写能力障碍。可能由视空间感知能力紊乱或失认症、认知障碍引起。认知障碍或失认症患者不能理解故事情节变化，会误解句子中的幽默、讽刺

和隐喻，结果使阅读的乐趣消失。视空间感知能力受损会使患者难以处理页面布局，例如患者可能伴有左侧读写困难（左侧视野内的文字无法阅读），造成阅读时出现文字或句子理解错误。在书写功能受损中也会发生类似情况（患者只书写整张纸的右边部分或单词的左侧部分写错，如要求患者写 Penny，但会写成 Lenny）。

鉴于以上症状，就很容易理解 James 的问题了（案例 8.4）。James 右侧大脑损伤使他幽默感丧失，导致他仅按照字面意思来理解，难以理解人们开玩笑的意图。他女儿经常说，她很怀念他以前的机智和幽默感。James 面部表情比较单一，经常会抓住谈话中的某一细节反复说。他的症状已经影响到他和 Betty 的互动。例如，有一次 Betty 想借他的报纸，她暗示道："我在想，今天新闻都有什么内容呢？"James 完全不理解她的真实意图，简单回答说"我不知道"，这使她生气了。

（四）RHD患者的护理策略

表8.4　RHD的护理策略

能力	症状	护理措施
理解	只能理解字面意思，例如，患者只能按字面意思理解"理疗医师几分钟就到"，如果理疗医师"迟到"的话，患者会焦虑不安 不能理解作出推断	斟酌用词，例如，"理疗医师很快就到"
	不理解讲话者的意图	了解患者的理解能力 若条件允许，告知讲话者患者的情况 使说话意图更清楚。如果你在开玩笑，记着对患者说："我是开玩笑呢"
记忆	方向感差，总是问同样的问题	每日规律作息。可以在早晨或午饭时制定当日活动安排
	忘记与医生的会面 不按照计划进行康复锻炼	使用日程本，并提醒患者查看日程
阅读	由于左半边忽视症而无法阅读菜单和电视指南	在材料下放置不同质感和颜色的物品，可以用手指指引阅读 可以将材料竖着写

右侧大脑损伤引起的沟通障碍护理难度没有失语症患者的大，右侧大脑损伤患者通常可以完成简单的指令，可以表达自身基本需求，但是患者的失认症仍然会影响正常沟通。此外，记忆困难会使患者较难应对脑卒中引起的改变，会使他们过分焦虑，例如患者会一遍又一遍地询问同一个问题。他们的认知和记忆力紊乱问题会使他们无法认识自身的问题，并对康复团队所做出的努力视而不见。综上所述，我们需要牢记，RHD 患者存在社交沟通障碍问题，这会影响他们与其他

患者和医护人员的关系。认识这些问题可以帮助患者在病房里慢慢康复。表 8.4 总结了一些应对策略。

三、小语种

对于小语种的脑卒中患者，留意他们的失语和沟通能力受损症状也是非常重要的（Marshall et al. 2003）。例如，我们不应该认为脑卒中后的沟通问题仅仅是因为患者的英语表达能力有限。理想状况下，患者应该由母语相同的语言治疗师进行评估。如果不可行，言语治疗师可由双语医护人员或译员协助评估，最好不要让患者家属或朋友来翻译，这样有可能使患者家属关系恶化从而产生不可靠数据（Roberts 2001）。但是，当患者尝试使用家乡语言表达时，患者家属可以提供宝贵的看法。

如果患者使用双语或多种语言，则需要将患者所有语言功能进行评估。在失语症患者的案例中（见案例 8.1），Karl 的印度语和英语语言功能同时受到了影响。Karl 的例子很典型，因为失语症状中，大部分会影响多种语言能力。然而，失语症状多种多样，患者不同语言能力不一致，如 Fabbro（1999）。一般来说，接触最早的语言或者是使用最频繁的语言，其功能受损的可能性相对较低。然而，患者偶尔也会出现第二语言功能损伤较轻的现象。这种现象需要我们对患者的语言进行认真评估，从而判断出患者目前的语言功能。

四、言语治疗师在急性脑卒中护理中的角色

言语治疗师（SLT）主要有四个方面责任，主要如下：
- 评估患者的沟通交流能力和吞咽功能，是否对患者生活造成影响
- 帮助患者在病房内进行沟通
- 为患者、家属和医护人员提出沟通和吞咽方面的建议
- 为患者提供语言康复和吞咽功能的相关治疗

（一）评估

SLT 主要是找出患者沟通障碍的类型和严重程度，及其对患者的日常沟通的影响和环境因素的作用。评估也可以扩展到更广阔的区域，如患者的社会交往和生活质量（Hilari et al. 2003b）。评估更进一步的目标是为康复评估提供基线，从而与康复后的结果进行对比分析。SLT 在评估过程中应考虑患者及其家人的看法。例如，SLT 会询问患者及其家属如何认识眼前的困难，并运用哪些资源进行相关干预（Pound et al. 2000）。SLT 也会同护士和医护人员进行沟通，了解患者在日常活动中（例如吃饭或在查房时）如何跟他们进行沟通。

SLT 有一系列方法了解这些问题，例如正式谈话、语言工具测评、面谈（患者和 / 或其家人）等方式。他们会经常记录并分析患者的语言功能情况，并进行正

式的观察，如了解患者在对话中如何作出回应或如何应对病房中的情况。

（二）在病房内帮助沟通

住院患者有许多重要的沟通需求。例如，他们需要了解药物治疗和适应症，会想询问自己的护理和检查治疗情况等。从最简单的层次来说，他们必须学会如何呼叫护士。脑卒中后，语言功能若受损，则会使这些功能难以实现。通过观察或询问病房医护人员，SLT 可以帮助确定每个患者特殊的沟通需求，并满足患者在住院期间的需求。这可能需要医护人员采取不同的策略，如重要的标识用图片或符号代替文字。通常情况下，SLT 会对脑卒中单元医护人员进行短期的沟通培训，征对所有的患者及个别案例患者。

（三）建议

大多数人对由脑卒中引起的沟通能力受损不了解（Code et al. 2001；Elman et al. 2000）。因此，患者或者家属亟需相关信息，比如说，病症的性质和如何治疗（见下文）。语言障碍的护理建议可以根据患者情况制定，也可以由家属组成的支持小组和培训项目处获得。这样可以使患者家庭的沟通联系更和谐（Turner & Whitworth 2006）。

（四）康复治疗

评估结果可以直接为康复治疗提供参考。在很多案例中，患者出院回家后的康复治疗会由社区团队人员进行。但是治疗可以在医院就开始进行。语言的康复治疗有很多种，包括语言练习、小组作业、其他替代方法等（手势或图片）。通常的情况下，康复治疗需要家属、朋友或亲戚共同参与，如培训他们与失语患者进行沟通的方法和技巧，详见案例 8.5。

案例 8.5　Rachael 语言治疗案例

Rachael，女性，75 岁，左侧大脑损伤，有严重的失语症和右侧偏瘫。她说话流利但是别人都听不懂，因为她说的词别人无法识别。她的书写能力也受到了影响，偶尔能写出部分单词。Rachael 可以理解话语和文字，但复杂的句子存在困难。Rachael 是退休大学教授，独自居住在公寓一楼。她有 2 个好朋友，经常过来看她。医护人员同她进行护理和需求的沟通特别困难，经常出现误解。例如，Rachael 经常拒绝去参加物理康复治疗，尤其是不熟悉的 SLT 给她进行治疗。Rachael 发现提出要求很困难，例如她需要眼镜或者上厕所。

治疗的首要目标就是要缓解上述问题。SLT 提出一系列的措施来同 Rachael 进行沟通。SLT 同 Rachael 就这些措施进行了交流，并将措施介绍给所有的医护人员和她的朋友。SLT 和 Rachael 一起制作了一本小册子，上边包括主要的康复和护理需求，"物理康复治疗"的旁边插上一幅画（健身馆）。团队中所有的医护人员一直使用这本册子对 Rachael 提供护理。SLT 教给她使用这本册子的方法，例如提出自己的要求。

--- **案例 8.5 Rachael 语言治疗案例（续）** ----------------

　　康复专家同时对 Rachael 进行书写训练，主要目标是让 Rachael 写出 10 个与其最急迫需求相关的词语，例如衣服、朋友的名字或者是其他物体如 "toothbrush（牙刷）"。Rachael 刚开始先照着抄写，然后再逐渐填词，从而最终学会写这些词。每当 Rachael 进行书写训练时，SLT 同时跟她说话，例如 SLT 会问 "今天下午谁会来看你"，利用这个提示来让她写出朋友的名字。康复治疗的后期还会加入更多的新词。

　　很明显，Rachael 的日常活动能力、交流能力问题会在长时间内存在，因此，同 Rachael 及时沟通她的这些情况很重要，应确保她能够参与影响其日后生活的决定。但是，她的言语功能严重受损使沟通交流很困难，因此，需要同 Rachael 的朋友、SLT 和职业疗法专家一起帮助其治疗。康复专家用 Rachael 公寓的照片来表示她的现状，并指出她会遇到的困难（如台阶）。他们还将一天的活动用图片的形式进行沟通，思考她可能会需要哪些帮助（如穿衣）。康复专家还制作了不同的标识代表不同的需求。例如，如果 Rachael 选择生活在自己的家中，康复专家做了电梯、家访医护人员、在轮椅上吃饭、洗澡辅助设施和报警器。他们还给 Rachael 看当地养老机构的介绍手册，上面有简单易懂的费用信息。Rachael 可以通过这些图片根据自己的喜好做出选择，最终她选择了一家养老机构。之后 Rachael 还参观并且成功试住。

五、心理问题和生活质量

（一）发病期和急性护理阶段

　　脑卒中发生后伴有语言障碍，对于患者来说是一个很大的打击。目前，这一结论是根据失语症患者的情况得出的。例如，患者说自己会感到震惊、愤怒、沮丧、焦虑（尤其是上厕所时）、敌对、羞耻、内疚、悲伤、失落、尴尬（Lafond et al. 1993；Parr et al. 1997）。脑卒中发生后会使患者变得孤立，就像本章节中的 Betty 和 James 一样。因此，及时发现这种情况很重要。Jean 这样说：

　　当我有脑卒中后，我发现没有人跟我说话。当其他患者走到我的床边，只是看着我，从不说话，因为他们知道我不能说话（Jean，内心独白，DysphasiaMatters package）

（Davies & Woolf 1997）

　　家庭成员通常也会有非常负面的情绪。最近的一项研究显示，脑卒中患者的家属在其脑卒中急性期亟需相关知识和信息（Avent et al. 2005）。家属通常需要解答的问题是：什么是脑卒中？什么是失语症？什么是脑卒中的并发症？从哪里我们可以获取更多的信息？他们尤其需要关于预后的真实但充满希望的信息。例如，一名调查参与者这样说道：

　　当我跟康复专家进行交谈时，我觉得自己听到了所有的坏消息。那么有什么好消息呢？

（ Avent et al. 2005，p. 359 ）

为失语患者和家属提供可获取的信息是非常有必要的，SLT 可以帮助做到这一点。这非常重要，对于很多脑卒中失语症患者来说，大部分现有图册是难以阅读和理解的。有用的资源包括：The Stroke and Aphasia Handbook（Parr et al. 2004）和 Stroke Talk Manual（Cottrell & Davies 2006），都可以从网站上获取（http://www.ukconnect.org）。

（二）出院

尽管患者对回家期盼已久，但刚出院的这段时期患者本人及家属会有很大的压力。他们可能会担心未来的不确定情况，在以后的日子里如何应对活动能力下降和沟通问题（Parr et al. 1997）。Karl（案例 8.1）在快要出院时就开始出现抑郁的症状。首要问题是安全问题，包括如何和其他人进行安全问题沟通。例如，当遇到紧急情况时，患者应该知道如何呼救。

患者出院后，确保能够获得正确的信息和方法来辅助沟通是很重要的。研究也指出，出院后这段时期获得足够支持和信息的重要性。例如，Avent 等 .（2005）的研究参与者指出，患者出院时应了解支援机构和社区的其他资源。此外，康复训练措施能真正落到实处也非常关键：

出院时患者享有一个套餐，包括所有帮助你康复的措施。你会觉得这很棒，然而 6 周后你会发现，没有任何措施落到实处。你以为回家后，物理治疗师会来进行复查或其他什么人会来，但是根本就没有人来。直到 6 周后，他们才来。这种事情发生一次还能接受，但是当你出院后刚回家，发生这种事情是非常糟糕的。

（ Anderson 1992 ）

出院后脑卒中患者及其家属的需求依然存在，Wiles 等（1998）的研究发现，脑卒中患者出院后，其家人仍然需要康复、预后信息以及康复训练项目及社交活动相关建议。

（三）长期

脑卒中后，失语症会对患者的生活产生长期不良影响（Tilling et al. 2001）。它严重影响生活质量，甚至情绪状况和社会支持都会受到影响（Cruice et al. 2003；Hilari et al. 2003a）。脑卒中和失语症造成的长期社会影响包括失业、收入减少、不能开车、社交减少和朋友疏离（Cruiceet al. 2006；Hilari & Northcott 2006；Parr et al. 1997），还可能造成长期情绪方面的影响，包括情绪反复无常、易怒、不自信、担心脑卒中复发等。疲惫通常也是脑卒中最严重和长期的问题。

然而，并不是所有卒中失语症患者的长期现况都是负面的。部分脑卒中患者总结了一下正面影响：脑卒中后更加自由，包括不受工作的束缚；有更多可支配时间；生活方式放松放缓；家庭关系更加和谐；更加珍惜生命（Parr in Jordan & Kaiser 1996）。有一些文献描述了一些长期失语症患者过上了较为满意的新生活

[见 Hinckley（2006）以及网站 Aphasia Now（http://www.aphasianow.org）]。在急性期，患者接受良好的治疗和护理，对于后期建立比较满意的生活方式很有必要。

六、结语

脑卒中后出现沟通障碍很常见，且类型和症状不一，可对患者康复的各个方面产生负面影响，也会对家人和朋友的健康及生活质量产生负面影响。但脑卒中后，生活并不是暗淡无光的，部分损伤的患者沟通能力可以从一定程度上自主恢复，康复治疗也被证明很有效。脑卒中后患者可以采取很多方法来辅助交流。此外，对家庭成员、亲属、医护人员进行解释培训工作同样重要，不单单是为出院初期的护理做准备，更重要的是帮助患者保持正常的社会交往和社会关系。

虽然言语治疗师在患者康复过程中发挥着重要的作用，但在患者住院及康复期间一直照顾患者的护士也应清楚与患者的沟通策略。最后，多学科的脑卒中康复团队仍需要精湛技术和专业知识来帮助患者恢复言语能力，并且帮助患者将这些知识运用到日常的工作中。

（刘云娥　徐晓颖　译）

参考文献

American Speech-Language-Hearing Association (ASHA), 2007, *Dysarthria*, http://www.asha.org/public/speech/disorders/dysarthria.htm 20/11/2009.

Anderson, R, 1992, *The Aftermath of Stroke: The Experience of Patients and Their Families*, Cambridge University Press, Cambridge.

Avent, J, Glista, S, Wallace, S, Jackson, J, Nishioka, J et al., 2005, Family information needs about aphasia, *Aphasiology*, vol. 19, no. 3–5, pp. 365–375.

Basso, A, 1992, Prognostic factors in aphasia, *Aphasiology*, vol. 6, pp. 337–348.

Benton, E, & Bryan, K, 1996, Right cerebral hemisphere damage: incidence of language problems, *International Journal of Rehabilitation Research*, vol. 19, no. 1, pp. 47–54.

Bhogal, SK, Teasell, R, Speechley, M, 2003, Intensity of Aphasia Therapy, Impact on Recovery. Stroke vol 34 pp. 987–993

Cochrane Stroke Review Group at http://www.dcn.ed.ac.uk/csrg/

Cherney, LR, & Halper, AS, 1999, Group treatment for patients with right hemisphere damage, in *Group Treatment of Neurogenic Communication Disorders: The Expert Clinician's Approach*, R Elman, ed., Butterworth Heinemann, Boston, MA.

Code, C, 1982, Neurolinguistic analysis of recurrent utterance in aphasia, *Cortex*, vol. 18, no. 1, pp. 141–152.

Code, C, Mackie, NS, Armstrong, E, Stiegler, L, Armstrong, J et al., 2001, The public awareness of aphasia: an international survey, *International Journal of Language and Communication Disorders*, vol. 36 Suppl, pp. 1–6.

Cottrell, S, & Davies, A, 2006, *Stroke Talk: Patient Communication Kit*, Connect Press, London.

Cruice, M, Worrall, L, Hickson, L, & Murison, R, 2003, Finding a focus for quality of life with aphasia: social and emotional health, and psychological well-being, *Aphasiology*, vol. 17, no. 4, pp. 333–353.

Cruice, M, Worrall, L, & Hickson, L, 2006, Quantifying aphasic people's social lives in the context of non-aphasic peers, *Aphasiology*, vol. 20, no. 12, pp. 1210–1225.

Davies, P, & Woolf, C, 1997, *Dysphasia Matters: A Training Package for Medical Professionals*, Creative Film Productions.

De Riesthal, M, & Wertz, R, 2004, Prognosis for aphasia: relationship between selected biographical variables and outcome improvement, *Aphasiology*, vol. 18, no. 10, pp. 899–915.

Duffy, J, 1995, *Motor Speech Disorders: Substrates, Differential Diagnosis, and Management*, Mosby, St Louis.

Eisenson, J, 1962, Language and intellectual modifications associated with right cerebral damage, *Language and Speech*, vol. 5, pp. 49–53.

Elman, R, Ogar, J, & Elman, S, 2000, Aphasia: awareness, advocacy and activism, *Aphasiology*, vol. 14, pp. 455–459.

Enderby, P, 1983, *Frenchay Dysarthria Assessment*, Pro-Ed, Austin, Texas.

Enderby, P, & Davies, P, 1989, Communication disorders: planning a service to meet the needs, *British Journal of Disorders of Communication*, vol. 24, no. 3, pp. 301–331.

Enderby, P, Wood, V, & Wade, D, 1987, *Frenchay Aphasia Screening Test*, NFER-Nelson, Windsor.

Fabbro, F, 1999, *The Neurolinguistics of Bilingualism*, Psychology Press, Hove.

Hilari, K, & Northcott, S, 2006, Social support in people with chronic aphasia, *Aphasiology*, vol. 20, no. 1, pp. 17–36.

Hilari, K, Wiggins, RD, Roy, P, Byng, S, & Smith, SC, 2003a, Predictors of health-related quality of life (HRQL) in people with chronic aphasia, *Aphasiology*, vol. 17, no. 4, pp. 365–381.

Hilari, K, Byng, S, Lamping, DL, & Smith, SC, 2003b, Stroke and Aphasia Quality of Life Scale-39 (SAQOL-39): evaluation of acceptability, reliability, and validity, *Stroke*, vol. 34, no. 8, pp. 1944–1950.

Hinckley, JJ, 2006, Finding messages in bottles: living successfully with stroke and aphasia, *Topics in Stroke Rehabilitation*, vol. 13, no. 1, pp. 25–36.

Holland, AL, Greenhouse, JB, Fromm, D, & Swindell, CS, 1989, Predictors of language restitution following stroke: a multivariate analysis, *Journal of Speech and Hearing Research*, vol. 32, no. 2, pp. 232–238.

Jordan, L, & Kaiser, W, 1996, *Aphasia: A Social Approach*, Chapman Hall, London.

Lafond, D, Joanette, Y, Ponzio, J, Degiovani, R, & Taylor Sarno, M, 1993, *Living with Aphasia: Psychosocial Issues*, Singular Publishing Group Inc, California.

Mackenzie, C, & Lowit, A, 2007, Behavioural intervention effects in dysarthria following stroke: communication effectiveness, intelligibility and dysarthria impact, *International Journal of Language and Communication Disorders*, vol. 42, no. 2, pp. 131–153.

Marshall, J, Pring, T, Chiat, S, & Robson, J, 1996, Calling a salad a federation: an investigation of semantic jargon, Paper 1, Nouns, *Journal of Neurolinguistics*, vol. 9, no. 4, pp. 237–250.

Marshall, J, Robson, J, Pring, T, & Chiat, S, 1998, Why does monitoring fail in jargon aphasia? comprehension, judgment, and therapy evidence, *Brain and Language*, vol. 63, no. 1, pp. 79–107.

Marshall, J, Atkinson, J, Thacker, A, & Woll, B, 2003, Is speech and language therapy meeting the needs of language minorities? The case of deaf people with neurological impairments, *International Journal of Language and Communication Disorders*, vol. 38, no. 1, pp. 85–94.

McCooey, R, Toffolo, D, & Code, C, 2000, A socioenvironmental approach to functional communication in hospital in-patients, in *Neurogenic Communication Disorders: A Functional Approach*, L Worrall & C Frattali, eds., Thieme, New York.

McCooey, R, Worrall, L, Toffolo, D, Code, C, & Hickson, L, 2004, *Inpatient Func-*

tional Communication Interview, Singular Publishing.

Murdoch, B, 1990, *Acquired Speech and Language Disorders: A Neuroanatomical and Functional Neurological Approach*, Chapman and Hall, London.

Nickels, L, 1997, *Spoken Word Production and its Breakdown in Aphasia*, Psychology Press, Hove.

Parr, S, Byng, S, & Gilpin, S, 1997, *Talking about Aphasia: Living with Loss of Language After Stroke*, Open University Press, Milton Keynes.

Parr, S, Pound, C, Byng, S, & Long, B, 2004, *The Stroke and Aphasia Handbook*, Connect Press, London.

Pound, C, Parr, S, Lindsay, J, & Woolf, C, 2000, *Beyond Aphasia: Therapy for Living with Communication Disability*, Speechmark, Bicester.

Roberts, P, 2001, Aphasia assessment and treatment for bilingual and culturally diverse patients, in *Language Intervention Strategies in Aphasia and Related Neurogenic Communication Disorders*, 4th edn, R Chapey, ed., Lippincott Williams and Wilkins, Baltimore.

Robey, P, 1998, A meta-analysis of clinical outcomes in the treatment of aphasia, *Journal of Speech, Language and Hearing Research*, vol. 41, pp. 171–187.

Robson, J, Marshall, J, Pring, T, & Chiat, S, 1998, Phonological naming therapy in jargon aphasia: positive but paradoxical effects, *Journal of the International Neuropsychological Society*, vol. 4, pp. 675–686.

Rose, ML, 2006, The utility of arm and hand gestures in the treatment of aphasia, *Advances in Speech Language Pathology*, vol. 8, no. 2, pp. 92–109.

Sacchett, C, Byng, S, Marshall, J, & Pound, C, 1999, Drawing together: evaluation of a therapy programme for severe aphasia, *International Journal of Language and Communication Disorders*, vol. 34, no. 3, pp. 265–290.

Teasell, R, Foley, N, Doherty, T, & Finestone, H, 2002, Clinical characteristics of patients with brainstem strokes admitted to a rehabilitation unit, *Archives of Physical Medicine and Rehabilitation*, vol. 83, no. 7, pp. 1013–1016.

Tilling, K, Sterne, JA, Rudd, AG, Glass, TA, Wityk, RJ et al., 2001, A new method for predicting recovery after stroke, *Stroke*, vol. 32, no. 12, pp. 2867–2873.

Turner, S, & Whitworth, A, 2006, Conversation partner training programmes in aphasia: a review of key themes and participants' roles, *Aphasiology*, vol. 20, no. 6, pp. 483–510.

Urban, PP, Rolke, R, Wicht, S, Keilmann, A, Stoeter, P et al., 2006, Left-hemispheric dominance for articulation: a prospective study on acute ischaemic dysarthria at different localizations, *Brain*, vol. 129, no. 3, pp. 767–777.

Warlow, C, Dennis, M, Van Gijn, J, Hankey, G, Sandercock, P, Bamford, J, & Wardlaw, J, 2000, *Stroke: A Practical Guide to Management*, Blackwell Scientific, Oxford.

Wertz, R, & Dronkers, N, 1990, *Effects of Age on Aphasia*, American Speech-Language Hearing Association, Rockville, MD.

Wiles, R, Pain, H, Buckland, S, & McLellan, L, 1998, Providing appropriate information to patients and carers following a stroke, *Journal of Advanced Nursing*, vol. 28, no. 4, pp. 794–801.

Yorkston, K, Beukelman, D, & Bell, K, 1987, *Clinical Management of Dysarthria Speakers*, Taylor and Francis, London.

第九章　情绪和行为改变

> **要点**
>
> 1. 卒中后患者常出现情绪和行为改变
> 2. 这些改变会给患者、家人及朋友带来痛苦
> 3. 如果未引起关注、及时治疗，这些改变将不利于患者康复
> 4. 早期识别、评估和推荐合适医生是非常关键的

我觉得还不如死了，只是我不想孤独地死去。你看，当你有老伴时，情况就会变得不一样。当你面对死亡时，拥有他们是多么幸福的事情，但是当你独自生活时，死亡会很容易发生，难道不是吗？一天中，我觉得最恐怖的时间就是白天，一整天的时间，每天都自己待着。如果我能出门的话，可能会好点，人们可能不太理解，没有必要给自己太多痛苦，就出门好了………这又回到了这点，就像你看到的，我无能为力。每一天，我忍不住的去想，我也控制不住，我的孩子们经常说，"老爸，加油，来，你需要高兴起来，需要吃饭"，对于像我这样情况的人，我也会给出类似的建议，但做到并不容易。你坐那侃侃而谈，认为你给大家的建议是有益的。你可以做到他们所说的。我也知道大家跟我说"好好吃饭，要不身体会垮的"，是非常真诚的，爱我的。但除非你是一个超人，不然我觉得没人能做到。

Richard，72 岁，卒中后 6 个月，South London

一、引言

卒中可能会对患者的情绪和行为产生多种不同的影响，这对患者和亲属来说，都是一件痛苦的事情。情绪和行为改变通常也可以对卒中后续的其它结果产生影响，如患者康复、回归正常的社交生活及维持健康。比较幸运的是，很多患者发现自己的情绪和行为改变是短期的，而对于较长期的情绪和行为改变，也有很多干预措施来促进康复。

在过去二十多年中，卒中患者的护理方法也发生了一些巨大的改变。如随着大家逐渐认识到情绪障碍的普遍性，对情绪和行为改变的卒中患者的护理也有显著的改变。最重要的是观念的改变，以前，大家认为卒中后情绪和行为改变是不

可避免的（因此没有必要进行干预措施）。而现在，大多数人认为在卒中发生初期，患者会有心理反应，而且情绪的改变主要是病理性的反应。20世纪80年代出版的卒中护理教科书中可以发现，卒中护理章节基本上忽略了行为情绪障碍、行为改变和认知功能受损。

随着对此类损伤及其对患者的不良影响的认识不断增加，新的干预措施也在不断发展，且专业干预团队人员也在增多，此外，关于干预措施有效性的研究证据也在不断增多。然而，在阅读本章节后，会发现，对卒中后伴有情绪和认知障碍的患者提供的护理仍然不是最优先的，情绪障碍和抑郁诊断率仍然过低，且部分情绪障碍被错误诊断和治疗。相关研究证据的缺乏，意味着临床医护人员在治疗患者的情绪障碍时，对治疗结果没有把握（Intercollegiate Stroke Working Party 2008）。

二、卒中发生后的心理反应

卒中发生初期，尤其是首次卒中，可能会非常焦虑和抑郁。对于大多数患者来说，卒中突如其来，没有任何提示，需急诊入院并住院治疗。如果卒中引起功能丧失，不论是生理功能还是沟通能力，患者都可能变得不安、情绪化（Hackett &Anderson 2005）。

在卒中发生后几天，患者出现焦虑、疑惑和害怕很常见。因此，从这方面来说，卒中同其它疾病的发生或急性恶化很相似（Hackett et al. 2005；House et al. 1991）。在早期，患者可能会担心卒中对日常生活造成困扰，包括家庭角色和责任。例如，患者可能担心老伴一个人在家怎么度过；在他们住院期间，家族生意由谁打理；甚至是谁来照顾他们的宠物；对于未来的担心可能会更加悲观，因为相对于家庭生活，其他方面的问题并没有简单可行的解决方法。他们会不由自主地担心失能会持续多长时间？与卒中前相比，这些失能对他们未来的生活会产生哪些影响等？这都是可以理解的，也被认为是角色危机或角色焦虑。具体指，担心卒中后的功能，或担心未来是否能扮演日常的角色（如作为老伴、父母、工人、社交俱乐部成员等角色）。

早期卒中心理上的反应还包括沮丧（由许多因素激发，如身体活动障碍、语言障碍、住院等）、易怒、发脾气等。这些对于患者家属来说，也是非常痛苦的，对于医务人员来说，是比较难以应对的。这些情况有时候会被认为是卒中后性格改变引起的。也可以理解成是，沮丧、易怒、发脾气是患者对卒中引起的失能或生活威胁事件的正常反应。

（一）应对卒中

心理应激模型可以解释卒中后患者的反应。应激理论（Pearlin & Schooler 1978）解释了人们对刺激源的应对方法，不管刺激源是可以预见的（驾驶员考试或牙医治疗）还是不可预见的（亲人去世或自己重病）。应激理论是指人们运用以往的技巧、经验等来处理应激的环境或事件。如果患者对失能状况能适应，可能与他本身具有较强的适应能力有关。例如，面对失业、失去亲人或者非常难处理的家庭情况。换句话说，即人们通过应用各种社会资源，来满足新的应激事件产生的各种需求（Lazarus & Folkman 1984），成功地处理应激事件。

然而，应激理论认为，当要求过于苛刻或者超出人们的应对能力，或者需要应对（卒中）的社会资源不足或无效时，就会出现问题。在这种情况下，患者会从其他社会资源中获益。这些资源可以是经济（残疾人补助）、家政（帮助个人或帮忙完成家务等）或心理层面（朋友精神上的支持或咨询师的专业建议等）的帮助。

然而，不是所有的应对方法都是有效的，人们对刺激源可能会采取不适当的应对方法。例如情感上对别人过度依赖、不断寻求安慰、逃避行为（否认患有残障或依赖酒精或毒品等）。和有效应对一样，不适当的方式也有固定模式，因为它是应对刺激源最传统的反应。因此，如果患者在卒中前遇到压力就酗酒的话，发生卒中后，酗酒可能会更严重。这种应对方法往往无效，尤其是应对卒中事件（可能会需要患者几周或者几个月持续不断的努力来康复）。

（二）抑郁

最常见与卒中相关的情绪反应是抑郁（心境低落）。卒中后抑郁（或 PSD）是少见的抑郁类型之一（Robinson 2003），起因是生理机能障碍，即卒中引起的神经损伤，从这个观点出发，某些区域的大脑损伤，更容易引起抑郁。然而，一篇情绪和损伤关系研究的系统综述表明，两者之间的关系并不强（Carson et al. 2000）。这表明，没有强有力的证据支持，卒中后抑郁的发生是由特定区域或某大脑半球损伤引发的。

临床上抑郁是综合征即症状群。抑郁症状包括情绪低落或心境低落持续至少 1 个月以上，患者非常压抑。诊断标准包括睡眠类型的改变和（或）胃口改变、不想参加任何活动、负面思考（包括对个人价值的否定）、缺乏活力等。也就是说，临床上抑郁有非常显著的心境障碍及其相关症状。可能表现为难过、持续流泪和沮丧，但抑郁远不止于此（World Health Organisation 2003）。

有哪些证据可以证实卒中会引起抑郁呢？卒中后，患者抑郁的确很常见。与未发生卒中的同龄人群相比，他们更容易心境低落。当然这种情况也不是卒中所特有，其它失能患者抑郁的发生率也比未发生失能的同龄患者更高。

对于卒中后抑郁发生率的研究有很多，（Hackett et al. 2005）撰写了一篇系统综述，尝试合并研究数据并进行总结。这篇系统综述包括 50 多篇文章，最终研究发现卒中发生后 1 个月内，抑郁的发生率约为 33%。值得一提的是，根据抑郁评估方法、卒中患者的类型、卒中后评估时间的不同，研究结果也会存在差异。

研究结果显示，并不是所有的抑郁都会在卒中后马上发生。一些患者可能在卒中发生几个月后才首次发生（Andersen et al. 1994；House et al. 1991）；也（仅依据轶事）有研究结果提示，患者出院回家可促使抑郁发生。其发生可能是患者在长时间的住院康复期，非常渴望回家并把回家作为一个目标。但回到家后心情一下跌到谷底，且功能丧失成为了不可改变的事实。研究结果同样显示，很多患者的心境低落持续时间可能相对较短，或者自动缓解，这可能与心理上可以接受或适应功能缺失有关。

卒中后伴有明显身体活动障碍的患者更容易发生抑郁，但两者并不是必然相关（Hackett & Anderson 2005）。很多较重的卒中患者不会发生抑郁，而有些伴有轻微或暂时功能缺失的反而发生抑郁。卒中后沟通障碍和抑郁也不存在直接的关系。通常情况下，患者不能说话或说话有问题会更容易发生抑郁，但研究证据显示，伴有沟通问题的卒中患者抑郁发生率和其他人相近。

患者卒中后发生抑郁的强有力的预测指标是患者卒中前有抑郁史，或者在更早时，伴有抑郁或其它的心理问题。"社会支持"（朋友或熟人等在困难时期也能提供帮助）较少的患者也比较容易发生抑郁。亲密无间、可以彼此袒露心声的关系很重要。对新环境适应能力较差的患者也容易发生抑郁，包括对康复结果抱有不现实或过于乐观的态度、过于悲观的态度（认为所有的事情会变坏）。

1. 抑郁诊断

诊断卒中后抑郁应由接受过精神科培训或具有相关经验的专业人员经临床问诊后确定（Intercollegiate Stroke Working Party 2008）。在英国，尽管大多数卒中后抑郁患者由卒中医生或全科医生来进行评定。但理想状况下，最好由精神科医师或者临床心理学家来进行评定。卒中发生后 1 年内，抑郁的发生率约为 30%，因此，应对所有入院的患者进行评估。但对所有患者进行长时间的问诊是不太现实和没有必要的。一些简短的筛查量表可以帮助识别抑郁高危人群。筛查量表包括 General Health Questionnaire GHQ - 12（Goldberg & Williams 1988），the Hospital Anxiety and Depression scale HAD（Zigmond & Snaith 1983），the Geriatric Depression Scale GDS（Yesavageet al. 1982）and the Patient Health Questionnaire PHQ - 9（Kroenke & Spitzer2002）。这些量表对卒中人群抑郁的评估被证实有效。证据显示，一个简单的问题，例如"你感到心情低落吗？"和列有 9 ~ 12 个问题的问卷一样有效（Watkins et al. 2007b）。使用问卷评估的优点是可以对患者的情绪分数进行两次或多次评估和记录，从而评估患者情绪的变化，量表比简单的回答"是或否"可以提供更多的信息。

询问患者情绪或是否有特定的情绪症状，对于一些护士来说，可能会感觉尴尬和不舒服。然而，这些问题可以用我们常说的"给予允许"开场白的方法，对患者或者家属进行解释，例如：

我们知道许多卒中患者在卒中后都会心情比较低落或情绪化，你介意我问你几个小问题吗？

或

有些卒中患者总是觉得情况没有好转，你也有这样的感觉吗？

一旦筛查完毕，即使有些患者不太可能发生情绪问题，也应将结果或分数记录到病历本上。如果分数显示患者是高危人群，应该将患者情况进行记录，并将具体细节告知主管护士或医生。把患者推荐给负责相关评估的医生进行可能的治疗。此外，将结果反馈给患者也是非常重要的，例如：

谢谢你回答我们的问题，我有点担心你的情绪，我会安排一位医生来看您，询问您一些详细的信息。

仅仅用筛查量表并不足以表明可以开始抗抑郁治疗。因为筛查量表可能会"误报"分数，也就是患者并没有抑郁，但是抑郁量表得分很高（Gilbody et al. 2001）。以上情况以及很多卒中后抑郁患者可以不经过治疗自动恢复的案例表明，对卒中后情绪评估最好分两次进行（间隔几周）（Hill 2008）。如果患者两次评估得分均较高，就应该对患者进行专门的临床问诊并进行治疗。不需进行"两次评估"的情况为：患者的抑郁状态非常严重（甚至有自杀的倾向），如果首次评估后不开始治疗是非常不负责任的。

对伴有非常明显的认知障碍或交流困难的卒中患者来说，进行抑郁评估可能会非常困难。如果患者的沟通问题仅限于表达，量表问题可转变为"是或否"的形式。研究显示，与传统口头回答的方式相比，这种方法同样有效。然而，对于伴有更加严重认知障碍和交流困难的患者，任何形式的问卷调查都会存在问题。这促进了其它评估工具的发展。"笑脸评分表"在部分卒中服务中开始应用。但是，研究结果显示，其作为评估方法并不可靠。其它研究尝试找到可靠的抑郁评估方法，只需观察即可，即直接观察患者的行为。量表 Strengths and Difficulties Questionnaire SDQ – H 为此类评估带来了一些前景，但目前仍缺乏比较可信的评估工具（Bennett et al. 2006；Laska et al. 2007；Lee et al. 2008）。

识别和治疗卒中后抑郁很重要。抑郁不仅仅对患者、家属或朋友造成压抑，也会影响卒中后的康复。例如，抑郁的卒中患者往往住院时间延长，物理康复进展缓慢，可能无法遵医嘱吃药或停止抽烟，死亡率更高。一项大型队列研究结果显示，卒中后 1 个月内发生抑郁尤其是表达严重抑郁想法的患者，其一到两年的生存率比不伴有抑郁的患者要低得多（House et al. 2001）。

2. 抑郁治疗

最常见的卒中抑郁治疗方法是抗抑郁药物治疗，包括用于治疗老年人。一项研究显示（Petty et al. 2006），在英国，接受全科大夫诊疗的 75 岁及以上的老年人中，每 7 个人中就有 1 人会使用抗抑郁药物。对于卒中后一月以内的患者来说，这个比例可能会高达 1/3（Ruddell et al. 2007）。目前，越来越多的观点认为，抗抑郁药物使用太过随意、过早。卒中发生后，除非抑郁十分严重或非常困扰，否则最好几周后重新评估，以确认患者是否仍然伴有心境低落。对于轻度抑郁患者来说，接受咨询、培养爱好、进行锻炼及参加一些社会活动可能会有帮助，但并没有强有力的证据证明以上疗法的有效性（Knapp et al. 2000），但对于部分患者可能是有效的，应该考虑其为早期替代抗抑郁药物的治疗方法。抗抑郁药物治疗的有效性也没有足够强的研究证据支持，研究存在样本量小，设计不科学，不全面等问题（Hackett et al. 2008a，2008b）。药物治疗的替代方法是结构心理疗法或"谈话治疗"。这些治疗可以由接受过相应培训的护士来实施，谈话式简短治疗就可以非常有效。各种形式的预防性心理治疗试验（问题解决法或动机访谈法）和个案管理的作用较小，但对于减少几个月后抑郁发生的概率有较好成效（Watkins et al. 2007a；Williams et al.2007）。

3. 情绪化

卒中患者情绪化非常常见，据说卒中后 6 个月内的患者有 21% 会出现情绪化问题。（House et al. 1989）。由于情绪化症状比较明显，所以很容易被识别（案例 9.1）。有时情绪化会被称为情绪不稳定。患者情绪变化非常迅速，因此很容易识别。尽管有研究证据提示患者情绪化可能与神经系统有关，但患者情绪化的病因仍不清楚。最常见的情绪化反应是哭喊。有观点认为，患者对悲伤和焦虑的情景作出这种反应，从某种程度上来说，是因为患者情绪"放空"，没有与悲伤的想法联系起来。这种观点可以在较早期关于情绪不稳定性的教科书中看到。最近的研究有所不同，情绪化的人哭泣（大笑）是因为受到了某种相关的刺激。也就是说，哭泣或大笑的行为是对易引起情绪激动的情景做出的反应。情绪化在心情低落的患者中较常见（Calvert et al. 1998）。

使用抗抑郁药物治疗患者情绪化会有不错的效果（House et al.2004），更加证明了患者情绪化可能是由神经系统导致。当患者情绪化时，护士在帮助患者及其家属积极应对上具有非常重要的角色，对于患者来说，情绪化可能是非常不好的经历，家属也会非常不安，可能会寻求干预措施。对于情绪化，一种建议是让患者避开易引起情绪激动的环境，例如家人探访或出院后去易引起患者感伤的地方（Eccles et al. 1999）。情绪化可能会让患者非常痛苦，处于孤立的境地，尤其是情绪化持续很长时间。公众怜悯造成的社交尴尬会使患者开始逃避社交活动，尤其是和亲近的家人和朋友，因此卒中后的患者更加孤立（House et al. 1989）。

案例 9.1　Sandra

Sandra，55 岁，是 3 个孩子的母亲，8 个孩子的祖母。卒中发生后，她不能独立行走和穿脱衣服。Sandra 是一个很有毅力的女性，她努力地进行康复训练。从外表来看她仍然很积极，但当谈到家或家人时，她很容易情绪化。当孩子和孙子来看她时，她尝试跟他们交流，聊她的焦虑。有些家属觉得这样非常尴尬和压抑，就决定不再探视。Sandra 的反应不能认为是抑郁，她的思想仍然比较积极——但是情绪化。工作人员向 Sandra 和她的家人解释了这种情况，鼓励他们来探视。尽管 Sandra 不是抑郁症，但抗抑郁药物治疗还是有效的。在出院前 3 周内，患者情绪化的反应很少发生。虽然 Sandra 谈到家人或接受探访的时候，会偶尔哭泣，但出院 2 个月后，她的情绪化反应不再发生。几周以后，她就可以停用药物治疗了。

（四）焦虑

卒中后焦虑的发生率要低于抑郁（Burvill et al. 1995）。但卒中后焦虑易被忽视，导致诊断率过低，研究显示临床医师对焦虑识别率低。同大量研究卒中后抑郁的文章相比，对于指导焦虑治疗的研究就非常少。

与抑郁一样，焦虑也是综合征或症候群（World Health Organisation 2003）。焦虑表现为不舒服的、无法控制情感的感觉，最常见的是害怕或忧虑。焦虑的患者也会伴有生理上的症状，如呼吸急促、发抖或颤抖，严重程度不同，最坏的后果是失能或功能受限制。

焦虑可由许多情景引起，但伴有广泛性焦虑症的患者，其症状可能没有特定的情景刺激。卒中患者或其他身体活动有障碍的患者，焦虑可能是由害怕跌倒引起（案例 9.2）。这种焦虑可能是真实的经历，如在住院期间，卒中早期的患者从轮椅转移到马桶时，可能已经跌倒过一次。这种经历会引起疼痛、尴尬或痛苦。患者将这一情景推及到所有的场景，就会不由自主的产生不安的情绪。当尝试如厕时，会担心再一次的跌倒。因此不难理解患者如何避免引发跌倒的情景，来应对焦虑。如患者会通过减少液体摄入和如厕次数，避免在厕所和病床之间来移动。

在卒中患者中，也有部分人出现社交恐惧。患者可能害怕与陌生人接触，或者其他任何形式的社会交往，并通过逃避社交活动来避免社交恐惧和不安。

患者遭遇卒中或其他突发的疾病后会担心疾病再发（卒中再次发生），这可能引起令人不快和失能的焦虑症状。如过度推断引起卒中的原因，并担心自己处在和卒中发生时相似的场景中。对卒中再发的过度担心导致寻找慰藉，例如重复不断地问医护人员：我的病会好吗？这会让医护人员非常困扰，一天内连续 10 次直接回答"会的"相对比较容易，但不会有太多帮助。这个问题的答案不能为患者提供太多帮助。听到"会好的"并不会降低患者对"还不太好"的焦虑，而且有可能会导致患者这种行为更加厉害（反复多次的询问医护人员）。

焦虑发生的原因比较难理解，个案发生焦虑的原因非常复杂，可能由多种因素造成。但是，患者可以回忆当时出现焦虑的情景或经历，这对卒中患者康复发挥着重要的作用，否则患者将非常脆弱。例如，患者可以回忆如厕跌倒，或卒中导致社交时感到尴尬或丢脸而产生社交焦虑。

有关卒中后焦虑治疗的研究证据尚不足，推荐治疗方法是基于其它机构的研究（Gould et al. 1997；National Institute for Health and Clinical Excellence（NICE）2004；Westen & Morrison 2001）。对于一些患者，药物是有效的，抗抑郁药物因具有镇静的作用，十分有益。但更长期有效的措施是结构心理疗法，例如认知行为疗法（CBT）。应由受过培训的从业者进行，例如临床心理医生或精神科护士。

案例 9.2　George

George，70 岁，丧偶，独居。卒中后左侧肢体无力。因此，他不能保持平衡。在卒中监护室治疗时，如厕返回病房后，他尝试自己躺到病床上，却不慎跌倒。虽然身体上的损伤很小，但对于他心理造成很大的影响。从此他不敢单独如厕或者单独在病房待着。他为了避免跌倒出现，通过减少喝水来减少如厕的次数。他反复要求工作人员别让他一个人单独待着，以免跌倒。这就是 George 的问题，George 身体恢复得不错，已经可以办理出院，但是他担心出院后自己在家里待着。在卒中监护室治疗时的方法是认知行为疗法，主要是对 George 的想法（在他单独待着时，很有可能会发生危险）进行改变，刚开始是让 George 在厕所单独待很短时间，逐渐加长时间。在家中，对 George 进行了同样的疗法——刚开始单独待几分钟，逐渐加长时间。经过 3 周的治疗，George 可以回家后独立生活。

（五）创伤后应激综合征

创伤后应激综合征（PTSD）越来越多的被认作是对疾病状态的潜在反应。尽管卒中后 PTSD 的发生率达到 5% ~ 15%（Holcroft 2007；Merriman et al. 2007；Sembi et al. 1998；Weallens 1998；Wealleans et al. 2009），但作为卒中的后遗症，PTSD 还没有得到应有的关注。为了更好地指导干预治疗，对 PTSD 的识别很重要。PTSD 的干预治疗方法同抑郁是有区别的（表 9.1）。临床医师必须知道 PTSD 可能表现为抑郁，必须通过差异化的诊断和特殊治疗，患者的情况才能改善。因此，在对卒中患者进行抑郁筛查时，医师和研究者必须意识到，抑郁筛查阳性的患者也可能伴有 PTSD。

最近的一项研究证实（Holcroft 2007）卒中是创伤性事件，有导致 PTSD 的可能性。他们发现，PTSD 的患者主要是年轻人、卒中后严重失能患者、之前生活压力较大或患有精神问题的患者。病人对卒中的害怕程度和其预后的失能程度是导致 PTSD 的重要因素。

显而易见，对卒中患者心理问题进行综合评估很重要，所有治疗卒中患者的专业医护人员应该了解 PTSD 的临床表现。但目前与焦虑得到的关注度相比，显然存在不足，这会影响专业人员的教育和培训。

卒中之初的创伤反应可能是抑郁，认识到这一点非常重要。若未进行进一步监测，医护人员有可能会将抑郁作为首先治疗的目标，就像 NICE 的指导中指出的一样（National Institute for Health and Clinical Excellence 2005）。如果只关注患者的抑郁情况，而没有意识到患者存在着 PTSD 就不可能有积极的变化。

当 PTSD 和抑郁同时发生时，应该首先关注 PTSD，NICE 指南中强调，PTSD 筛选应重点关注高危人群，即有抑郁史或患有严重生理疾病导致失能的患者。总之，这个原则在卒中人群中是非常适用的。

表9.1　DSW-IV PTSD标准（First et al.2002）

标准 1

患者遭遇以下两类创伤性事件

（1）经历、目睹或面对死亡、死亡威胁、对自身或他人身体完整性造成严重伤害或威胁的一次或多次事件

（2）反应包括强烈的害怕、无助和恐惧

标准 2

创伤性事件可能会以以下一种（或多种）形式重复出现

（1）重现痛苦回忆

（2）重复出现痛苦的梦境

（3）片段或画面重现

（4）遇到提示时出现心理痛苦

（5）遇到提示时出现强烈的生理反应

标准 3

通过以下三种（或以上）方式，坚决回避与造成创伤和麻木（在创伤前未发生）有关的刺激

（1）努力避免思考、感受或谈论与创伤有关的事件

（2）回避可能引起创伤回忆的活动、地点或人物

（3）不能回忆创伤事件重要情节

（4）曾经享受的活动现在兴趣降低

（5）感到与他人分离或疏远

（6）情感减少，不能感受爱或幸福

（7）缺乏未来感

标准 4

持续的唤醒水平增加的症状（创伤前未发生），出现两项（及以上）症状：

（1）入睡困难或失眠

（2）暴怒和易怒症状

（3）注意力难以集中

（4）睡觉高度警觉

（5）过度的惊吓反应

标准 5

以上症状持续超过 1 月

标准 6

以上症状造成社交、工作和其他功能严重障碍，达到临床诊断的标准

完全 PTSD：标准 1、标准 2 为 1 项或以上，标准 3 为 3 项或以上，标准 4 为 2 项或以上，标准 5 和标准 6。

（六）认知和感觉障碍

卒中引起大脑严重损伤，可能会对感觉和认知功能造成严重的损害。临床医生或研究者用"认知"来解释思考。因此认知功能受损通常包括记忆能力或决策能力下降。感觉功能受损通常包括对传入信息加工过程的影响，例如视觉和听觉

信息。同样，感觉障碍还会影响大脑对世界的感知，例如大脑为了认知三维视野、物体运动、嗅觉和味觉等进行的复杂加工。

所有的卒中患者都有发生认知功能缺失的危险，伴有轻度或不伴有肢体活动障碍的患者也会面临这种风险。一种观点认为几乎所有卒中患者都或多或少存在认知障碍，但大多数患者认知障碍的持续时间很短。这就强调了要及早鉴别潜在问题的重要性。建议对卒中后患者立即进行认知功能障碍的筛查，非专业人士也可使用基本筛查量表，进行快速评估。

（七）注意力问题

注意力损伤可对患者独立生活能力造成非常严重的影响，因为几乎所有的认知活动都需要注意力。注意力指对环境中特殊方面的无意识的关注。我们会受到许多感觉刺激干扰，我们集中注意的能力可以让大脑进行屏蔽，只关注我们需要关心的事物，以更有效地发挥功能。

注意力障碍会影响很多基本功能，但尤其会影响复杂度高和要求高的行为。例如，伴有注意力缺损的患者，开车会很困难。日常生活中关于注意力的例子就是对大房间内的对话进行录音，对话时，大脑只会注意自己关注或参与的对话。回放录音时，会发现许多同时进行的对话，有相似的音量和背景杂音。大脑可以只关注对话，而屏蔽多余的、嘈杂的噪音。

注意力缺损需要神经心理学家来进行治疗，不单单是为了诊断，更为了进行干预，以改善患者的情况，包括反复训练大脑，以识别和关注某些刺激原，同时拒绝或减少其他干扰因素（Lincoln et al. 2000；Michel & Mateer 2006）。

（八）记忆功能受损

与其它认知功能受损相比，卒中后记忆力出现问题很常见，患者本身也会意识到问题。记忆功能受损可以进行治疗，患者可以掌握相对直接的方法以逐渐改善，或至少缓解记忆功能缺失的情况（Hildebrandt et al. 2006；Nair & Lincoln 2007）。

记忆力可使用标准的评估工具进行评估。一旦问题被确认，要检查是否有深层的心理原因，如甲状腺机能减退。对于记忆力有问题的患者，推荐接受专家治疗。康复疗程和病房环境可以进行调整，以适应患者的功能受损情况。

（九）视空间功能受损

这种类型的功能障碍症状包括忽视症（明显忽略部分空间）和注意力受损（不注意视野中发生的事情）、失认证（不认识熟悉的人或物体）、运用障碍（进行某些活动时有困难），这种类型的视空间功能受损通常是由大脑右半球顶叶损伤引起的。

很难准确统计卒中后发生视空间功能受损的概率，因为相关研究公布的数据相差甚大。其大约发生率为：左躯卒中患者约10%，右躯卒中患者约50%。康复会比较迅速，许多患者的症状可能在2～3周内消失，但部分患者症状可持续，如Stone et al（1992）的研究显示，约有10%的患者的症状在3个月后依然存在。

视空间功能受损对患者的生活会造成很大的困扰，会造成严重的失能。视空间功能受损会影响日常生活，使患者生活及自理变得非常困难。在康复过程中，视空间功能受损会造成非常严重的问题。如会延长患者的住院时间，带来心理影响，及造成潜在的社交孤立（Jehkonen et al. 2006）。

尽管神经心理学家可运用正式测试来明确诊断，视空间功能受损可以通过临床评估进行诊断。目前，针对视空间功能受损的干预措施较少（Bowem & Lincoln 2007）。因此，应强调关注安全和代偿方法。

（十）定向力障碍

定向力障碍会对最基本的生活技能产生影响。定向力障碍会影响对时间、地点、人物的认知。由于许多神经系统疾病可以导致定向力障碍，所以定向力障碍并不罕见。定向力障碍在很多情况下会突然发生，如严重的感染或创伤。1/7 的患者在卒中后几周内，可能会经历不同程度的定向力障碍（Wade et al. 1989）。通常在卒中后几周内，问题可以得到解决。定向力障碍既影响患者住院也影响患者出院。它可能会影响到患者的康复效果，出院回家的患者，尤其是独立生活的患者会面临更多风险。

（十一）执行能力

这种认知是最近划分出的一个类别，指患者组织、计划或实施（落实）任务的能力。执行能力也指预知行为结果的能力。这种能力受损，也叫"执行障碍综合征"，在组织、计划任务的存在困难，尤其面对一系列的任务时。他们可能也不能监测自己的行为，因此不能适应变化的环境。执行能力下降在卒中患者中相对比较少见，但在蛛网膜下腔出血中的患者中比较常见。

三、结语

患者发生卒中后，出现情绪和行为改变很常见。很多症状持续时间相对较短，还可能会自主消失。但是，对于患者、家属来说，情绪和行为改变都是非常痛苦的，也给卒中急性期护理带来了挑战。

与之前相比，情绪问题和认知障碍识别率和诊断率变得更高了，而且越来越多的证据可以指导治疗。和卒中护理的其他方面一样，应重视早期识别、监测和推荐治疗，并保证患者理解所要接受的治疗及其原因。

（李晓翠　刘云娥　梁婧婧　译）

参考文献

Andersen, G, Vestergaard, K, Riis, J, & Lauritzen, L, 1994, Incidence of post-stroke depression during the first year in a large unselected stroke population determined using a valid standardized rating scale, *Acta Psychiatrica Scandinavica*, vol. 90, no. 3, pp. 190–195.

Bennett, HE, Thomas, SA, Austen, R, Morris, AM, & Lincoln, NB, 2006, Validation of screening measures for assessing mood in stroke patients, *British Journal of Clinical Psychology*, vol. 45, no. 3, pp. 367–376.

Bowen, A, & Lincoln, N, 2007, *Cognitive rehabilitation for spatial neglect following stroke*, Cochrane Database of Systematic Reviews, Issue 2: CD003586.

Burvill, PW, Johnson, GA, Jamrozik, KD, Anderson, CS, Stewart-Wynne, EG et al., 1995, Anxiety disorders after stroke: results from the Perth Community Stroke Study, *British Journal of Psychiatry*, vol. 166, no. 3, pp. 328–332.

Calvert, T, Knapp, P, & House, A, 1998, Psychological associations with emotionalism after stroke, *Journal of Neurology, Neurosurgery and Psychiatry*, vol. 65, no. 6, pp. 928–929.

Carson, AJ, MacHale, S, Allen, K, Lawrie, SM, Dennis, M et al., 2000, Depression after stroke and lesion location: a systematic review, *Lancet*, vol. 356, no. 9224, pp. 122–126.

Eccles, S, House, A, & Knapp, P, 1999, Psychological adjustment and self reported coping in stroke survivors with and without emotionalism, *Journal of Neurology, Neurosurgery and Psychiatry*, vol. 67, no. 1, pp. 125–126.

First, M, Frances, A, & Pincus HA, 2002, *DSM-IV-TR Handbook of Differential Diagnosis*, American Psychiatric Publishing, Arlington.

Gilbody, SM, House, AO, & Sheldon, TA, 2001, Routinely administered questionnaires for depression and anxiety: systematic review, *British Medical Journal*, vol. 322, no. 7283, pp. 406–409.

Goldberg, D, & Williams, P, 1988, *A User's Guide to the General Health Questionnaire*, NFER-Nelson, Windsor.

Gould, RA, Otto, MW, Pollack, MH, & Yap, L, 1997, Cognitive behavioural and pharmacological treatment of the transition of generalised anxiety disorder: a preliminary meta-analysis, *Behavior Therapy*, vol. 28, no. 2, pp. 285–305.

Hackett, ML, & Anderson, CS, 2005, Predictors of depression after stroke: a systematic review of observational studies, *Stroke*, vol. 36, no. 10, pp. 2296–2301.

Hackett, ML, Yapa, C, Parag, V, & Anderson, CS, 2005, Frequency of depression after stroke: a systematic review of observational studies, *Stroke*, vol. 36, no. 6, pp. 1330–1340.

Hackett, ML, Anderson, CS, House, AO, & Halteh, C, 2008a, *Interventions for preventing depression after stroke*, Cochrane Database of Systematic Reviews, Issue 3: CD003689.

Hackett, ML, Anderson, CS, House, AO, & Xia, J, 2008b, *Interventions for treating depression after stroke*, Cochrane Database of Systematic Reviews, Issue 4: CD003437.

Hildebrandt, H, Bussmann-Mork, B, & Schwendemann, G, 2006, Group therapy for memory impaired patients: a partial remediation is possible, *Journal of Neurology*, vol. 253, no. 4, pp. 512–519.

Hill, K., 2008, *Mood state after stroke and its effect on outcome: a prospective cohort study*, Presented at the UK Stroke Forum, Harrogate: http://www.ukstrokeforum.org/events/past_forum_conferences/2008_uksf_conference.html 7-5-2009

Holcroft, L, 2007, *Post-traumatic stress disorder in survivors of stroke*, University of Lancaster, DClinPsych Thesis.

House, A, Dennis, M, Molyneux, A, Warlow, C, & Hawton, K, 1989, Emotionalism after stroke, *British Medical Journal*, vol. 298, no. 6679, pp. 991–994.

House, A, Dennis, M, Mogridge, L, Warlow, C, Hawton, K et al., 1991, Mood disorders in the year after first stroke, *British Journal of Psychiatry*, vol. 158, pp. 83–92.

House, A, Knapp, P, Bamford, J, & Vail, A, 2001, Mortality at 12 and 24 months after stroke may be associated with depressive symptoms at 1 month, *Stroke*, vol. 32, no. 3, pp. 696–701.

House, AO, Hackett, ML, Anderson, CS, & Horrocks, JA, 2004, *Pharmaceutical interventions for emotionalism after stroke*, Cochrane Database of Systematic Reviews, Issue 2: CD003690, Oxford.

Intercollegiate Stroke Working Party, 2008, *National Clinical Guideline for Stroke*, 3rd edn, Royal College of Physicians, London.

Jehkonen, M, Laihosalo, M, & Kettunen, JE, 2006, Impact of neglect on functional outcome after stroke: a review of methodological issues and recent research findings, *Restorative Neurology and Neuroscience*, vol. 24, no. 4–6, pp. 209–215.

Knapp, P, Young, J, House, A, & Forster, A, 2000, Non-drug strategies to resolve psycho-social difficulties after stroke, *Age and Ageing*, vol. 29, no. 1, pp. 23–30.

Kroenke, K, & Spitzer, RL, 2002, The PHQ-9: A new depression diagnostic and severity measure the nine-item Patient Health Questionnaire depression scale is a dual-purpose instrument that can establish provisional depressive disorder diagnoses as well as grade depression severity, *Psychiatric Annals*, vol. 32, no. 9, pp. 509–521.

Laska, AC, Martensson, B, Kahan, T, von Arbin M, & Murray, V, 2007, Recognition of depression in aphasic stroke patients, *Cerebrovascular Diseases*, vol. 24, no. 1, pp. 74–79.

Lazarus, RS, & Folkman, S, 1984, *Stress, Appraisal, and Coping*, Springer Publishing, New York.

Lee, AC, Tang, SW, Yu, GK, & Cheung, RT, 2008, The smiley as a simple screening tool for depression after stroke: a preliminary study, *International Journal of Nursing Studies*, vol. 45, no. 7, pp. 1081–1089.

Lincoln, NB, Majid, M, & Weyman, N, 2000, *Cognitive rehabilitation for attention deficits following stroke*, Cochrane Database of Systematic Reviews, Issue 4: CD002842.

Merriman, C, Norman, P, & Barton, J, 2007, Psychological correlates of PTSD symptoms following stroke, *Psychology Health and Medicine*, vol. 12, no. 5, pp. 592–602.

Michel, JA, & Mateer, CA, 2006, Attention rehabilitation following stroke and traumatic brain injury. A review, *Europa Medicophysica*, vol. 42, no. 1, pp. 59–67.

Nair, R, & Lincoln, NB, 2007, *Cognitive rehabilitation for memory deficits following stroke*, Cochrane Database of Systematic Reviews, Issue 3, CD002293.

National Institute for Health and Clinical Excellence, 2004, *Anxiety: management of anxiety (panic disorder, with or without agoraphobia, and generalised anxiety disorder) in adults in primary, secondary and community care*, NICE, London.

National Institute for Health and Clinical Excellence, 2005, *Post-traumatic stress disorder (PTSD): the management of PTSD in adults and children in primary and secondary care*, Clinical Guideline 26, NICE, London.

Pearlin, LI, & Schooler, C, 1978, The structure of coping, *Journal of Health and Social Behaviour*, vol. 19, no. 1, pp. 2–21.

Petty, DR, House, A, Knapp, P, Raynor, T, & Zermansky, A, 2006, Prevalence, duration and indications for prescribing of antidepressants in primary care, *Age and Ageing*, vol. 35, no. 5, pp. 523–526.

Robinson, RG, 2003, Poststroke depression: prevalence, diagnosis, treatment, and disease progression, *Biological Psychiatry*, vol. 54, no. 3, pp. 376–387.

Ruddell, M, Spencer, A, Hill, K, & House, A, 2007, Fluoxetine vs placebo for depressive symptoms after stroke: failed randomised controlled trial, *International Journal of Geriatric Psychiatry*, vol. 22, no. 10, pp. 963–965.

Sembi, S, Tarrier, N, O'Neill, P, Burns, A, & Faragher, B, 1998, Does post-traumatic stress disorder occur after stroke: a preliminary study, *International Journal of Geriatric Psychiatry*, vol. 13, no. 5, pp. 315–322.

Stone, SP, Patel, P, Greenwood, RJ, & Halligan, PW, 1992, Measuring visual neglect stress disorder occur after stroke: a preliminary study, *International Journal of Geriatric Psychiatry*, vol. 13, no. 5, pp. 315–322.

Stone, SP, Patel, P, Greenwood, RJ, & Halligan, PW, 1992, Measuring visual neglect in acute stroke and predicting its recovery: the visual neglect recovery index, *Journal of Neurology, Neurosurgery and Psychiatry*, vol. 55, no. 6, pp. 431–436.

Wade, DT, Skilbeck, C, & Hewer, RL, 1989, Selected cognitive losses after stroke. Frequency, recovery and prognostic importance, *International Disability Studies*, vol. 11, no. 1, pp. 34–39.

Watkins, CL, Auton, MF, Deans, CF, Dickinson, HA, Jack, CI et al., 2007a, Motivational interviewing early after acute stroke: a randomized, controlled trial, *Stroke*, vol. 38, no. 3, pp. 1004–1009.

Watkins, CL, Lightbody, CE, Sutton, CJ, Holcroft, L, Jack, CI et al., 2007b, Evaluation of a single-item screening tool for depression after stroke: a cohort study, *Clinical Rehabilitation*, vol. 21, no. 9, pp. 846–852.

Weallens, G, 1998, *Post-traumatic stress disorder in survivors of stroke*, University of Liverpool, DClinPsych Thesis.

Wealleans, G, Watkins, CL, Sharma, AK, & Daniels, L, 2009, *PTSD in survivors of stroke*, British Association of Stroke Physicians Conference, poster presentation.

Westen, D, & Morrison, K, 2001, A multidimensional meta-analysis of treatments for depression, panic, and generalized anxiety disorder: an empirical examination of the status of empirically supported therapies, *Journal of Consulting and Clinical Psychology*, vol. 69, no. 6, pp. 875–899.

Williams, LS, Kroenke, K, Bakas, T, Plue, LD, Brizendine, E et al., 2007, Care management of poststroke depression: a randomized, controlled trial, *Stroke*, vol. 38, no. 3, pp. 998–1003.

World Health Organisation, 2003, *The ICD-10 Classification of Mental and Behavioural Disorders: Diagnostic Criteria for Research*, World Health Organisation, Geneva.

Yesavage, JA, Brink, TL, Rose, TL, Lum, O, Huang, V et al., 1982, Development and validation of a geriatric depression screening scale: a preliminary report, *Journal of Psychiatric Research*, vol. 17, no. 1, pp. 37–49.

Zigmond, AS, & Snaith, RP, 1983, The hospital anxiety and depression scale, *Acta Psychiatrica Scandinavica*, vol. 67, no. 6, pp. 361–370.

第十章　卒中患者最小反应状态

要点

1. 无论患者的反应情况如何，应该确认他们的需要和提供合适的健康护理。
2. 应该尊重隐私、尊严、保密和其他的权利。
3. 应该与相关人员（亲戚和照料者）保持沟通，让其参与决策。
4. 应该尊重患者的价值观，信仰和之前的愿望。
5. 应该尊重安乐死的权利。
6. 应该给相关人士（亲戚和照料者）提供情绪支持。

（更多信息见于 National Health and Medical Research Council 2008）

一、引言

卒中可以说是一种顽疾，它会使卒中患者遗留永久性、严重残疾。且一小部分卒中患者处于一种最低意识状态或者最小意识状态，这种状态通常还可称为昏迷后无反应（post-coma unresponsiveness，PCU），植物状态，或者最低意识状态，或者最小反应状态（minimally responsive state，MRS）。还有一小部分患者存活后处于闭锁状态，其认知和交流的能力残存，但缺乏完成这种活动的身体机能。MRS 和闭锁综合征的患者给其家庭和健康护理人员带来了极大的压力和痛苦。我们至少可以从闭锁综合征的患者中，了解他们的经历，那是一种创伤的，痛苦的，压抑的和深深的令人沮丧的状态（Jean-Dominique Bauby 1997），法国 ELLE 杂志编辑 Jean - Dominique Bauby 曾于 1995 年中风，罹患了这种恶果。MRS 和闭锁综合征都导致患者完全依赖于护理。因此，身处其中的卒中护士很有必要深入理解这种状态和其护理要求。且这些患者和其家人极度脆弱，因为他们在正确识别或做出预后判断上存在困难，而且依赖高水平的医疗和其他健康护理服务。

本章将针对上述两种卒中导致的状态，从病理生理学、病因学角度进行阐释，并说明其表征形式、护理方式。并引用患者 Elizabeth（化名）的案例，用于说明在该患者长期的康复治疗过程中关键的治疗护理方案，其他方面（例如营养和饮水）在本书中的其他章节中已有详细说明，在此不再赘述。

二、定义和识别

上述两种状态的定义如表格 10.1 所示，虽然 PCU 是一种有明确临床定义的状态，但正确区分是否处于 PCU，MRS 或者闭锁状态却非易事。有意识意味着个体知晓自己和所处的环境，但是其他人要了解这种状态只能通过此个体的行为。现在并没有对无意识状态的确定的诊断检测。它只能被定义为缺乏可以明确表明意识的行为。

诊断的第一步需要知道导致这种情况的原因，并排除任何有持续效应的麻醉、药品或代谢异常的原因。应该用脑部影像学的方法排除掉可治疗的器质性原因。PCU 的诊断标准为：

1．无知晓自身和所处环境的证据。
2．对光、声、触或其他有可能反应意识状态的刺激无反应。
3．不能理解语言或做有意义的表达。
4．有明显的睡眠觉醒周期。
5．下丘脑和脑干接续发挥功能，确保呼吸和循环（英国医学会 2007）。

任何有目的的运动或交流或者清醒的证据都表明患者不处于 PCU 状态。区分 PCU，MRS 和闭锁综合征不是一蹴而就，重复的观察对确定一项偶然观察到的简单的运动（如手指运动，眨眼，眼球运动）是必需的，以此区分其是反射性的，还是仅仅巧合的，抑或确实是对刺激的应答，如按照命令运动手指。相反，一些复杂的反应，如其他人可以听到几次患者明白易懂的话语，就可以确定患者有意识。施加的刺激和患者的反应可能会有延迟的情况，往往会误导我们的判断。因此所有的评估必须要保证充足的时间，以确定患者是否有应答。在闭锁症状中，患者应答的能力很低，因为其全身瘫痪。对此类患者进行详细评估是必要的，以识别残存的运动功能，并尽量发掘使用这些功能来完成交流的目的。正确的评估、管理和合适的护理，依赖于对术语的准确理解和运用，和恰当的训练和技巧的应用。通过多学科团队（MDT）的共同努力有助于满足患者个体化的护理需求。MDT 主要关注评估、管理和护理的益处和影响，无论对于最小反应患者本人，还是对于他们亲朋好友和非正式的护理人员都应给予关注，而且不仅仅要立足于现在，更要着眼于长期（（Laureys et al. 2006）。

表10.1 术语的定义

昏迷：一种假定的深深的无意识状态，此时检查患者不能唤醒。昏迷不是脑死亡，一些脑功能仍然保留，部分或全部脑功能可以恢复。

昏迷后无反应（ post-coma unresponsiveness，PCU ）：患者出现了从昏迷到一段时间内可被观察到睡眠觉醒周期却对刺激无法做有目的的回应的一种状态或情况。虽然恢复会很慢，但一些患者可逐渐有反应，变成 MRS 或更好的状态。部分恢复可以达到，但要痊愈几无可能。

（续表）

最小反应状态（minimally responsive state，MRS）：可能从患者的昏迷或 PCU 状态转化而来。患者有最小的可被识别的有目的的反应，但与有意识的证据不一致。认知介导的行为经常或持续发生，以此可与反射性行为区分，并且反应越复杂，就越好做区分。在 MRS 的患者中，有反应并不意味着患者有做决策的能力（National Health and Medical Research Council 2008）。

闭锁综合征：它与 PCU 和 MRS 相去甚远。患者清醒且对周围有意识，但因为全身骨骼肌几乎完全瘫痪而不能移动或者交流。这是因为脑干损伤所致，比如基底动脉供血区中风损伤脑桥。这个术语由 Plum & Posner 于 1966 年创造，这种状态也称为脑脊髓分离，去输出状态，假昏迷和脑桥腹侧综合征。

三、最小反应状态

本节主要描述护士在评估 MRS 过程中的作用，请注意，本节并非对 MRS 的评估、管理和护理的广泛综述，而是强调护士参与评估、管理和健康护理（图10.1）的各个环节，包括医学治疗和护理活动，并发挥着重要作用。

（一）评估的先决条件

一般来说，对罹患严重和复杂神经疾病的个体采取评估的主要目的是识别问题，收集患者执行能力的信息和确定他们能将评估项目完成到什么程度。此外，评估应能显示患者能完成一个评估项目的程度和需要帮助的程度（躯体的或语言的）。对一个 MRS 的患者而言，评估者必须考虑要收集何种信息，怎么去收集信息，（如通过观察、病史和其他医护专家和人员），以确定优先级、计划、执行和评估护理的事项。在分享和收集信息时，护理人员也应该接受评估，如评估精神状况。护理人员的医学和情绪状态和患者一样重要。护理人员经历的压力水平也应进行评估，因为他们可能需要（心理）支持甚至专科干预。下面列出了评估前应考虑到的重要方面：

1. 个体的身体状况。比如，他们是否适合接受评估，是否处于脱水或营养失调等不良状况？

2. 环境的适宜情况。噪声或其他干扰可能使评估者不能集中患者的全部注意力；温度太冷或太热都将影响患者的反应。评估应该在能确保隐私的地方进行。

3. 评估人员所需具备的素质：

拥有与 MRS 患者和其护理人员交流的知识和技巧；

使用的评估方法应当简单明了，如使用简单的语言，合适的刺激；

使患者处于最好的姿势以获取相关应答，比如，最好让患者在床上或椅子上坐起来，而不是平躺在床上，无论如何选择，都应采取患者感到舒适的姿势；

注意患者可能比我们认为的情况清醒得多；

使用 MDT 授权的工具，之前经过必要的培训；

意识到自身和患者的局限性。

1．为了获取最好的评估效果，应谨慎的选取评估时间。比如，在刚刚接受治疗后，患者会相当疲惫而不能应答。

2．最好在患者充分休息后去评估。

3．应充分考虑患者和其护理人员的文化和语言差异，特别是黑人和少数民族，以及那些文化和语言都显著不同的种族。

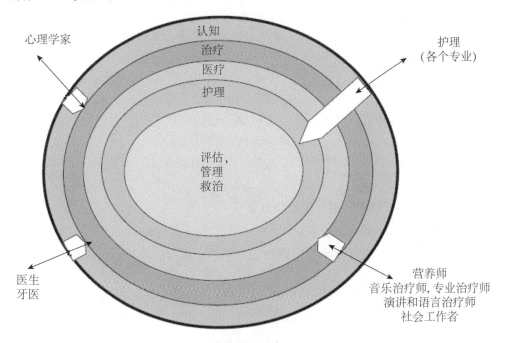

图10.1 参与评估和护理最小意识状态患者的工作人员。

对于那些从急性期过渡到康复期的 MRS 患者，或者处于持续护理机构的 MRS 患者，护理前评估可能很有必要。这种评估涵盖了呼吸、营养、个人护理、禁欲情况、移动能力、交流、定向力、皮肤完整性、睡眠、用药、积极性、伤口和行为（日和夜）。有必要在入院前和其护理人员见面以介绍机构的设施和人员。

（二）评估

前文列表所示的要求对完成一份精确和成功的评估而言是非常重要的。其中一部分或者全部要求也适用于设定护理目标和护理过程中。因为评估结果对患者的诊断和卒中致残后的个体化管理非常重要，因此评估应优先实施。（Davenport et al. 1995；Wade et al. 1985）关于生活质量的评估也应该包含在影响临床决策的标准化评估中。（Varricchio 2006）初始评估应该综合全面。英国国家卒中指南（Intercollegiate Stroke Working Party 2008）规定在头 48 小时内的评估，要使用查体和诊断检查的方法，评估大脑损伤，吞咽功能，对定位、动员，移动和操作的即刻需要，二便控制，发生皮肤受压后溃疡的风险，理解和执行指令的能力，交流和表达需要的能力，营养状况，视听能力等方面。之后的评估应强调运动控制，语言，感觉，疼痛，抑郁，焦虑，情绪，对自身和空间的认知等。口腔健康，异常的咽反射和咬唇运动也应被评估（Millwood et al. 2005）。这些评估的目的是：

1．确定 MRS 患者的觉醒状态。

2．描述他们自己和他们的护理人员的实际和潜在的问题。

3．与多学科团队相关的

（1）设定包括时间框架在内的可达到的目标。

（2）为掌控 MRS 患者的病情、管理、护理和干预的变化提供一个基线情况

对每个患者评估的频率取决于评估目标（见管理和护理章节）。对同一部分内容的评估可能会反复进行：评估者应该按照他们的职业素养判断评估是否必要，MRS 的患者是否处于稳定和适合的状态。评估者必须警惕评估变成患者繁重的负担。临床评估是一个持续的过程，护士在这个过程中很关键，因为她们能持续观察患者（如休息和觉醒水平）并监视患者行为和反应的变化。护士报告和交流过程应该是标准化的，而且应该确保结果能在多学科团队所有成员间共享（Scherb et al. 1998）。

（三）评估，管理和护理的工具和测量

使用的工具必须经过有效性和可靠性的测试和认证（Wade et al. 1985），必须基于严谨的方法，使用有效和可靠的途径，并且必须与改进患者护理和预后相关（Varricchio 2006）。这些在临床上使用的工具和测量应该是"用户友好型"的，容易被所有使用者（包括患者的照料者，没有资质的护理人员，有资质的医护人员和专家）理解、完成和解读，并且不费时间，能在规定的时间内完成。多学科的康复计划使用了大量的测量量表，一些本书相关章节已有提及。一些常使用的工具有功能独立测试（Functional Independence Measure）、残疾程度评分（Disability Rating Scale）、Rancho Los Amigos 认知功能水平测试（Rancho Los Amigos Levels of Cognitive Function Scale）、Barthel 指数（Barthel Index）、Lowenstein 交流测试（Lowenstein Communication Scale）和 Wessex 头部受伤模型（Wessex Head Injury Matrix），评估内容包括觉醒水平、运动功能、听力、视力和交流能力，在一段时间内评估患者反应的变化非常有用（Cullen et al. 2007；Magee & Andrews 2007）。现在有许多专门为严重残疾或者 MRS 患者准备的评估工具，如：

1．Putney 听力理解筛查测试 Putney Auditory Comprehension Screening Test – PACST（Beaumont et al.1999）。

2．低觉醒患者音乐治疗评估量表 Music therapy Assessment Tool for Patients in Low-Awareness States–MATLAS（Magee 2007）。

3．感觉特征评估康复技术 Sensory Modality Assessment Rehabilitation Technique – SMART（Gill-Thwaites 1997；Gill - Thwaites & Munday 1999，2004）。

4．Putney 听力单个单词是 / 否评估 Putney Auditory Single Word Yes/No Assessment – PASWORD（Mackenzieet al. 2005）。

5．神经依赖性多学科评估 Multidisciplinary Evaluation of Neuro-dependency – MEND（Pierce & McLaren 2003）。

按照使用目的选用量表。比如，SMART 用来评估听力，然后使用 MATLAS，它含有一些隐性的测量听力的元素，可以用来评估对音乐或音乐治疗的反应和觉醒水平的变化（Magee & Andrews 2007）。

（四）如何进行成功的评估和护理管理？

有些评估工具有上限和下限效应，不能敏感的检测患者的反应和变化（Wade et al.1985）。测量工具的选择应在多学科团队内取得共识。一些 MRS 患者反应可能会有所波动，前后不一，因此要谨慎的对待初始的评估结果并／或重复测量。评估，管理和护理的关系要理顺。评估的目的决定了使用什么测量工具，评估的结果表明了该怎么管理和护理，根据评估结果还可以评价管理和护理的水平。

多学科团队成员应该综合考虑其他成员的发现，采取团队合作的方式进行管理和评估。应该使用统一的方法。在交流或者护理时，专业人员和患者及家属之间的隔阂可以通过告知方法、身体语言、态度、口头语言，语调和步调来避免。一些小事，比如在不必要的情况下带手套可能造成心理隔阂。与照料者有关的告知也是很重要的，如果患者在之前和健康专业人士接触中有不愉快的经历，或者存在猜忌与偏见，都可能使他们带着不好的情绪，应该谨慎处理。

早期的关键事情是确立决策制定过程。每个人都有权利对自己的治疗和护理做决定，但是 MRS 的患者没有能力做出有效的判断和决定。这就要求事先确立：

1．谁有责任来做这样的决定，如何指定这样一个责任人，责任的本质和局限是什么。

2. MRS 患者从前表达的意愿有何种作用。患者的意愿有可能以多种形式出现：可能是未被正式记录在案的意愿，这类具有指导作用，但不能起决定作用；可能是正式、专门记录在案的；可能是由患者之前告知的人来非正式地转达的；也可能是基于由其他人对患者的了解而推断出的患者应该具有的意愿等。

3．职业健康护理人员护理的职业职责运用到何种程度。

（五）管理和护理

高水平的护理必须将并发症的风险降到最低，高水平的护理如何组成，其细节如何，是本书许多章节的内容。简单的说，对预后未知的患者提供人工营养和供水是正确的医疗实践。医学治疗，包括人工营养和供水，如果一段时间后被认为是无用的，可能被终止（British Medical Association 2007）。宣告治疗无效应基于在治疗开始前制定的明确的治疗目标。

在制订护理计划的时候，综合考虑所有治疗和干预措施的益处和负担很重要。治疗的益处包括：

1．减缓疾病的进程。

2．延长患者的生命。

3．减少致残，促进健康。

4．缓解压力和不适（National Health and Medical ResearchCouncil 2008）。

治疗的负担包括患者、照料者和其他更大群体的痛苦。对患者来说，如果治疗的负担与可能的受益相距甚远，则认为治疗负担过重。负担来源于风险性、侵入性、破坏性、消耗性的，痛苦的或者令人反感的治疗，或者是因为受益极低的治疗。

管理应该包括处理如下情况的策略：

1．总的觉醒水平。

2．感觉刺激和反应——触、尝、嗅、听（Gill - Thwaites 1997；Gill - Thwaites & Munday 1999；Wilson & Gill - Thwaites 2000）。

3．企图说话、眼神交流、视野跟踪（Ansell & Keenan 1989）。

4．使用辅助技术（Naude & Hughes 2005）。

5．睡眠障碍（Thaxton & Myers 2002）。

6．服从指令（（Whyte et al. 1999）。

7．社会行为（脱抑制）。

8．保留或恢复关节运动，如将挛缩变形、姿势震颤、爪形脚趾进行夹板固定。

对所有 MRS 的患者都应加强康复训练，而且应该包含目标设定和常规护理评估的内容。这就要求参与者包含所有学科的医护和照料人员，因为管理和护理并不能各行其是。多学科团队应该有个带头人，对每个患者的个体化护理进行计划和分配。这可能要求使用循证医学的流程，也可能会做有针对性个体化的修订。管理在任何时候都应该使用最好的可以获得的证据，包括专家建议，来最大程度的增加患者康复的希望。管理应该包含由患者照料者和医疗团队共同设定的目标。这样并不妨碍其他学科成员的参与，他们可能使用自己的评估方法，只要他们与患者，照料者和多学科团队通力合作，在合作的框架内行事。第十一章描述了更多关于设定目标过程的细节。

交流是良好的管理和照料的关键。虽然 MRS 的患者不能主导交流，但这并不妨碍多学科团队成员告知他们信息，寻求他们对每步操作的同意，甚至在进入病房前去询问患者是否允许。一些看似无关的信息如果刻意隐瞒也会给照料者带来压力。比如，一位患者的伴侣看到护理与前一次的不同，他会觉得很不安，因为他们认为每次改变都是在做最坏打算。如果变化的原因不能充分交流，一些小事，比如在抽血后贴一个敷贴，都会引起他们的担忧。照料者教育的内容，包括患者病情、如何观察和协助，应当能够使照料者理解，减少他们的恐惧和压力，并且鼓励他们主动提供观察结果。照料者的观察加强和补充了医护人员的观察，提供了管理和护理可以考虑的新领域。良好的交流能加强多学科团队和照料者之间的相互信任。

（六）监控和评价护理

意识仅仅能从行为上判断，成为了临床医师挠头的问题（Kart 2001）。大多数

MRS 患者不能完成复杂行为，但是如果要求患者完成一些简单的命令，如闭眼，患者听到后稍后再眨眼，那么就无法知道这究竟是对命令的反应，还是仅是反射动作（Whyte et al. 1999）。医务人员可能会漏掉或者误解一些反应，这样尽管增加了一致性，但第一眼看起来是随机或偶然的（Childs et al.1993）。这尤其容易发生在新手身上，比如缺乏评估这种患者的知识和技巧的医护人员，又如接触患者时间有限或者仅参与病房环节的交接护理的医护人员。可能要有所创新并且使用工具或者标记，才能确保反应的一致性和可靠性。可以把放在患者脚前面一段距离的带子做上标记，如果患者把他们脚趾踢过了带子，我们就可以看出来患者做了阳性反应（Whyte et al. 1999）。报告的任何变化都必须在仔细观察后确定是否具有一致性，并且能促进患者的改善。

如果要求 MRS 的患者执行一些感知测试，但因为患者运动或者认知异常（如听，语言处理，瘫痪）而不能完成，那么这样的要求是无意义的（Whyte et al. 1999）。比如，重复要求某人握住检查者的手，可能导致间歇随机的行为或者握持反射（Whyte et al. 1999）。能够执行某种命令，是区分植物状态和 MRS 的一个重要方面，并且文献报道过对植物状态的误诊（Andrews et al. 1996；Gill - Thwaites 2006）。护士对护理的评估，执行，掌控和评价很多时候是起决定作用的。

最后，因为患者可能结束 MRS 状态，长期影响也应加以考虑（Laureys et al. 2006；Taylor et al. 2007）。良好的护理，执行，掌控和评估，如上文所述，会避免并发症的出现（如二便问题，肺部感染，电解质和肝功能失衡，癫痫和肌张力障碍），使生活质量达到最好，并达到某种程度的恢复和康复（Chua et al.2007；Pierce et al. 2001）。

（七）长期护理

MRS 患者的预后往往不确定，但是一些患者能存活很多年。因此要考虑到长期管理和护理的问题。一些可能需要不断的康复，因为虽然进步很慢，但将持续多年。为此，必须确定适合患者的长期的康复和护理的等级，还有在何种情境下进行护理。长期护理包括营养和摄入；综合性的社会照护以保持健康和预防压力带来的不良后果；理疗以预防挛缩和保持良好的功能水平；持续地评估尽早发现变化；预防和治疗感染或痛苦的症状。

长期护理可在不同场所获得，作出关于患者长期住所的决定可能较为困难并要承担巨大的压力。在家里照料的决策取决于社区的支持和服务的可获得性，以及家庭照顾的能力。家里可能需要改装以补充必要的设备，如起重机、鼻饲管等，专业医务人员应该考虑这种照料的效果。已经有文献报道了在家里照料有严重脑部损伤的患者要承受巨大的压力。在家照料之前应该有个缓冲期，可以先进行一段试验期，并且考虑好在家庭环境中照料者需要怎样的支持来进行可持续的照料。相反，如果决定照料不在家进行，那么照料人员也可能需要某些支持来接受这个决定。

其他可选择的护理方案有疗养院，专科长期恢复医院和在家的社区组护理。如何选择取决于地区的可获得性，个人需要，个人偏好（在详细比较了服务后得出）和资源。缓和型治疗对久病且重病的患者来说有一定作用，如果患者的复杂情况成为了巨大的负担或者考虑放弃无效的治疗，那么可以考虑转诊患者。

最后，做出是继续护理还是放弃的决定，选择何种恢复方案，应该将所有相关的、确定的计划和指南考虑在内。决定应该充分尊重个人的意愿，包括其已知的想法和照料者的意愿。

（八）结论：MRS

护士在评估、管理和护理 MRS 患者的过程中居于核心地位，通过在病房全天候的付出，他们能够评估和掌控病情的变化，并能保持一致性。护士是多学科团队交流的基石，保持了这个团队相互沟通和与时俱进，因此保证了护理管理工作尊重了 MRS 患者和其照料者的最佳意愿。护士也是与照料者联系的关键角色，而照料者在确认和评估患者的需要和加速患者恢复进程的方面具有重要作用。MRS 的患者是卒中患者中的一小部分，但却是所有为之工作的医护人员的巨大挑战。这种全天候的护理角色对他们的照料有独特的贡献。

致谢

非常感谢 Royal Hospital for Neuro - disability，Putney，London 的同行们无私的分享他们评估、管理和护理 MRS 患者的知识。

四、闭锁综合征

（一）综合征描述

闭锁综合征在 1966 年被首次定义，1986 年被重新定义为意识清醒状态下的四肢瘫痪和构音障碍（Haig et al. 1987；Plum & Posner 1966）。闭锁综合征罕见，尚无其发病率的资料（Smith & Delargy 2005）。它由创伤或者腹侧脑桥的疾患引起，也可能由双侧大脑脚的皮质延髓束和皮质脊髓束严重受损引起（Smith & Delargy 2005）（表 10.1）。

表 10.1　闭锁综合征的病因和机制。（资料来源于 Smith，E，Delargy，M，Locked-in syndrome，British Medical Journal，vol. 330，no. 7488，pp. 406 – 409，copyright 2005 with permission from BMJ Publishing Group Ltd.）

闭锁综合征共分三类（Bauer et al. 1979）：

1．经典型：四肢瘫痪和构音障碍，保留意识和眼球垂直运动。

2．不完全型：与经典型类似，但可有一些随意运动。

3．完全型：完全不能运动，不能交流，但保留完整意识。

这些闭锁综合征患者的典型表现为除了控制眼球运动的肌肉外所有随意肌的彻底瘫痪。同时凝视障碍常见，但患者常保持上眼睑的控制功能和眼球垂直运动，因为中脑顶盖尚未受损。相关并发症包括视物模糊和重影，视力调节不能，眩晕，失眠和情绪不稳。在一项44例恢复患者的病例报告中，6例有视野缺失，39例有更容易哭或者大笑的现象，8例有记忆问题，6例有注意力缺失（Leon - Carrion et al. 2002）。

1986年闭锁综合征的死亡率估计为60%：血管病患者比非血管病患者头4个月的死亡率高，老年人比年轻人高（Patterson & Grabois 1986）。近些年来，在急性期采取强化医疗措施，可能改进了存活和早期恢复（1个月内）的情况，五年死亡率仅有14%（Casanova et al. 2003）。尽管大多数残留慢性闭锁状态或者严重失能状态，多学科恢复的方法能利用早期恢复的信号。（Smith & Delargy 2005）。因此，早期转入专科康复服务是非常重要的。闭锁综合征没有治愈的疗法，但是多种治疗和辅助技术能够显著的改善生活质量，特别是交流方面。

最初，选择性和辅助沟通技术，如AEIOU听力和视力扫描器（见病例），这些很低端的技术用于闭锁综合征患者。但是，辅助计算机接口技术的广泛使用改进了利用眼球运动的技术，衍生了很多辅助交流装置，使得这些患者能通过电子装置控制生活环境，如加热，开灯开窗等。比如，凝视系统已经被开发出来，基于角膜瞳孔反射关系技术。该系统是非侵入性和标准化的，通过患者成功的凝视屏幕的九个点而实现。在屏幕上，有为患者准备的主菜单，选择某个选项，患者能够打字，拨号，打开或关闭装置，仅仅通过凝视屏幕就可以执行（Chapman 1991）。凝视和目光追踪可能有益于这些患者的交流。（Frey et al. 1990）。

新的直接大脑接口机制可能提供了未来的技术选择。大脑计算机接口（brain-computer interface，BCI），也被称为直接神经接口或者大脑机械接口，是大脑和外界装置间直接的交流路径。侵入性BCI研究集中关注更换损伤的视野，为瘫痪的人群提供新的功能实现路径。侵入性BCI通过神经外科手术被直接植入大脑灰质。这样能提供最有效的交流，但是容易产生瘢痕，导致信号损失。首例这样的植入手术1998年实施在一位闭锁综合征的患者，使他能够操控电脑光标。部分侵入性BCI是安装在颅内，但是在大脑外。这样能产生更好的信号，因为颅骨能反射和改变信号，并且产生瘢痕组织的风险更低。非侵入性BCI已经用于试验，它植入于肌肉中，恢复部分运动功能，但由于信号解析不佳，使得这项技术难于控制。综上，这些辅助装置将从根本上改善闭锁综合征患者的生活。

（二）病例

Elizabeth 于 2005 年 2 月脑干出血性卒中后被送入一所专科康复中心。中风之前，她是一位全职会计，有个 3 岁的女儿。她 42 岁，她的妈妈，一个兄弟，和两个姐姐（妹）可以照顾她。转入时她被诊断为闭锁综合征。以下就是她的康复过程的报告。言语病理学（言语和语言治疗）康复是首先讨论的话题，但是她的完全康复是多维的和多学科的，对于像她这样有显著功能缺失的患者具有关键作用。

1. 气道和吞咽困难的管理

Elizabeth 转入时有气管切开插管。器管切开术是在脑出血后 5 天做的，很明显，她需要长期气道护理。当她转院时，她已经 3 个月没有肺部感染，没有经口进食，所有的食物和饮水通过经皮内镜下胃造口管注入。

大多数闭锁综合征的患者最初至少要求气管切开，因为：

（1）延髓的呼吸中枢可能有潜在的损害，导致呼吸病理生理的改变，接下来就需要通气支持。

（2）球肌麻痹或瘫痪，从解剖结构上有气道阻塞的风险，比如舌根低张力或者声带麻痹。

（3）球肌瘫痪会造成误将食物、水、液体物质或者唾液等吸入气道的风险，可能导致吸入性肺炎。

（4）呼吸肌麻痹使咳嗽反射弱或不能咳嗽，导致不能清除胸部分泌物。气管切开后通过插管能够吸出分泌物。

言语病理学家的最初角色判断 Elizabeth 吞咽唾液的功能如何，据此判断是否可以开始停用气切管的计划。终止气切管计划的决定由多学科团队做出，也就是言语病理学家与护理人员、医生和理疗师共同参与的团队。

2. 吞咽评估

Elizabeth 的球肌言语病理学评估显示了低张力贯穿了她的脸，唇和舌头。在床旁不能观察她由命令或者反射导致的吞咽。反射性的摆动和抽搐能在她的颈部喉区和面部看到。没有其他可观察到的反射或者随意运动。严重的流涎（到下巴及以上）发生了，因为她的嘴唇，舌头和喉部肌肉不能运动，没有吞咽反射。因为她的病情严重，就没有测试能否经口进食。

气切管插管上的套管在上下气道间设立了一道屏障，因此，气流只能从插管处进入肺。上气道和喉被绕道而过。这个屏障有助于阻止口腔分泌物的吸入。但是，套管并不能阻止大量的吸入，套管周围的分泌物误吸仍有可能（Dikeman & Kazandijan 1996）。气切套管的存在妨碍了吞咽功能，因为喉和喉感受器缺乏气流，感觉能力下降。长此以往，这个装置将引起并发症，如 malachia、狭窄和肉芽化（Law et al. 1993），但这些并发症在新的装置中并不常被报道。

干预这些患者的目标是尽量使他们的情况变得正常，同时管理任何可能发生的风险。由于考虑了保持这个目标，再加上 Elizabeth 的肺部正常，多学科团队决定给她使用短期的气切套管封闭（cuff deflation），尽管误吸口腔分泌的风险较高。由于气切管套管不能阻止误吸，有可能 Elizabeth 已经一直在误吸口腔分泌物，只是对她的呼吸健康没有危害效应而已。套管紧封闭能够使得 Elizabeth 更正常的呼吸、吞咽并有可能减少气管插管带来的长期并发症的风险。

经过一个月，套管封闭开始试验而且时间延长。到这个月的月底，她能够耐受持续的套管封闭。

自始自终，对 Elizabeth 的胸部状况和呼吸情况都进行了小心地掌控和记录，因为这些都是终止套管进程的核心部分。此时，为了了解它的吞咽功能和气道的详细情况，决定给她做吞咽纤维内镜评估。这个评估由一个经过正规训练的言语病理学家执行，有时和耳鼻喉科医生一起做；它用内镜去检查气道和吞咽的生理学情况。

吞咽纤维内镜评估显示严重的吞咽困难，同时大量的唾液积聚在咽部，还有严重的声门下狭窄，可能是长期气管内插管的结果。气道的狭窄接近 70%。她还有贯穿喉，咽和舌根的肌阵挛：与下神经元损伤有关的节律性的脉冲运动，严重的时候可能使人窒息。由于这个检查结果，再考虑到脑出血的时间，Elizabeth 完全拔管不太可能。又考虑到她的胸部情况良好，决定继续套管封闭，因此气切管插管变成了封闭出气口的管。

3. 交流

Elizabeth 到达康复中心时没有建立与人交流的方法。由于她是延髓出血，因此可以预见到她并没有显著的认知或者语言障碍。综合分析言语病理学和专业治疗显示 Elizabeth 全身上下只有两个地方听她使唤：她能够举起右侧拇指，能够上下移动眼球。因为肌肉疲劳（而不是不能控制），她的拇指运动不稳定，考虑到这个情况，决定利用她的眼球运动来进行交流，因为这种方法效果更强，也更稳定。

言语病理学最初的作用是决定她的语言理解水平。言语病理学家处理闭锁综合征的评估案例罕见。评估的大部分内容是长时间对患者反应的非标准化的材料记录和不正式的观察，使得临床大夫能够据此建立患者交流能力和弱点的档案。眼球的垂直运动之于她就像普通人说是或否一样。她眼球往上表示是，眼球往下表示否。使用这些反应可以进行一些只有成对的是 / 否问题的评估。例如，这是不是一个铃（患者面前摆着一个铃）；这是不是钱（患者面前还是摆着一个铃）。为了能正确的得分，患者必须准确回答这两个问题。使用成对的只有是 / 否答案的问题用来评估理解力，是为了避免偶然答对或者答错的情况。如果只有一个问题，患者有 50% 的机会侥幸的正确回答一个问题，成对的问题减少了这种概率。开始的时候使用的是由家人提供的传记体式的问题，比如，你有一个女儿吗（是），你有一个儿子吗（否）。接下来，对 Elizabeth 进行了一个含有 60 问的非正式评估：她全部回答正确，说明她的语言功能完整。

此后，言语病理学家的任务是为 Elizabeth 创造一些更广泛的交流方法。这时候 AEIOU 试听扫描被应用了（图 10.2）。这是一种二选一的辅助交流，技术含量较低。它包括由旁人（护士或亲戚）读字母表上的字母。AEIOU 行列扫描的方法被设计来加速这个系统，因为不是所有的字母表上的字母都需要一直读出来。旁人开始大声的读出最左边列上的字母（AEIOU），当 Elizabeth 想表达某个字母时，如果她听到了这个字母所在的那一行的首字母，她会眼球往上。比如，她想表达 GIRL（女孩）时，她会在字母 E 被读出时眼球往上，然后旁人会读出 E 所在那一行的字母（EFGH）。Elizabeth 会在 G 被读出时眼球往上，表示她想表达字母 G。旁人会做好记录，反复进行这个过程，直到她完成整条信息的表述。

A	B	C	D		
E	F	G	H		
I	J	K	L	M	N
O	P	Q	R	S	T
U	V	W	X	Y	Z

尽管刚开始时这种交流方法对时间和精力的要求很高（无论对 Elizabeth 还是对她的交流伙伴而言），毕竟她迈出了交流的第一步。由于没有其他的方法，这个法子能对她逐字的"解锁"，允许一种高水平的交流。反复训练，这种方法会使交流变得快速且有效，还能找到小窍门。最后，通常在不需要字母表，Elizabeth 和她的伙伴也能进行交流，因为她们对字母扫描已经烂熟于心。

另一种更高端的交流技术被引入进来，旨在支持独立的交流。但是，经过试用，Elizabeth 还是喜欢上述的低端产品，因为她认为与熟稔这个系统的人进行交流，她觉得更快捷、更容易。为了出院和长期照料做准备，Elizabeth 的家人、朋友和照料者接受了更多的如何使用交流技术的教育，还拍了相关视频。

五、结语

MRS 和闭锁综合征是卒中罕见的后果，但一旦发生，它对患者，照料者和医务人员来说都是巨大的压力。护士和对患者的护理，在所有病程中都发挥着显著的作用，无论是评估、做决策、计划、目标设定、转院、掌控、护理评估，还是交流和确保患者与照料者和多学科团队的交流。最关键的问题在于，要使护士能够很好地理解这些情况，应掌握现有的证据，采取最好的措施，并且应当了解一些新的进展，例如能彻底改变患者经历、生活质量和存活情况的，或者指导照料者和社区在管理患者中的角色的治疗实践、研究和技术的进步。

（赵思琦　刘云娥　译）

参考文献

Andrews, K, Murphy, L, Munday, R, & Littlewood, C, 1996, Misdiagnosis of the vegetative state: retrospective study in a rehabilitation unit, *British Medical Journal*, vol. 313, no. 7048, pp. 13–16.

Ansell, BJ, & Keenan, JE, 1989, The Western Neuro Sensory Stimulation Profile: a tool for assessing slow-to-recover head-injured patients, *Archives of Physical Medicine and Rehabilitation*, vol. 70, no. 2, pp. 104–108.

Bauby, J-D, 1997, *The Diving Bell and the Butterfly: A Memoir of Life in Death*, Vintage, New York.

Bauer, G, Gerstenbrand, F, & Rumpl, E, 1979, Varieties of the locked-in syndrome, *Journal of Neurology*, vol. 221, no. 2, pp. 77–91.

Beaumont, JG, Marjoribanks, J, Flury, S, & Lintern, T, 1999, Assessing auditory comprehension in the context of severe physical disability: the PACST, *Brain Injury*, vol. 13, no. 2, pp. 99–112.

British Medical Association, 2007, *Treatment of Patients in Persistent Vegetative State*, BMA Medical Ethics Department.

Casanova, E, Lazzari, RE, Lotta, S, & Mazzucchi, A, 2003, Locked-in syndrome: improvement in the prognosis after an early intensive multidisciplinary rehabilitation, *Archives of Physical Medicine and Rehabilitation*, vol. 84, no. 6, pp. 862–867.

Chapman, JE, 1991, *Use of an eye-operated computer system in locked-in syndrome*, CSUN Sixth Annual International Conference: Technology and Persons with Disabilities, Fairfax, Virginia 22032, USA.

Childs, NL, Mercer, WN, & Childs, HW, 1993, Accuracy of diagnosis of persistent vegetative state, *Neurology*, vol. 43, no. 8, pp. 1465–1467.

Chua, KS, Ng, YS, Yap, SG, & Bok, CW, 2007, A brief review of traumatic brain injury rehabilitation, *Annals of the Academy of Medicine, Singapore*, vol. 36, no. 1, pp. 31–42.

Cullen, N, Chundamala, J, Bayley, M, & Jutai, J, 2007, The efficacy of acquired brain injury rehabilitation, *Brain Injury*, vol. 21, no. 2, pp. 113–132.

Davenport, RJ, Dennis, MS, & Warlow, CP, 1995, Improving the recording of the

Cullen, N, Chundamala, J, Bayley, M, & Jutai, J, 2007, The efficacy of acquired brain injury rehabilitation, *Brain Injury*, vol. 21, no. 2, pp. 113–132.

Davenport, RJ, Dennis, MS, & Warlow, CP, 1995, Improving the recording of the clinical assessment of stroke patients using a clerking pro forma, *Age and Ageing*, vol. 24, no. 1, pp. 43–48.

Dikeman, KJ, & Kazandijan, MS, 1996, *Communication and Swallowing Management of Tracheostomized and Ventilator-Dependent Adults*, Singular Publishing Group.

Frey, LA, White Jr, KP, & Hutchinson, TE, 1990, Eye-gaze word processing, *IEEE Transactions on Systems, Man and Cybernetics*, vol. 20, no. 4, pp. 944–950.

Gill-Thwaites, H, 1997, The Sensory Modality Assessment Rehabilitation Technique – a tool for assessment and treatment of patients with severe brain injury in a vegetative state, *Brain Injury*, vol. 11, no. 10, pp. 723–734.

Gill-Thwaites, H, 2006, Lotteries, loopholes and luck: misdiagnosis in the vegetative state patient, *Brain Injury*, vol. 20, no. 13–14, pp. 1321–1328.

Gill-Thwaites, H, & Munday, R, 1999, The Sensory Modality Assessment and Rehabilitation Technique (SMART): a comprehensive and integrated assessment and treatment protocol for the vegetative state and minimally responsive patient, *Neuropsychological Rehabilitation*, vol. 9, no. 3/4, pp. 305–320.

Gill-Thwaites, H, & Munday, R, 2004, The Sensory Modality Assessment and Rehabilitation Technique (SMART): a valid and reliable assessment for vegetative state and minimally conscious state patients, *Brain Injury*, vol. 18, no. 12, pp. 1255–1269.

Haig, AJ, Katz, RT, & Sahgal, V, 1987, Mortality and complications of the locked-in syndrome, *Archives of Physical Medicine and Rehabilitation*, vol. 68, no. 1, pp. 24–27.

Intercollegiate Stroke Working Party, 2008, *National Clinical Guideline for Stroke*, 3rd edn, Royal College of Physicians, London.

Katz, DI, 2001, *Minimally Conscious States*, http://www.kurzweilai.net/meme/frame.html?maine=/articles/art0161.html 12-5-2009

Laureys, S, Boly, M, & Maquet, P, 2006, Tracking the recovery of consciousness from coma, *Journal of Clinical Investigation*, vol. 116, no. 7, pp. 1823–1825.

Law, JH, Barnhart, K, Rowlett, W, de la Rocha O, & Lowenberg, S, 1993, Increased frequency of obstructive airway abnormalities with long-term tracheostomy, *Chest*, vol. 104, no. 1, pp. 136–138.

Leon-Carrion, J, van Eeeckhout P, Dominguez-Morales, MR, & Perez-Santamaria, FJ, 2002, The locked-in syndrome: a syndrome looking for a therapy, *Brain Injury*, vol. 16, no. 7, pp. 571–582.

Mackenzie, S, Gale, E, & Munday, R, 2005, Putney Auditory Single Word Yes/No Assessment (PASWORD). Development of a reliable test of yes/no at a single word level in patients unable to participate in assessments requiring a specific motor response: an exploratory study, *International Journal of Language and Communication Disorders*, vol. 41, pp. 225–234.

Magee, WL, 2007, Development of a music therapy assessment tool for patients in low awareness states, *NeuroRehabilitation*, vol. 22, no. 4, pp. 319–324.

Magee, WL, & Andrews, K, 2007, Multi-disciplinary perceptions of music therapy in complex neuro-rehabilitation, *International Journal of Therapy and Rehabilitation*, vol. 14, no. 2, pp. 70–74.

Millwood, J, Mackenzie, S, Munday, R, Pierce, E, & Fiske, J, 2005, A report from an investigation of abnormal oral reflexes, lip trauma and awareness levels in patients with profound brain damage, *Journal of Disability and Oral Health*, vol. 6, no. 2, pp. 72–78.

National Health and Medical Research Council, 2008, *Ethical guidelines for the care of people in post-coma unresponsiveness (vegetative state) or a minimally responsive state*, Australian Government.

Naude, K, & Hughes, M, 2005, Considerations for the use of assistive technology in patients with impaired states of consciousness, *Neuropsychological Rehabilitation*, vol. 15, no. 3–4, pp. 514–521.

Patterson, JR, & Grabois, M, 1986, Locked-in syndrome: a review of 139 cases, *Stroke*, vol. 17, no. 4, pp. 758–764.

Pierce, E, & McLaren, S, 2003, *Multidisciplinary Evaluation of Neuro-dependency (MEND)*, Royal Hospital for Neuro-disability, London.

Pierce, E, Cowan, P, & Stokes, M, 2001, Managing faecal retention and incontinence in neurodisability, *British Journal of Nursing*, vol. 10, no. 9, pp. 592–601.

Plum, F, & Posner, JB, 1966, *The Diagnosis of Stupor and Coma*, F.A. Davis Co, Philadelphia.

Sasaki, CT, Suzuki, M, Horiuchi, M, & Kirchner, JA, 1977, The effect of tracheostomy on the laryngeal closure reflex, *Laryngoscope*, vol. 87, no. 9 Pt 1, pp. 1428–1433.

Scherb, CA, Rapp, CG, Johnson, M, & Maas, M, 1998, The nursing outcomes classification: validation by rehabilitation nurses, *Rehabilitation Nursing*, vol. 23, no. 4, pp. 174–178, 191.

Smith, E, & Delargy, M, 2005, Locked-in syndrome, *British Medical Journal*, vol. 330, no. 7488, pp. 406–409.

Taylor, CM, Aird, VH, Tate, RL, & Lammi, MH, 2007, Sequence of recovery during the course of emergence from the minimally conscious state, *Archives of Physical Medicine and Rehabilitation*, vol. 88, no. 4, pp. 521–525.

Thaxton, L, & Myers, MA, 2002, Sleep disturbances and their management in patients with brain injury, *Journal of Head Trauma Rehabilitation*, vol. 17, no. 4, pp. 335–348.

Varricchio, CG, 2006, Measurement issues in quality-of-life assessments, *Oncology Nursing Forum*, vol. 33, no. 1 Suppl, pp. 13–21.

Wade, DT, Hewer, RL, Skilbeck, CE, & David, RM, 1985, *Principles of Assessment in Stroke*, Chapman and Hall, London.

Whyte, J, DiPasquale, MC, & Vaccaro, M, 1999, Assessment of command-following in minimally conscious brain injured patients, *Archives of Physical Medicine and Rehabilitation*, vol. 80, no. 6, pp. 653–660.

Wilson, SL, & Gill-Thwaites, H, 2000, Early indication of emergence from vegetative state derived from assessments with the SMART – a preliminary report, *Brain Injury*, vol. 14, no. 4, pp. 319–331.

第十一章 康复及其过程

要点

1. 脑卒中患者及其家属经历的康复过程时长不一。
2. 康复能使患者更好地融入生活和周围环境中。
3. 护理在患者的康复中发挥了非常重要的作用。
4. 发生卒中后应该尽快开始实施康复。
5. 康复应重点关注患者个体及其实际情况。

我吓坏了，因为我好像不能再掌控自己的生活，他们（康复团队）帮助我克服了恐惧。

这个团队是无可挑剔的。他们帮我们从创伤和无用感中解脱出来，使生活得以继续。

来自英国 National Health Service hospital stroke service 的患者的感谢。

一、引言

（一）什么是康复?

脑卒中后，大多数患者走上了康复之旅，这是一个"个体的、积极的和动态的过程"（Barnes & Ward 2000，p. 6），目标是改善患者失能的状况，并减轻护理的负担。但直到认识到脑卒中所带来的问题不会自动消失时，患者才可能意识到需要开始康复（Easton 1999）。此外，每个人的旅程是独一无二的，因为脑卒中的影响以及患者对脑卒中的认识是由其生理状况和经历决定的（Alaszewski et al. 2004；Faircloth et al. 2004）。

但是，对于医护人员来说，康复必须尽早开始，并且告知患者其后所有的决策。康复需要所有医护人员拥有"今天做什么或不做什么才能达到患者明天所期望的效果"的意识，并付诸于行动（Plaisted 1978）。因此，康复不仅是医护人员对患者的一系列间歇性干预，还是一个基于患者自强原则的连续过程（Ozer 1999，p. 44）。康复需要患者的积极参与（Demain et al. 2006；van Vliet & Wulf 2006），并通过自我管理的办法来培养"能做"的态度（Jones 2006）。为了解健康与疾病的模式，康复以理论的学习和变通为基础。更具体地来说，康复的重点是：

1．维护和恢复功能
2．促进健康
3．预防和减少身心障碍

（二）康复的定义

"运作"是指"躯体功能和结构"的总称。"活动"是指"个人执行任务或作出动作"。"参与"是指"一个人身处的生活状况"（（WHO）2001，pp. 212 – 213）。"残疾"是指"功能受损、活动受限"的总称，还指"独立活动时可能有困难"。"参与受限"是指"个人在生活中可能遇到的问题"（World Health Organisation（WHO）2011，p213）。《国际功能、残疾和健康分类》（ICF 2001）中的这些内容之所以被广泛使用，是因为它为康复（Bartlett et al. 2006；Grill et al. 2005；Scheuringer et al. 2005；Stucki et al. 2005b；Wade 2005；Worral 2005）特别是脑卒中康复（Salter et al. 2005a,2005b,2005c；Tempest & McIntyre 2006）建立了框架。该模式在 2001 年的世界卫生大会上（World Health Assembly）通过，内容可以从 http://www.who.int/classification/icf 上获得。《国际功能、残疾和健康分类》强调一个人的健康状况如何与背景因素动态交互，从而导致功能正常运转或残疾（图 11.1）。

就脑卒中而言，患者可能会经历感官受损、进食受限和活动受限，如未被邀请参加家庭庆祝活动等。背景因素可能包括如性格外向的个人因素、如家庭成员态度的环境因素。

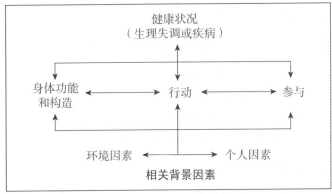

图 11.1 《国际功能、残疾和健康分类》。引自世界卫生组织（**WHO**），**2001** 年，日内瓦。

ICF 的框架可以为康复诊断提供概念框架点，包括评估程序和干预（Bartlett et al. 2006；Lettinga et al. 2006；Rentsch et al. 2003）。然而，这并不意味着标准化的康复干预措施适用于每个人。康复需要从宏观到微观层面采取干预措施（Whyte & Hart 2003）。这种多层干预及层与层之间的相互作用说明康复并非严谨的科学，但其多样化的特点能够大大影响患者预后。例如，宏观层面上诸如团队运作、微观层面上诸如上肢训练的时间选择都可能会影响患者的治疗效果（Kwakkel 2006；

Strasser et al. 2005）。

患者康复的动力（Maclean et al. 2000）和积极参与的程度同样重要。康复干预需要整合和优化患者和其他支持者（家人、朋友以及医护人员、社区医疗工作者）。康复服务需要确保以客户为中心。从康复对象的研究（Cott 2004，p. 1418）中可以看出以客户为中心的康复特点是：

1. 根据每个客户的需求提供个性化方案，以便为其重返现实生活做好准备。

2. 共同参与健康专业人士的决策和目标制定。

3. 结果对客户有意义。

4. 根据客户的意愿及时进行信息分享和教育。

5. 情感支持。

6. 家人和朋友参与整个康复过程。

7. 跨多个服务部门的协调性和连续性。

因此，卫生保健专业人员和患者的行为以及之间的相互作用会影响康复治疗的效果。"为了干预切实地接近和支持幸存者的目标和策略，与专业人员进行有效的沟通交流至关重要"（Alaszewski et al. 2004，p. 1067）。

（三）康复干预

康复干预的本质是复杂、多方面的，需要精湛的技术和专家的多方投入。事实证明康复干预过程难以解释与探究，这导致发展出许多不同的定义、服务策略和交付模式。尽管如此，有关各种康复手段、私人疗法和服务预后的实证基础在不断进步。英国国家脑卒中临床指南（Intercollegiate Stroke Working Party 2008）根据可获得的最佳实证来提供建议，与此同时，还有丰富的国际资源可供借鉴，例如来自加拿大的基于脑卒中康复数据库（EBRSR 2009）、考科蓝脑卒中团体（Cochrane Stroke Group，CSRG 2009）、美国卒中协会（American Stroke Association，ASA 2009）、国家卒中基金会 - 澳大利亚（National Stroke Foundation-Australia，NSF 2009）和苏格兰校际网络指南（Scottish Intercollegiate Guidelines Network，SIGN）2005）。临床医生能获得的实证非常丰富，且指南所达成的共识为促进康复提供了宝贵的工具（Duncan et al. 2005；Reker et al. 2002）。

二、康复的开始

康复应是急诊科、急症护理、康复病房和社区的首要任务。但是康复问题难以占据如此重要的地位，因为许多医疗资源被用于解决患者性命攸关的问题。尽管如此，Stucki 及其同事（2005a，p. 353）的"早期康复"新模式引人关注。对美国的 5 家住院康复机构的 830 位脑卒中（中度和重度）患者进行研究后，Horn 等（2005，p. 101）发现更早采取康复措施、更高级别的活动、管饲和更先进的药物治疗可以改善脑卒中预后。他们发现，早期进行步态活动和更具挑战性的高阶治疗活动对于功能较差的患者很有帮助，这挑战了传统的康复观点（Horn et al.

2005，p. 111）：高阶活动似乎可以改善较低级的功能。此外，"从脑卒中发病到实施康复措施的时间越短，功能预后越好，康复时间越短"（Maulden et al. 2005，p. 34）。这种假设目前正在通过极早期康复试验（A Very Early Rehabilitation Trial，AVERT；Bernhardt et al. 2006）进行测试。Salter et al（2009）发现，"单侧脑卒中患者在发病后 30 天内开始进行康复比那些 30 天后才进行康复的人所用的住院时间更短，功能恢复更好"。最重要的是在获得专业康复服务之前，应尽早进行康复。

康复护理的作用

护士有责任让患者康复，也是"最优秀的康复人员"（Henderson 1980，p. 146）。护士扮演的角色是患者康复之旅中的旅伴和教练（Australasian Rehabilitation Nurses'Association 2003；Price 1997；Pryor 2005；Pryor & Smith 2002；Thompson 1990），并作为康复团队协调员融入到患者的康复过程中（Burton 1999）。在急诊科，护士帮助患者维持功能及预防并发症，这些护理都可促进患者康复（Box 11.1）。在急症护理中，护士提供康复干预的主要目标是维护和恢复功能、预防并发症及早期动员（Stucki et al. 2005a，p. 355）。

护士帮助患者维护功能可以防止患者"过于依赖"（Gignac & Cott 1998，p. 741）。这一点对于老年患者来说至关重要，但并非所有脑卒中患者都是老年人，值得一提的是对老人来说住院是有风险的（Mahoney et al. 1998；Sager et al. 1996）（Box 11.2）。老年脑卒中患者往往有一种或多种健康问题并存的状况，使他们的护理非常复杂。

Box 11.1　突发事件的脑卒中护理与紧急干预措施

· 生命体征监测

· 定位

· 关节和四肢的保护

· 吞咽障碍的诊断、评估和管理

· 组织活力的评估和管理

· 并发症的预防（如：吸入性肺炎、深静脉血栓、便秘、医源性感染）

· 风险的评估和管理（如：跌倒）

· 不进行导尿（如可能）的尿控管理

· 早期教育和信息共享（患者和家属）

· 考虑文化差异

· 二级预防措施

· 用药管理和自我用药方案

· 收集和整理背景资料（居住、休闲、兴趣爱好等）

· 确保患者足够的休息和睡眠

· 以最大限度地减少创伤，提供心理支持

· 转诊到专科科室 / 团队

Box 11.2   住院治疗的危害
·医源性感染
·体重下降和营养不足
·健康状况下降（力量和耐力）
·跌倒
·社会隔离
·抑郁
·疲劳和睡眠障碍

患者的早期识别是辅助康复干预的一个重要要素，专业康复团队的投入会使其受益。早期转诊到专业康复机构能及时采取急症措施。

在专业康复的方案设定中，护理可以帮助患者获得最佳治疗效果。多项护理实践研究显示，与传统的全方位服务方法相比，护士通过"放手"的干预方法（Hill & Johnson 1999；O'Connor 2000；Pryor 2005；Pryor & Smith 2002）可帮助患者恢复自理能力。健康教育可协助患者恢复自我（Burton 2000；Kirkevold 1997；Pryor 2005；Pryor & Smith 2002），帮助患者和家属应对和适应他们面临的困难（Faircloth et al. 2004；Long et al. 2002；Pryor 2005）。

在所有的方案设定中，护士应为患者和家属进行培训，并且协调每个患者的康复过程。这包括：

1．向患者和家属介绍康复的性质和目的。

2．介绍医护人员、患者和家属在康复过程中扮演的角色。

3．介绍急性护理和康复训练的区别。

4．和患者共同设定相关康复目标。

5．确保医护人员与患者和（或）家属及时沟通。

6．确保医护人员之间及时沟通。

7．协调患者和医疗保健专业人员。

脑卒中单元试验协作组（Stroke Unit Trialistas' Collaboration，2007）高度重视团队合作的重要性。护士负责24小时监测患者状况和整个团队治疗干预的有效性。有时协同的无形因素同样不容忽视，这种作用往往在缺乏时才得以显现。

三、康复的效果

康复的效果与"患者（和他们的家属）、纳税人乃至整个社会"息息相关（DeJong et al. 2004，p. 678）。在政策层面上，减少残疾和改善脑卒中患者的生活状态是康复的最终目标（D'Alisa et al. 2005）。在康复服务完成时，所期望的康复效果应得到患者和医护团队的共同认可。这些目标通常是完成患者长期目标所需步骤的短期目标。目标应该从有助于康复服务的现有资源范围内制定。这些目标被缩写为SMART，也就是具体的（Specific）、可衡量的（Measurable）、可实现的

（Achievable）、相关的（Relevant）和有限时间的（Time - limited）。

患者的最终目标是"恢复到脑卒中前的生活状态"（Hafsteinsdottir & Grypdonck 1997，p. 580）。不幸的是，无论康复小组付出多大的努力，都不能确保这个目标能实现。康复能否成功取决于卒中患者本人（Alaszewski et al. 2004），其出发点是帮助他们重新获得"对身体和生活的控制"（Ozer 1999，p. 43）。

康复目标的制定

制订目标是康复过程的重要一环。应制订对患者重要的目标，医护人员所采取的所有行动应以此为基础。让患者（患者不能参与则由家属参与）参与制订目标的过程是建立个人控制感的重要一步。还可以确保患者的需求是团队工作的重点。通过参与目标制订的过程，患者不但能了解自己的身体结构和功能，而且能了解康复治疗和解决功能受损、活动和参与受限的方法。有些患者也会更深刻地认识到什么对他们来说是重要的。患者还能从中学习到如何判断功能的改进和目标的进展情况。Molly（案例 11.1）的例子说明明确的目标可以帮助患者康复出院。

虽然"有证据表明目标制订对患者康复结果的改善程度不一"（Levack et al. 2006b，p. 752），但是目标制定仍被公认为是行之有效的方法，有助于解决问题和康复教育（Wade 1999）。

案例 11.1 Molly

Molly 已经在脑卒中康复病房住了 6 周。她排泄控制有问题，尤其在夜间问题更加严重。她的目标就是能控制夜间排泄，能回家，由社区脑卒中康复团队护理。

各种方法都讨论尝试过。Molly 都不能独立完成，她的丈夫因为身体状况也不能为她提供帮助。后来她开始使用女用卧床尿壶，这才得以离开医院，继续在家中康复。现在她的康复取得了良好的进展。

有效地进行目标制订能帮助患者从前期规划转向行动（van den Broek 2005）。因为，制订目标能够提高患者参与康复的积极性，提高康复效果（Levack et al. 2006a）。最重要的是，目标制订关注患者需求，符合康复过程的伦理和实践要求（McClain 2005）。

鉴于早期康复的重要性，制订目标的首要目的是帮助患者准备好进行康复。通过倾听，护士可以了解患者的生活状态、价值观，了解患者"理想化的自我形象"，McGrath 和 Adams（2005）认为这一概念影响了患者的所有行动。Carver 和 Scheier 的自我监管的控制流程模型认为，"患者的行为总是倾向于缩小目标与现实之间的差距"（Siegert et al. 2004，p. 1175）。关于这一点，Siegert 及其同事（2004）明确了以患者为最高导向，患者与医护人员应共同向着具体目标努力，帮助患者达到理想化的形象。但是，康复的实际进度与患者的期望进度之间的差距也会导致患者情感和康复效果的变化（McGrath & Adams 2005；Siegert & Taylor 2004）。基于 Carver 和 Scheier 模型，McGrath 和 Adams（2005）提出有神经疾病的患者参与目标规划后发生了积极改变。然而，目标的实现进度比预期慢可能导致消极改变和脱离目标（Siegert & Taylor 2004）。

Mauk 的卒中后恢复模型（Easton 1999；Mauk 2006）强调了根据患者恢复的程度制定目标的重要性。类似于 Prochaska 和他的同事（1992）的阶段变化模型，Mauk 的模型认为患者应当了解在康复过程中需要自己采取行动。根据 Mauk（2006，p.259）患者是否参与脑卒中后康复取决于患者是否意识到"脑卒中症状还没有完全消除"。一方面证据表明早期进入康复的患者可以受益，而另一方面患者尚未准备好进入康复，因此应优先确定如何通过设定目标的方法最有效地促进患者康复。

然而，与患者一起制订有效的目标时，需要注意以下几点：

1．患者参与目标制定是必须的，任何组织政策或协议都应当较为灵活，能够确保患者以适合自己的方式参与制订目标，而非以适合组织的方式。这包括患者能否与一位或多位卫生保健专业人员一起设定目标。

2．应该从建立长期目标开始讨论。

3．这一过程必须能够帮助患者对实现长期目标保持希望。长期目标只能由患者修订，而非医疗保健人员。

4．必须让患者及其家人明确短期目标和医护人员采取措施之间的联系。

5．短期的目标必须是可以衡量的。

6．除患者及其家人外，还应该明确有人负责引导患者实现短期目标。

7．对那些短时间内精神和体力起伏变化很大的患者，短期目标的实施应该选择适当的时间。

8．实现目标过程中，必须进行定期的进度评估来制定接下来的目标。用一到两周的时间非常正常，但这有必要进一步研究确定。

9．患者及其医护专业人员必须能够随时获取目标记录。

10．目标和实现目标的进度可以作为患者长期目标进展的教育工具。有时限可衡量的短期目标可以在时间图表上标出以记录进度。

四、恢复过程

在卒中发生时尽早康复是护理的重点，而康复需要在训练过程中达到最优。康复应该尽快开始，包括在急性期。虽然有效的卒中康复治疗本质仍不明确，但是应该强调患者及家人的生理、心理、行为、文化、精神和社会问题。研究表明，在早期阶段加强康复训练是至关重要的（Diserens et al. 2006；Indredavik et al. 1999）。康复包括中枢神经系统的重塑和功能恢复，两者都受康复的影响（详见第二章）。许多因素会影响这一过程和康复结果，需要个体通过管理训练来重拾技能。护士在此担任了举足轻重的作用。

预计 1/3 的卒中患者病情能有显著改善，而另外 1/3 伴有严重持续残疾（Gladman & Sackley 1998）。这些患者需要特定的卒中治疗和干预措施。人们正在研究不同的治疗方法来证实哪种方法对哪类患者最有效。卒中康复被称为干预的"黑匣子"（Kalra & Eade 1995）。Dobkin 和 Carmichael（2005）定义了"恢复、替代或补偿"的互动原则。恢复是指卒中前功能状态的恢复，例如吞咽问题的解决。替代，顾名思义，是指使用另一种方法达到同样的效果，例如原来用右手写字的人现在学习用左手写字。补偿适用于既无法恢复原状也不能替代解决的情况，例如利用臀中小肌方便行走。

世界卫生组织更新的 ICF 模型（见本章简介）提供了帮助患者适应卒中的框架。ICF 基于生物心理模型，整合了医疗和社会方面的知识。通过多方面的结合，ICF 为不同层面的健康问题提供了连贯的视角：生物、个体和社会。卒中对患者和家人的影响带动着生物心理社会模式的每一个层面。ICF 对于以个体和家庭为中心的康复具有显著的协助作用。

确定哪些患者可以从康复中受益是一大挑战。Garraway 和他的同事（1981）将卒中患者分为 3 组。首先，是那些不需要大量的康复训练就可以自发恢复并很快出院的患者，其次是那些不能自理并需要持续护理、具有预后不良指征（即具有消极情绪）的患者，然而，这一组患者可能会从减少护理需求或改善生活质量中获益。最后一组是需要密集康复训练和功能显著改善的卒中幸存者。然而，仅关注功能恢复可能会忽视患者的情绪和心理问题（Davidoff et al. 1992）。ICF 表明，这些因素"对卒中的疗效实际上有重要影响"（Johnston et al. 1992）。

卒中被认为是一种家族疾病或是"家庭困境"（Evans et al. 1992，1994；Greveson & James 1991）。患者和家属都需要生理、情感和精神方面的支持和相关信息。卒中的结果是多样的，往往不可预知。如何通过急性卒中护理协助患者和家属会影响他们的康复过渡时期，也可能会影响他们未来对卒中康复服务的选择。

五、转移到康复阶段

从急性护理转移到康复阶段对患者来说非常重要。转移到康复阶段意味着医护人员认为进一步的恢复是可能的。然而，从一个服务体系或团队转换到另一个陌生环境和未知的体系中，对患者和家属来说是有压力的，需要熟悉新程序，与新成员建立关系。

为了减少患者并发应激综合征（Gordon 2000），应该对医护人员、患者和家属进行培训，告知康复的性质和宗旨，并向患者及家属解释医护人员等的角色。尤其应该强调急性期与康复阶段之间的差异。没有这方面的知识，患者可能需要几天时间来了解他们与医护人员之间的双向期望（Pryor 2005）。除了口头解释，该信息必须以书面的形式提供给患者和家属，让他们自己作出决定。这份材料中还应包括咨询方式。

Box 11.3　卒中后期的六个阶段（Mauk 2006）
.痛苦
.幻想
.接受
.调整
.计划
.自主

即使接受了培训，一些患者还是没有准备好进入康复阶段。Mauk 的卒中后期康复的六阶段模型（2006）解释了为什么发生这种情况。

起初，患者在意识到卒中的影响"不会自动消失"之前经历了痛苦（想要生存）和幻想（想要从打击中保护自我）（p. 259）。Mauk 将此称之为"复苏的关键点"，因为患者只有接受现实才能积极地去适应。面对现实患者才能去了解什么是需要学习的。调整、计划和自主涉及适应、反思和进步。

护士可以通过聆听患者和家属的方式来改善患者的准备工作，帮助他们了解现状。Kirkevold（1997）在她的卒中康复护理研究中提到，护士应当发挥解释的功能，即帮助患者和家属了解过去、目前和未来的病情。在类似的研究中，Burton（2000）发现护士可以促进患者康复。

可以采取很多措施确保急性护理和康复的连续性。在转出急性病房之前，康复中心的工作人员应探访患者，这是重要的第一步。这将确保患者和家属知晓如何为康复做准备，保证了患者和家属在康复过程中会至少有一个熟悉面孔（当然越多越好）。转移前应当给患者和家属进行培训，让他们有时间消化所提供的资料，有问题可在转出之前得到问答。转出前应当探访康复中心，让患者和家属看到如何实施康复，也可以帮助他们准备好在康复过程中发挥积极作用。

最重要的是患者需要了解到，与急性护理干预的间歇性不同，康复是一个连续的过程，需要患者积极配合临床工作人员（Pryor 2005）。明确康复不是为患者做了什么，而是患者做了什么。这可以帮助患者对自己的病情掌握主动权，了解需要什么。

> **案例 11.2　患者 John**
>
> 转移到康复机构的第一周内应召开介绍会，这让 John 和他的家人能够咨询关于卒中更详细的问题，例如改善和康复的过程。他的成年子女住得很远，但是他们已经找到沟通方法，可以确保他们时时得到最新消息。John 使用密码系统确保信息保持机密，并只提供给他的儿子。这使 John 及其家人安心。因为 John 需要较长时间进行康复，所以进一步的会议定在 4 周后，这样家庭成员也可安排时间参加。

不可低估患者康复的准备工作。多年来患者需要接受康复培训广受认可（Arts

et al. 2000；Berger 1999，2000；Elescha‐Adams & McKintyre 1983；Greneger 2003；Nypaver et al. 1996；Pryor 2005；Pryor & Smith 2002；Sheppard 1994；Sondermeyer & Pryor 2006)，但是护士、患者和家人之间对康复的理解存在差异。(Jones et al. 1997；Long et al. 2001；Thompson 1990)。John 的案例（案例11.2）说明了与家属讨论这一环节是必要的。

六、康复预防措施

（一）服务模式

英国卒中综合服务是国家卒中战略的一部分（Department of Health 2007)，由之前的国家老年人服务指南文件发展而来（Department of Health2001)，最近，国家审计署的报告发布《减少脑损伤——更快更好地提供卒中护理服务》(National Audit Office 2005，pp. 20‐21)。"综合"指的是为脑卒中患者的不同过程提供平滑的过渡，包括：

1．应急反应。
2．超急性期管理。
3．急性护理。
4．康复。
5．转移到家或住院护理服务。
6．长期管理。
7．预防卒中。

关于卒中护理组织的辩论还在进行。1993 年，Langhorne 和同事（1993）的 meta 分析表明，接受专业卒中单元管理的患者较少死亡。在接下来一年中，卒中单元试验协作组（Stroke Unit Trialists' Collaboration，SUTC）在 Cochrane 协作网的主持下成立（Dennis & Langhorne 1994)。合作者想要回答这些问题：什么是卒中单元？他们能够减少卒中幸存者的残疾么？ SUTC 的评估报告（Stroke Unit Trialists' Collaboration 1997）得出结论："接受有组织的住院（卒中单元）护理的患者的生存概率比接受常规护理的患者更大，卒中后 1 年大多能够独立在家生活。这一结论并不局限于任何特定的患者群体或是卒中单元治疗模式。此外，住院时间无显著增长。"

公认指南中推荐的卒中护理是最佳方案，即应该由多学科团队以不同角度提供服务（Cifu & Stewart 1999；Stroke Unit Trialists' Collaboration 2007)。

卒中单元的基本特征是（Stroke Unit Trialists' Collaboration 1999)：

1．多学科康复。
2．在卒中方面有专业技能的工作人员。
3．在康复过程中护理者的常规参与。
4．教育和培训项目常态化。

卒中护理的模式多种多样，卒中协会（The Stroke Association，1999）指出，接受某种卒中服务是"概率事件"。英国国家脑卒中审计局每一轮的结果都显示，地域的多变性使得卒中护理组织及接受卒中护理的方式明显不同。

之前人们认为"不可能"规划卒中服务（Osberg et al. 1990），主要由于缺乏卒中患者数量和护理费用的确切数据。但随着从全科医生处获得的英国质量与成果纲要（Quality and Outcomes Franmework，QuOF）数据，情况有所改善。卒中服务的规划和组织管理需要考虑到很多情境：病房、护理单位、护理院和个人住所，及人口区域、地理位置和当地居民的流行病学信息。卒中救治及协作模式的研究比较，将会提高卒中治疗重要性与有效性成分的鉴别。在英国，优质的信息通过英国卒中研究网络发布（详见 http://www.uksrn.ac.uk）。规划卒中服务时，应通过交叉学科简明列出服务特性，以满足不同群体和家属的多种需求。

在英国两年一次的国家脑卒中审计结果表明，康复服务关系到卒中患者病情的进展。2008 审计的主要结果如框 11.4 所示。

框 11.4　全国情况（Intercollegiate Stroke Working Party 2008）e
· 只有 22% 的医院能够提供卒中专科早期出院支持
· 只有 32% 的医院有专门的社区卒中康复团队
· 在康复单元中人员比例和跨专业的范围技能组合差别很大
· 大量的卒中康复项目排除一些没有康复可能的患者。

（二）康复时长

康复时长的要求还尚未明确。卒中协会（1997）呼吁所有卒中幸存者"接受年度审查，对残疾进行评估，接受适当的治疗以确保持续复原和康复效果最佳。"早期康复成功会对卒中幸存者及其家属的长期问题产生影响，跨组织合作将会确保患者获得所需支持。

越来越多的卒中幸存者接受有效且持续的康复，但成本未知。Osberg 及其同事（1990）对那些因为治疗成本过高而没有接受卒中康复训练的患者进行研究，得出的结论是："他们消耗了过多住院康复资源"。Gladman 和 Sackley（1998）提到生活质量成本，对上述观点提出质疑："严重残疾的患者愿意付出怎样的代价来改善一点现状？"

卒中后不依赖于护理服务的生活是非常重要的。英国患者专家计划（The Expert Patient Programme 2009）和其他国家倡议投入更多资源到自我管理和生活技能转变，以帮助患者应付脑卒中。真正的康复成功应当是患者感觉到自己能够自理。英国国家审计署（2005）报告指出，"大多数卒中的负担是在康复服务的花费和卒中后的生活。"因此，当务之急是医院应拥有专业精湛、经验丰富的跨学科团队提供早期康复服务，以节省开支。老年人全国服务纲要（Department of Health 2001）概述了卒中治疗途径，包括早期的综合评估和与患者商定好的康复训练。从医院到家庭模式的转变是卒中护理的重要组成部分，早期支持出院的有效性也得到证实。

然而，目前如何在组织间提供康复服务并没有达成一致。多种类型的单元和方法同时并存，国家脑卒中审计局强调了不同的人员比例和学科的重要性。在国家卒中康复策略（Department of Health 2007）中也强调了这些问题。进一步的工作需要考虑到各种服务模式的有效性和效率、劳动力问题和培训及发展要求。

（三）调整卒中后的生活

如上所述，常规的康复目的是促进恢复，但对于许多卒中幸存者及其家人来说这仅是调整生活、应对剩余赤字的开始。研究报道长期康复和生活调整反映了许多负面情绪，例如：

卒中幸存者的世界是由功能受损和不断努力构成的，其中有着千丝万缕的联系。

（Secrest & Thomas 1999）

卒中给患者和家属在生理、心理和社会方面带来严重长久的伤残和痛苦的负担。

（King's Fund 1988）

卒中治疗（尤其是康复）往往关注改善功能方面。而在与卒中幸存者的讨论中发现，他们更倾向于将复苏定义为回归以前有意义的活动（Doolittle 1992）。这些差异可能会导致多学科团队、患者和家属之间的紧张关系。Bethoux 及其同事（1999）认为，随着时间推移，卒中后患者的生活质量可能恶化，一些卒中幸存者"将卒中前的情况想得过于理想"。

书籍、报纸、杂志和电视纪录片里可以看到许多卒中患者的亲身经历。这些深入动人的故事提供了更多的信息，并可能提高公众对卒中的认识，但卒中患者的经历可能被大幅渲染（Bartlett et al. 2006）。疾病的过程被认为是一道轨迹（Wiener & Dodd 1993）或是"疾病的发生"。对于卒中，病情的轨迹是不确定的，每个患者的经历是独一无二的。适应和接受卒中对康复至关重要（Backe et al. 1996）。患者接受信息的能力非常重要，同时与护士最初的交流对于实现康复同样至关重要（Gibbon & Little 1995）。Nilsson et al.（1997）描述"发生卒中"并持续"这种遭遇对一个人的一生是种挑战"。护士负责迎接挑战，对患者的生命负责，直至出院，并鼓励患者和家属将残疾看作是"过渡而不仅仅是损失"（Ellis-Hill et al. 2008），这将会支持患者走完他们卒中后的旅程。

案例11.3 从患者的角度来看康复（Health talk online 2009）

不管怎样，公交车一来我拿着我的包上了车，车里坐着一位老太太。她应该有90多岁的高龄了。她说："来，亲爱的，我来帮你。"我想："噢，我的天啊，这个比我大很多岁的老太太要帮我。"我这样做了几次，感到很骄傲。你知道，当你可以正常走路时，你觉得自己是独立的，于是我给自己定下了步行目标。我家边上有一个购物中心，走路10～15分钟的路程。但是途中，有一个公交车站，里面有座位，路边有石墙顺着这条道路延伸，当我到商场后发现还有另一个候车亭和座位。所以我想，"总有一天我将会自己步行到那些商店"。有

┌─── **案例 11.3　从患者的角度来看康复（Health talk online 2009）（续）** ────┐

一天我做到了。我在车站坐了大约一刻钟，让自己平静下来，我又走了一段路并靠着墙壁休息了一会，走到下一个车站，坐下来。我去商店买东西后原路返回，并做了同样的事情。我停下，我坐下休息，我走一会路，而当我觉得坚持不下去时，我只是站在那里没动，然后继续走路，最终我做到了。我成功了。我成功地独自走到商店，之后我开始驾驶，我又能够独立生活，这确实是一件大事。

└──┘

卒中幸存者极其家属往往适应性很强。听到患者在卒中后能够适应生活是令人高兴的事。许多如案例 11.3 卒中幸存者有见地的有趣故事可以在 http://www.healthtalkonline.org（Health talk online 2009）上找到。

七、总语

康复训练是卒中患者护理的一个关键方面，若在卒中后适当阶段立即开展可以取得最大化的收益。很显然标准化方案不能满足所有人的需求，而以个人和家人为中心的干预计划将确保患者获得帮助，并帮他们找到最有意义的调节方式。这需要服务模式灵活、康复治疗及时和专家协助，同时创新性的跨组织协调可以确保患者生理、社会和心理需求得到满足。

（王丹　刘云娥　孙旋　译）

参考文献

Alaszewski, A, Alaszewski, H, & Potter, J, 2004, The bereavement model, stroke and rehabilitation: a critical analysis of the use of a psychological model in professional practice, *Disability and Rehabilitation*, vol. 26, no. 18, pp. 1067-1078.

Arts, SE, Francke, AL, & Hutten, JB, 2000, Liaison nursing for stroke patient: results of a Dutch evaluation study, *Journal of Advanced Nursing*, vol. 32, no. 2, pp. 292-300.

ASA, 2009, *American Stroke Association*, ASA.

Australasian Rehabilitation Nurses' Association, 2003, *Rehabilitation Nursing: Competency standards for registered nurses*, Australasian Rehabilitation Nurses' Association, Putney, NSW.

Backe, M, Larsson, K, & Fridlund, B, 1996, Patients' conceptions of their life situation within the first week after a stroke event: a qualitative analysis, *Intensive and Critical Care Nursing*, vol. 12, no. 5, pp. 285-294.

Barnes, MP, & Ward, AB, 2000, *Textbook of Rehabilitation Medicine*, Oxford University Press, Oxford.

Bartlett, DJ, Macnab, J, Macarthur, C, Mandich, A, Magill-Evans, J et al., 2006, Advancing rehabilitation research: an interactionist perspective to guide question and design, *Disability and Rehabilitation*, vol. 28, no. 19, pp. 1169-1176.

Berger, M, 1999, Let's visit – on the road to rehabilitation, *Journal of Australasian Rehabilitation Nurses Association*, vol. 2, no. 2, pp. 7-9.

Berger, M., 2000, *The Self-Identified Needs of Carers for Clients Referred to an Inpatient Rehabilitation Programme*, Royal Rehabilitation Centre Sydney Monograph Series 3, Ryde, NSW.

Bernhardt, J, Dewey, H, Collier, J, Thrift, A, Lindley, R et al., 2006, A Very Early Rehabilitation Trial (AVERT), *International Journal of Stroke*, vol. 1, pp. 169–171.

Bethoux, F, Calmels, P, & Gautheron, V, 1999, Changes in the quality of life of hemiplegic stroke patients with time: a preliminary report, *American Journal of Physical Medicine and Rehabilitation*, vol. 78, no. 1, pp. 19–23.

Burton, CR, 1999, An exploration of the stroke co-ordinator role, *Journal of Clinical Nursing*, vol. 8, no. 5, pp. 535–541.

Burton, CR, 2000, A description of the nursing role in stroke rehabilitation, *Journal of Advanced Nursing*, vol. 32, no. 1, pp. 174–181.

Cifu, DX, & Stewart, DG, 1999, Factors affecting functional outcome after stroke: a critical review of rehabilitation interventions, *Archives of Physical Medicine and Rehabilitation*, vol. 80, no. 5 Suppl 1, pp. S35–S39.

Cochrane Stroke Review Group at http://www.dcn.ed.ac.uk/csrg/

Cott, C, 2004, Client-centred rehabilitation: client perspectives, *Disability and Rehabilitation*, vol. 26, no. 24, pp. 1411–1422.

D'Alisa, S, Baudo, S, Mauro, A, & Miscio, G, 2005, How does stroke restrict participation in long-term post-stroke survivors? *Acta Neurological Scandinavica*, vol. 112, no. 3, pp. 157–162.

Davidoff, G, Keren, O, Ring, H, & Solzi, P, 1992, Who goes home after a stroke: a case control study, *NeuroRehabilitation*, vol. 2, no. 2, pp. 53–63.

DeJong, G, Horn, SD, Gassaway, JA, Slavin, MD, & Dijkers, MP, 2004, Toward a taxonomy of rehabilitation interventions: using an inductive approach to examine the 'black box' of rehabilitation, *Archives of Physical Medicine and Rehabilitation*, vol. 85, no. 4, pp. 678–686.

Demain, S, Wiles, R, Roberts, L, & McPherson, K, 2006, Recovery plateau following stroke: fact or fiction? *Disability and Rehabilitation*, vol. 28, no. 13–14, pp. 815–821.

Dennis, M, & Langhorne, P, 1994, So stroke units save lives: where do we go from here? *BMJ*, vol. 309, no. 6964, pp. 1273–1277.

Department of Health, 2001, *The National Service Framework for Older People*, Department of Health, London.

Department of Health, 2007, *National Stroke Strategy*, Department of Health, London.

Diserens, K, Michel, P, & Bogousslavsky, J, 2006, Early mobilisation after stroke: review of the literature, *Cerebrovascular Diseases*, vol. 22, no. 2–3, pp. 183–190.

Dobkin, B, & Carmichael, T, 2005, Principles of recovery after stroke, in *Recovery after Stroke*, M Barnes, B Dobkin, & J Bogousslavsky, eds., Cambridge University Press, Cambridge, pp. 47–49.

Doolittle, ND, 1992, The experience of recovery following lacunar stroke, *Rehabilitation Nursing*, vol. 17, no. 3, pp. 122–125.

Duncan, PW, Zorowitz, R, Bates, B, Choi, JY, Glasberg, JJ et al., 2005, Management of Adult Stroke Rehabilitation Care: a clinical practice guideline, *Stroke*, vol. 36, no. 9, pp. e100–e143.

Easton, KL, 1999, The poststroke journey: from agonizing to owning, *Geriatric Nursing.*, vol. 20, no. 2, pp. 70–75.

EBRSR, 2009, *Canadian Evidence Based Review of Stroke Rehabilitation*, EBRSR. At http://www.ebrsr.com/ accessed 20/11/2009.

Elescha-Adams, M, & McKintyre, K, 1983, Facilitating the patient's entry into the rehabilitation setting, *Rehabilitation Nursing*, vol. 8, no. 5, pp. 22–46.

Ellis-Hill, C, Payne, S, & Ward, C, 2008, Using stroke to explore the life thread model: an alternative approach to understanding rehabilitation following an acquired disability, *Disability and Rehabilitation*, vol. 30, no. 2, pp. 150–159.

Evans, RL, Griffith, J, Haselkorn, JK, Hendricks, RD, Baldwin, D et al., 1992, Post-stroke family function: an evaluation of the family's role in rehabilitation, *Rehabilitation Nursing*, vol. 17, no. 3, pp. 127–131.

Evans, RL, Connis, RT, Bishop, DS, Hendricks, RD, & Haselkorn, JK, 1994, Stroke: a family dilemma, *Disability and Rehabilitation*, vol. 16, no. 3, pp. 110–118.

Faircloth, CA, Boylstein, C, Rittman, M, Young, ME, & Gubrium, J, 2004, Sudden illness and biographical flow in narratives of stroke recovery, *Sociology of Health and Illness*, vol. 26, no. 2, pp. 242–261.

Garraway, WM, Akhtar, AJ, Smith, DL, & Smith, ME, 1981, The triage of stroke rehabilitation, *Journal of Epidemiology and Community Health*, vol. 35, no. 1, pp. 39–44.

Gibbon, B, & Little, V, 1995, Improving stroke care through action research, *Journal of Clinical Nursing*, vol. 4, no. 2, pp. 93–100.

Gignac, MA, & Cott, C, 1998, A conceptual model of independence and dependence for adults with chronic physical illness and disability, *Social Science and Medicine*, vol. 47, no. 6, pp. 739–753.

Gladman, JR, & Sackley, CM, 1998, The scope for rehabilitation in severely disabled stroke patients, *Disability and Rehabilitation*, vol. 20, no. 10, pp. 391–394.

Gordon, M, 2000, *Manual of Nursing Diagnosis*, Mosby, St Louis.

Greneger, R, 2003, Relocation stress syndrome in rehabilitation transfers: a review of the literature, *Journal of the Australasian Rehabilitation Nurses Association*, vol. 6, pp. 8–13.

Greveson, G, & James, O, 1991, Improving long-term outcome after stroke – the views of patients and carers, *Health Trends*, vol. 23, no. 4, pp. 161–162.

Grill, E, Ewert, T, Chatterji, S, Kostanjsek, N, & Stucki, G, 2005, ICF Core Sets development for the acute hospital and early post-acute rehabilitation facilities, *Disability and Rehabilitation*, vol. 27, no. 7/8, pp. 361–366.

Hafsteinsdottir, TB, & Grypdonck, M, 1997, Being a stroke patient: a review of the literature, *Journal of Advanced Nursing*, vol. 26, no. 3, pp. 580–588.

Health talk online, at http://www.healthtalkonline.org; accessed 12 May 2009.

Henderson, VA, 1980, Preserving the essence of nursing in a technological age, *Journal of Advanced Nursing*, vol. 5, no. 3, pp. 245–260.

Hill, MC, & Johnson, J, 1999, An exploratory study of nurses' perceptions of their role in neurological rehabilitation, *Rehabilitation Nursing*, vol. 24, no. 4, pp. 152–157.

Horn, SD, DeJong, G, Smout, RJ, Gassaway, J, James, R et al., 2005, Stroke rehabilitation patients, practice, and outcomes: is earlier and more aggressive therapy better? *Archives of Physical Medicine and Rehabilitation*, vol. 86, no. 12 Suppl 2, pp. S101–S114.

Indredavik, B, Bakke, F, Slordahl, SA, Rokseth, R, & Haheim, LL, 1999, Treatment in a combined acute and rehabilitation stroke unit: which aspects are most important? *Stroke*, vol. 30, no. 5, pp. 917–923.

Intercollegiate Stroke Working Party, 2008, *National Sentinel Audit for Stroke 2008. National and Local Results for the Process of Stroke Care Audit 2008*, Royal College of Physicians, London.

Johnston, MV, Kirshblum, S, & Shiflett, SC, 1992, Prediction of outcomes following rehabilitation of stroke patients, *NeuroRehabilitation*, vol. 2, no. 4, pp. 72–97.

Jones, F, 2006, Strategies to enhance chronic disease self-management: how can we apply this to stroke? *Disability and Rehabilitation*, vol. 28, no. 13–14, pp. 841–847.

Jones, M, O'Neill, P, Waterman, H, & Webb, C, 1997, Building a relationship: communications and relationships between staff and stroke patients on a rehabilitation ward, *Journal of Advanced Nursing*, vol. 26, no. 1, pp. 101–110.

Kalra, L, & Eade, J, 1995, Role of stroke rehabilitation units in managing severe disability after stroke, *Stroke*, vol. 26, no. 11, pp. 2031–2034.

King's Fund, 1988, *Consensus Conference – Stroke*, Kings Fund, London.

Kirkevold, M, 1997, The role of nursing in the rehabilitation of acute stroke patients: toward a unified theoretical perspective, *Advances in Nursing Science*, vol. 19, no. 4, pp. 55–64.

Kwakkel, G, 2006, Impact of intensity of practice after stroke: issues for consideration, *Disability and Rehabilitation*, vol. 28, no. 13/14, pp. 823–830.

Langhorne, P, Williams, BO, Gilchrist, W, & Howie, K, 1993, Do stroke units save lives? *Lancet*, vol. 342, no. 8868, pp. 395–398.

Lettinga, AT, van Twillert S, Poels, BJ, & Postema, K, 2006, Distinguishing theories of dysfunction, treatment and care. Reflections on 'describing rehabilitation interventions', *Clinical Rehabilitation*, vol. 20, no. 5, pp. 369–374.

Levack, WM, Dean, SG, Siegert, RJ, & McPherson, KM, 2006a, Purposes and mechanisms of goal planning in rehabilitation: the need for a critical distinction, *Disability and Rehabilitation*, vol. 28, no. 12, pp. 741–749.

Levack, WM, Taylor, K, Siegert, RJ, Dean, SG, McPherson, KM et al., 2006b, Is goal planning in rehabilitation effective? A systematic review, *Clinical Rehabilitation*, vol. 20, no. 9, pp. 739–755.

Long, AF, Kneafsey, R, Ryan, J, Berry, J, & Howard, R, 2001, *Teamworking in rehabilitation: exploring the role of the nurse*, English National Board for Nursing, Health Visiting and Midwifery, London. Researching Professional Education, Research Reports Series Number 19.

Long, AF, Kneafsey, R, Ryan, J, & Berry, J, 2002, The role of the nurse within the multi-professional rehabilitation team, *Journal of Advanced Nursing*, vol. 37, no. 1, pp. 70–78.

Maclean, N, Pound, P, Wolfe, C, & Rudd, A, 2000, Qualitative analysis of stroke patients' motivation for rehabilitation, *BMJ*, vol. 321, no. 7268, pp. 1051–1054.

Mahoney, JE, Sager, MA, & Jalaluddin, M, 1998, New walking dependence associated with hospitalization for acute medical illness: incidence and significance, *Journals of Gerontology A Biological Science Medical Science*, vol. 53, no. 4, pp. M307–M312.

Mauk, KL, 2006, Nursing interventions within the Mauk Model of Poststroke Recovery, *Rehabilitation Nursing*, vol. 31, no. 6, pp. 257–263.

Maulden, SA, Gassaway, J, Horn, SD, Smout, RJ, & DeJong, G, 2005, Timing of initiation of rehabilitation after stroke, *Archives of Physical Medicine and Rehabilitation*, vol. 86, no. 12 Suppl 2, p. S34-S40.

McClain, C, 2005, Collaborative rehabilitation goal setting, *Topics in Stroke Rehabilitation*, vol. 12, no. 4, pp. 56–60.

McGrath, JA, Adams, L, 2005, Patient centered goal planning: a systemic therapy, *Topics in Stroke Rehabilitation*, vol. 6, no. 2, pp. 43–50.

National Audit Office, 2005, *Reducing Brain Damage – Faster Access to Better Stroke Care*, The Stationery Office, London.

Nilsson, I, Jansson, L, & Norberg, A, 1997, To meet with a stroke: patients' experiences and aspects seen through a screen of crises, *Journal of Advanced Nursing*, vol. 25, no. 5, pp. 953–963.

NSF, 2009, *National Stroke Foundation*, NSF.

Nypaver, JM, Titus, M, & Brugler, CJ, 1996, Patient transfer to rehabilitation: just another move? *Rehabilitation Nursing*, vol. 21, no. 2, pp. 94–97.

O'Connor, SE, 2000, Nursing interventions in stroke rehabilitation: a study of nurses' views of their pattern of care in stroke units, *Rehabilitation Nursing*, vol. 25, no. 6, pp. 224–230.

Osberg, JS, Haley, SM, McGinnis, GE, & DeJong, G, 1990, Characteristics of cost outliers who did not benefit from stroke rehabilitation, *American Journal of Physical Medicine and Rehabilitation*, vol. 69, no. 3, pp. 117–125.

Ozer, MN, 1999, Patient participation in the management of stroke rehabilitation,

Topics in Stroke Rehabilitation, vol. 6, no. 1, pp. 43–59.

Plaisted, LM, 1978, Rehabilitation nurse, in *Disability and Rehabilitation Handbook*, RM Goldenson, ed., McGraw-Hill, New York.

Price, E, 1997, *An exploration of the nature of therapeutic nursing in a general rehabilitation team (inpatient)*, Albany, Unpublished Masters thesis, Massey University.

Prochaska, JO, DiClemente, CC, & Norcross, JC, 1992, In search of how people change. Applications to addictive behaviors, *American Psychologist*, vol. 47, no. 9, pp. 1102–1114.

Pryor, J, 2005, *A grounded theory of nursing's contribution to inpatient rehabilitation*, Deakin University.

Pryor, J, & Smith, C, 2002, A framework for the role of Registered Nurses in the specialty practice of rehabilitation nursing in Australia, *Journal of Advanced Nursing*, vol. 39, no. 3, pp. 249–257.

Reker, DM, Duncan, PW, Horner, RD, Hoenig, H, Samsa, GP et al., 2002, Postacute stroke guideline compliance is associated with greater patient satisfaction, *Archives of Physical Medicine and Rehabilitation*, vol. 83, no. 6, pp. 750–756.

Rentsch, HP, Bucher P, Dommen Nyffeler I, Wolf C, Hefti H et al., 2003, The implementation of the 'International Classification of Functioning, Disability and Health' (ICF) in daily practice of neurorehabilitation: an interdisciplinary project at the Kantonsspital of Lucerne, Switzerland, *Disability and Rehabilitation*, vol. 25, no. 8, pp. 411–421.

Sager, MA, Franke, T, Inouye, SK, Landefeld, CS, Morgan, TM et al., 1996, Functional outcomes of acute medical illness and hospitalization in older persons, *Archives of Internal Medicine*, vol. 156, no. 6, pp. 645–652.

Salter, K, Jutai, JW, Teasell, R, Foley, NC, & Bitensky, J, 2005a, Issues for selection of outcome measures in stroke rehabilitation: ICF body functions, *Disability and Rehabilitation*, vol. 27, no. 4, pp. 191–207.

Salter, K, Jutai, JW, Teasell, R, Foley, NC, Bitensky, J et al., 2005b, Issues for selection of outcome measures in stroke rehabilitation: ICF activity, *Disability and Rehabilitation*, vol. 27, no. 6, pp. 315–340.

Salter, K, Jutai, JW, Teasell, R, Foley, NC, Bitensky, J et al., 2005c, Issues for selection of outcome measures in stroke rehabilitation: ICF participation, *Disability and Rehabilitation*, vol. 27, no. 9, pp. 507–528.

Salter, K, Jutai, J, Hartley, M, Foley, N, Bhogal, S et al., 2009, Impact of early vs delayed admission to rehabilitation on functional outcomes in persons with stroke, *Journal of Rehabilitation Medicine*, vol. 38, pp. 113–117.

Scheuringer, M, Grill, E, Boldt, C, Mittrach, R, Muller, P et al., 2005, Systematic review of measures and their concepts used in published studies focusing on rehabilitation in the acute hospital and in early post-acute rehabilitation facilities, *Disability and Rehabilitation*, vol. 27, no. 7/8, pp. 419–429.

Scottish Intercollegiate Guidelines Network (SIGN), 2005, *Management of Patients with Stroke: Rehabilitation, Prevention and Management of Complications, and Discharge Planning*, SIGN, Edinburgh.

Secrest, JA, & Thomas, SP, 1999, Continuity and discontinuity: the quality of life following stroke, *Rehabilitation Nursing*, vol. 24, no. 6, pp. 240–246.

Sheppard, B, 1994, Patients' views of rehabilitation, *Nursing Standard*, vol. 9, no. 10, pp. 27–30.

Siegert, RJ, & Taylor, WJ, 2004, Theoretical aspects of goal-setting and motivation in rehabilitation, *Disability and Rehabilitation*, vol. 26, no. 1, pp. 1–8.

Siegert, RJ, McPherson, KM, & Taylor, WJ, 2004, Toward a cognitive-affective model of goal-setting in rehabilitation: is self-regulation theory a key step? *Disability and Rehabilitation*, vol. 26, no. 20, pp. 1175–1183.

Sondermeyer, J, & Pryor, J, 2006, 'You're going to Rehab': a study into the experiences of patients moving from acute care settings to an inpatient rehabilitation unit, *Journal of the Australasian Rehabilitation Nurses Association*, vol. 9, no. 2, pp. 23–27.

Strasser, DC, Falconer, JA, Herrin, JS, Bowen, SE, Stevens, AB et al., 2005, Team functioning and patient outcomes in stroke rehabilitation, *Archives of Physical Medicine and Rehabilitation*, vol. 86, no. 3, pp. 403–409.

Stroke Unit Trialists' Collaboration, 1997, Collaborative systematic review of the randomised controlled trials of organised inpatient (stroke unit) care after stroke, *British Medical Journal*, vol. 314, no. 7088, pp. 1151–1159.

Stroke Unit Trialists' Collaboration, 1999, *Organised inpatient(stroke unit) care for stroke. (Cochrane review)*, Update Software, The Cochrane Library, Oxford. Issue 1.

Stroke Unit Trialists' Collaboration, 2007, *Organised inpatient (stroke unit) care for stroke (Cochrane Review)*, Issue 4: Art No. CD000197, Oxford.

Stucki, G, Stier-Jarmer, M, Grill, E, & Melvin, J,. 2005a, Rationale and principles of early rehabilitation care after an acute injury or illness, *Disability and Rehabilitation*, vol. 27, no. 7/8, pp. 353–359.

Stucki, G, Ustun, B, & Melvin, J, 2005b, Applying the ICF for the acute hospital and early post-acute rehabilitation facilities, *Disability and Rehabilitation*, vol. 27, no. 7/8, pp. 349–352.

Tempest, S, & McIntyre, A, 2006, Using the ICF to clarify team roles and demonstrate clinical reasoning in stroke rehabilitation, *Disability and Rehabilitation*, vol. 28, no. 10, pp. 663–667.

The Expert Patient Programme, at http://www.expertpatients.co.uk; accessed 12 May 2009.

The Stroke Association, 1997, *Stroke: National Tragedy, National Policy*, The Stroke Association, London.

The Stroke Association, 1999, *Stroke Care – A Matter of Chance*, The Stroke Association, London.

Thompson, TCL, 1990, *A qualitative investigation of rehabilitation nursing care in an inpatient unit using Leininger's theory*, Unpublished doctoral dissertation, Wayne State University, Michigan.

van den Broek, M, 2005, Why does neurorehabilitation fail? *Journal of Head Trauma Rehabilitation*, vol. 20, no. 5, pp. 464–473.

van Vliet, PM, Wulf, G, 2006, Extrinsic feedback for motor learning after stroke: what is the evidence? *Disability and Rehabilitation*, vol. 28, no. 13–14, pp. 831–840.

Wade, D, 1999, Rehabilitation therapy after stroke, *Lancet*, vol. 354, no. 9174, pp. 176–177.

Wade, DT, 2005, Describing rehabilitation interventions, *Clinical Rehabilitation*, vol. 19, no. 8, pp. 811–818.

Whyte, J, & Hart, T, 2003, It's more than a black box; it's a Russian Doll: defining rehabilitation treatments, *American Journal of Physical Medicine and Rehabilitation*, vol. 20, no. 369, p. 374.

Wiener, CL, & Dodd, MJ, 1993, Coping amid uncertainty: an illness trajectory perspective, *Scholarly Inquiry for Nursing Practice*, vol. 7, no. 1, pp. 17–31.

World Health Organisation (WHO), 2001, *International Classification of Functioning, Disability and Health (ICF)*, WHO, Geneva.

Worral, L, 2005, Unifying rehabilitation through theory development, *Disability and Rehabilitation*, vol. 27, no. 24, pp. 1515–1516.

第十二章 脑卒中和临终关怀：
难以结合？

要点

1. 临终关怀的目的是为了提高患者及家属的生活质量。
2. 了解并做好身体、心理及精神方面的护理是非常重要的。
3. 很多患者在卒中后即刻或者几个月内死亡。
4. 脑卒中和临终关怀照护专家合作有利于评估和管理卒中患者。

案例 12.1　71 岁老年男性，既往健康，被发现时躺在床上不省人事。

入院后立即使用抗生素治疗，未施行心肺复苏。当日两次 CT 检查均提示大量脑出血。后停止人工喂养和抗生素治疗，使用吗啡维持呼吸。医院护士联系了患者的一些朋友，在他死前能陪伴他，4 天后这名患者死亡。护士相信这名患者得到了妥善的安置，且有一个"美好的结局"，主要是因为很好的预见了他死亡的本质和过程。

案例 12.2　84 岁老年女性，脑卒中后一直靠轮椅生活

入院时昏迷，CT 检查提示颅内大量出血，她丈夫决定放弃治疗。

在入院的第 10 天，和她的家属商量后决定开始人工喂养加抗生素治疗。第 15 天决定停用抗生素并给予支持性护理。第 25 天，患者被转至另一病房，患者丈夫提出停止人工喂养。医院继续维持目前治疗，患者在入院后的第 41 天去世。

一、引言

尽管近几年脑卒中的治疗及护理取得了很大的进展，但仍有很大一部分的患者死于脑卒中。英国国家审计局提出 2005 年卒中患者的死亡率（包括 28 天内死亡）为 20% ~ 30%（National Audit Office 2005）。尽管之前大量临床证据证明卒中单元及溶栓治疗有效，但不同亚型的卒中病死率有差异：腔隙性梗死（2%）、局部前循环梗死（4%）、后循环梗死（7%）和整体前循环梗死（39%）（Bamford et al. 1990）。

最新出版的《国家脑卒中临床指南》确认了临终关怀的重要性，并提出了临床实践规范（ISWP 2008）。然而指南中指出，这些规范并没有确切的循证医学证据来支持。本章认为临终关怀能改善卒中患者及家属的照护及体验。最近一项临床研究（Payne et al. 2008）确认了急性脑卒中患者对临终关怀有需求。本章还介绍了一些新模式的进展，包括临终关怀相关理论及其临床应用的最新进展；这些新模式倡导将临终关怀融入卒中临床实践主体中。本章结尾处讨论了实现这种融合可能会面临的挑战。

二、临终关怀

从实用的角度来看，临终关怀的原则包括：

1. 帮助患者缓解疼痛及其他痛苦的症状。
2. 尊重生命，将死亡视为一个自然过程。
3. 既不人为的加速也不推迟死亡的发生。
4. 对患者要综合心理及精神方面的护理。
5. 提供一个支持系统，来帮助患者尽可能积极地面对生活，直到死亡。
6. 在患者患病期间，提供一个支持系统来帮助患者家属，并缓解家属的丧亲之痛。
7. 以团队形式来满足患者及其家属的需求，包括丧亲时的心理辅导。
8. 临终关怀可以提高患者生活质量，也可能对疾病的进程具有积极影响作用。
9. 临终关怀在疾病早期同样适用，可以和其他延长生命的治疗方法相结合，包括更好地理解和管理临床并发症所带来的痛苦。

世界健康组织对临终关怀的定义也包含这些原则（Sepulveda et al. 2002，p. 94）。

临终关怀是一种提高患者及家属面对致死性疾病时生活质量的方法，包括早期识别、完整评估和治疗疼痛及生理、心理、精神上的问题。

临终关怀的完整定义包含两个关键点。首先，并没有提到"生命终点"这个词。临终关怀可能在生命面临威胁的过程中发生作用，而不确定患者是否死亡。其次，早期进行临终关怀已经是明确推荐的。早期对脑卒中临终关怀的研究表明，临床医生更倾向于将临终关怀和临终护理等同看待。这种观点也隐含在临终关怀的传统定义中：随着时间发展，药物治疗的强度越来越小，而临终关怀的介入越来越多，在某时期患者将被视为处于疾病晚期阶段。实际准确预测疾病进展是很难的，并且在这种模式中，临终关怀介入对于患者及家属获益来说可能太晚了。其他模式则根据患者不同阶段的病情变化，将临终关怀与药物治疗进行不同程度的结合，使两者之间配合更加合理（Payne et al，2008 年）。

国家临终关怀和姑息治疗专业委员会（National Council for Hospice and Specialist Palliative Care Services，2002，p. 2）提出并描述了医疗服务策略，其中强调将临终关怀的原则应用到健康服务中，并区分了：

1. 一般的临终关怀通常主要针对患者及家属的中 - 低复杂程度需求所提供的治疗服务。

2. 专业的临终关怀主要针对患者及家属的中 - 高复杂程度需求所提供的治疗服务，包括核心服务组成、功能以及多学科团队。

支持性治疗是指帮助患者和家属应对疾病及治疗。临终关怀的原则得到了越来越多的认可，无论患者是处于生命的终结时刻，患病还是癌症，普遍认为它是一系列健康服务的重要组成成分，支持多学科团队进行医疗管理和伦理实践（Dunlop，2001）。

当前，专家们对临终关怀的定义通常存在于癌症相关的治疗护理中，作为综合护理服务的重要组成部分。目前对于临终关怀缺乏统一的定义（Shipman et al. 2008）。相比之下，专业措施的讨论、培训和临床实践的定义较为统一（Gomes & Higginson，2006）。目前，临终关怀缺乏专业团队，同样也没有证据表明在非癌症患者的护理中专业的临终关怀能使患者受益，这些缺陷都不符合 NHS 临终关怀委员会的战略保健目标（Department of Health，2008）：要加强全面临终关怀的质量。目前，专业的临终关怀和临终关怀服务被过度用于癌症患者身上，而对于非癌症患者来说，却没有足够的机会和资源获得很好的专业性临终关怀服务。

NHS 的临终关怀和姑息治疗项目极大扩展了适用临终关怀的患者范围。在癌症护理中，临终护理策略推荐的三个工具得到了很大的发展。Macmillan 金标准（Thomas，2004）支持了临终关怀适用于广泛性癌症护理。Liverpool 护理路径（Ellershaw et al. 2001）为临终关怀提供了实践推荐。"Preferred Priorities of Car"工具可以帮助患者选择最佳护理计划。然而，这些措施对于脑卒中患者的适用性并未得到评估。

三、将脑卒中和临终关怀相结合

近几年，急性脑卒中的治疗和管理得到了很大的发展，但是卒中后死亡率仍然很高。脑卒中目标着重于改善有证据支持的急性卒中护理。例如，国家审计局报道了一篇名为"快速提供更好的卒中护理"的文章，着重强调了为超急性卒中进行快速的影像检查以及溶栓治疗提供绿色通道（国家审计局，2005）。加上目前接受溶栓治疗的超急性卒中患者数量的增多，越来越多患者希望得到高质量的急性卒中护理。假如死亡率和往年一样，那么有三分之一的患者可能会在卒中发生后的一月内死亡。

国家临床卒中指南（卒中学院工作组，2008）推荐，患者在必要时需要专业的临终关怀，而提供临终关怀的工作人员必须进行适当的专业培训。指南中对于如何将临终关怀和卒中护理相结合并没有过多解释，也没有将急性期死亡的患者和卒中后期死亡的患者进行区分。对于不是急性卒中的患者，在临终前有机会进行一些准备，医护人员也可以选择合适的治疗方法，进行评估、组织和实施。

随着 NHS 的临终关怀和临终关怀策略，以及精神健全法令（Mental Capacity Act，2005）的出台，卒中护理人员可能会遇到一些新问题，如患者会要求对两者进行解释，询问两者哪个更合适，或遇到患者要求为自己制定"预定治疗计划"（Henry 和 Seymour，2007）。此外，由于对脑卒中结果的认识及沟通，功能的评估以及治疗有效性将会更加复杂和困难。因此，在涉及死亡的问题时，医护人员和患者及家属沟通这些措辞应温和且表现自信。

（一）什么是脑卒中患者的临终关怀需求？

临终关怀有助于管理脑卒中患者的一些症状，比如疼痛和不适、尿失禁、抑郁和焦虑，同时也有助于医护人员和患者沟通疾病预后，帮助患者对一些如营养、水化、家属参与等复杂治疗选择作出决定（Le et al. 2008）。然而，在这个领域却几乎没有相关证据支持的推荐。此外，有关脑卒中患者的临终关怀需求信息也十分缺乏，未来发展的希望也很渺茫（Le et al. 2008；Rogers 和 Addington– Hall，2005）。最近发表了一篇关于卒中患者的临终关怀的国际性文献综述（Stevens et al. 2007），综合了 7 个研究，其中 4 个是在英国完成的。对这些研究结果进行综合，我们可以得到以下信息：

1．很多死于脑卒中的患者症状并没有得到很好的控制（Addington‑Hall et al. 1995；Anderson et al. 1995）。

2．在缓解身体病痛时，患者并没有接受到"足够、充分"的医疗帮助（Addington‑Hall et al. 1995，1998）。

3．非专业护理人员对患者医疗状态的评估存在一定困难（Addington‑Hall et al. 1995）。

4．由于很多医疗援助的提供并不充分，因此临终关怀的结果并不令人满意，普遍接受度不高（Addington‑Hall et al. 1998；Anderson et al. 1995）。

5．临终关怀策略在卒中患者的护理中很重要，应该在患者最基本的治疗和护理需求下系统的给予提供。（Jack et al. 2004；Rogers &Addington‑Hall 2005）。

这篇综述着重强调，临终关怀是卒中研究中被严重忽略的一个领域，而且在急性卒中护理和康复治疗的对比研究中几乎是空白的。目前几乎没有一个有效且合适的临终关怀模式来说明什么样的干预是合适的，及临终关怀如何与整体治疗护理融合。有证据表明医护人员认为临终关怀并不适用于急性期患者（Gott et al. 2001），但是在这个研究中，我们并不了解研究者是否对临终关怀的原则和实践有很好的理解，或者对一些潜在的专业性临终关怀缺乏足够的认识。

有些需要处理的情况（如疲劳）既是临终关怀也是康复医学的一部分。例如，Stone 等 2003 年报道，在一组 576 例肿瘤化疗的患者中疲劳的发生率为 56%。我们的数据提示卒中患者中疲劳的发生率还要更高。肿瘤专家似乎将疲劳视作疾病本身及相关干预措施带来的并发情况，基本上不予处理。由 368 名癌症护理专业人员提出的治疗建议包括休息及放松（90%）、改善饮食（83%）、输血（67%）、锻炼（59%）、理疗（34%）和激素（27%）。不过，卒中和肿瘤的情况是不一样的，因此处理这些情况的方法也不一样。药物或非药物干预处理疲劳的证据均十分匮乏（Stone，2002）。不幸的是，有关卒中后疲劳的干预研究可获得的资料很少（McGeough 等，2009），尽管病因学研究提示疲劳大多是多因素的（Jaracz et al. 2007），而且影响因素及相应的干预措施有差别。

卒中作为一个家庭事件的重要性在我们的研究中被高度强调。超过 50% 的患者担心自身的疾病给其他家庭成员带来影响。一项系统性的回顾研究已经表明患者普遍担心自己成为别人——包括家庭成员的负担（McPherson et al. 2007）。整个家庭都需要应对卒中的冲击。接近 80% 的家庭感觉给予的支持较充分，或是可以提供他们觉得所需要的支持（Low et al. 1999）。不过需要注意的是，这些患者都是住院患者，在转移至家庭护理以及重新融入社区生活中（Burton 2000，Hafsteinsdottir & Grypdonck 1997）所面临的的冲击和挑战可能都还没有开始呈现。

当患者被确认临床死亡时，家人强烈希望死亡是平静而有尊严的。调研中讨论了痛苦症状的处理给患者和家属带来获益的重要性。不可避免的是，对于工作人员而言，应对此种情况的家庭是复杂棘手的，可能会面对一些潜在的负面情绪的家属，这不一定能保证临近死亡前沟通的质量。在卒中治疗中预后的不确定性是无法避免的，我们强调患者、家属和医护人员之间进行有效沟通，将其视作获得正面积极的卒中经历的中心。尽管预后不佳，我们仍需要获得真实、清楚的信息。患者和家属对于沟通的形式及所传递的具体内容应同样重视。当决定对患者实施积极干预转换为支持治疗时，患者和家属可能渴望与专业人员进行交流。对再次卒中的恐惧是显然的，患者需要讨论、倾诉这些担心。卒中的冲击、必要的家庭资源的动员和再调整提示我们需要在更深的层面上考虑家庭照顾者是一个支持体系，而不仅仅简单地认为是一个"护理员"。患者及家属认为医护人员的工作压力可能减少了沟通的机会，但仍然高度强调沟通，包括预先准备问题，及指定人员负责和医护人员沟通。将沟通切实整合到卒中工作组计划模型中是必要的。

（二）临终关怀的困境

与卒中服务工作人员的访谈了解到，他们对于能够提供卒中治疗方方面面服务很有自信，本文部分摘录了他们的语录。由于卒中治疗的某些方面和临终关怀存在相似点，这种自信也是可以理解的。例如，卒中治疗需要家属长期的配合，以及在政策文件中"护工"的重要性被一贯的强调。尽管如此，还是存在一些问题，如下述有关临终关怀工作人员的采访语录提及的。

问题是治疗某个卒中患者两周或三周后仍无效，决定不再提供治疗。我认为令人感到不舒服的是……他们并非将死于卒中，他们将死于食物和水的癮乏。我认为那是我们工作中最令人不快的部分。

（临终关怀的困境——治疗措施的撤除）

卒中对于每一个个体而言都是个性化的。在开始的两三周我们对患者全力以赴，作为医疗专业人员，我们不是很善于告知"这不起效果"，但如果你告知的积极一些你就感到了来自家属的压力，你知道你已经努力了，患者也睁开眼睛了或是怎么了，但仍然没有像你描述的那样，家属会认为"这个患者再也没有什么改善"。生活质量是千差万别的……

（临终关怀的困境——识别不良的预后并就此进行沟通有困难）

我的意思是，当面临……人生的终点时，我们通常很难判断患者会好转还是恶化。我认为那就是我们所说的，决定的做出通常是十分缓慢的，慢到当做出决定时差不多患者几乎都要错过了。

（临终关怀的困境——做出治疗决定）

这些引用的语录凸显了在卒中治疗时提供临终关怀的复杂性。英国国家卒中临床指南（Intercollegiate Working Darty for Stroke 2008）认可了对提供临终关怀的工作人员教育及培训的重要性，这可能对技术的获得和发展提供了契机。尽管如此，还是需要一个合适的组织体系来支持以确保教育和训练的实施。

四、组织挑战

实施卒中服务的环境十分重要。由于对急性卒中患者提供合适临终关怀的资源、技术和经验可能都很难获得，这在相当程度上都有赖于康复以及患者的主观能动性。期待工作人员在治疗某些患者时具有相应的技能，以及和患者及家属主动讨论预后、病情缓解及相关伦理学问题方面是不现实的。鉴于英国癌症服务的需求，依赖专家服务提供额外的卒中护理支持并不现实。

目前仍缺乏将完整的临终关怀整合到卒中医疗服务中的模式路径，在急性卒中护理中，可使用NHS提出的临终护理策略潜在方案：利物浦护理路径（Liverpool Care Pathway，LCP）（Ellershaw et al. 2001）。LCP是多专业的，关注于将以目标为导向的路径整合到护理计划中。LCP对卒中患者的适用性还没有进行系统评估，尽管有早期证据提示它的加入可以改善预后和沟通（Jack et al. 2004）。实践经历表明在急性卒中单元使用LCP作为NHS认可的临终护理策略，仍存在许多挑战，包括：卒中单元临终护理政策易变；鉴别确定何时开始实施LCP存在困难；以及在患者生命最后的时间里缺乏支持或临终护理。

五、结语

在卒中治疗体系中，强化临终关怀的作用为多学科间的学习、研究和发展提供了契机，卒中和临终关怀的临床和学术研究团队都被融合进来。康复和临终关怀的整合范例已经由癌症医疗服务团队建立（国家卫生和临床优化研究所 NICE，2004）。NHS 临终护理策略确实为综合服务实施提供了一些指导方向。即使卒中患者并未面临死亡，鉴于卒中治疗预后的不确定性，以及严重卒中患者住院率的增加，提示这项整合应当关注积极干预和一般支持性护理的常规综合。在这一章节中我们的研究发现表明诸如疲劳、疼痛、对于死亡和丧失独立生活能力的恐惧等临床事件需要得到重视，并且需要建立对治疗方式优劣选择的框架以利于更顺利的整合（无论是否确定要主动撤除干预措施）。不幸的是，现有的实践体系如 LCP 等主要关注于晚期护理，只能部分的解决整合方案。

致谢

感谢 Julia Addington– Hall 教授为本章节开头提供病例。

（李晨　赵思琦　刘云娥　译）

参考文献

Addington-Hall, J, Lay, M, Altman, D, & McCarthy, M, 1995, Symptom control, communication with health professionals, and hospital care of stroke patients in the last year of life as reported by surviving family, friends, and officials, *Stroke*, vol. 26, no. 12, pp. 2242–2248.

Addington-Hall, J, Lay, M, Altman, D, & McCarthy, M, 1998, Community care for stroke patients in the last year of life: results of a national retrospective survey of surviving family, friends and officials, *Health and Social Care in the Community*, vol. 6, no. 2, pp. 112–119.

Ahmed, N, Bestall, JC, Ahmedzai, SH, Payne, SA, Clark, D et al., 2004, Systematic review of the problems and issues of accessing specialist palliative care by patients, carers and health and social care professionals, *Palliative Medicine*, vol. 18, no. 6, pp. 525–542.

Ahmed, N, Bestall, JC, Payne, SA, Noble, B, & Ahmedzai, SH, 2008, The use of cognitive interviewing methodology in the design and testing of a screening tool for supportive and palliative care needs, *Supportive Care Cancer*, vol. 17, no. 6, pp. 665–673.

Anderson, CS, Linto, J, & Stewart-Wynne, EG, 1995, A population-based assessment of the impact and burden of caregiving for long-term stroke survivors, *Stroke*, vol. 26, no. 5, pp. 843–849.

Bamford, J, Sandercock, P, Dennis, M, Burn, J, & Warlow, C, 1990, A prospective study of acute cerebrovascular disease in the community: the Oxfordshire Community Stroke Project – 1981–86. 2. Incidence, case fatality rates and overall outcome at one year of cerebral infarction, primary intracerebral and subarachnoid haemorrhage, *Journal of Neurology, Neurosurgery and Psychiatry*, vol. 53, no. 1, pp. 16–22.

Bestall, JC, Ahmed, N, Ahmedzai, SH, Payne, SA, Noble, B et al., 2004, Access and referral to specialist palliative care: patients' and professionals' experiences, *International Journal of Palliative Nursing*, vol. 10, no. 8, pp. 381–389.

Burton, CR, 2000, A description of the nursing role in stroke rehabilitation, *Journal of Advanced Nursing*, vol. 32, no. 1, pp. 174–181.

Department of Health, 2007, *National Stroke Strategy*, Department of Health, London.

Department of Health, 2008, *End of Life Care Strategy. Promoting High Quality Care for All Adults at the End of Life*, Department of Health, London.

Dunlop, R, 2001, Specialist palliative care and non-malignant diseases, in *Palliative Care for Non-Cancer Patients*, JM Addington-Hall, & IJ Higginson, eds., Oxford University Press, Oxford.

Ellershaw, J, Smith, C, Overill, S, Walker, SE, & Aldridge, J, 2001, Care of the dying: setting standards for symptom control in the last 48 hours of life, *Journal of Pain and Symptom Management*, vol. 21, no. 1, pp. 12–17.

Gomes, B, & Higginson, IJ, 2006, Factors influencing death at home in terminally ill patients with cancer: systematic review, *British Medical Journal*, vol. 332, no. 7540, pp. 515–521.

Gott, MC, Ahmedzai, SH, & Wood, C, 2001, How many inpatients at an acute hospital have palliative care needs? Comparing the perspectives of medical and nursing staff, *Palliative Medicine*, vol. 15, no. 6, pp. 451–460.

Hafsteinsdottir, TB, & Grypdonck, M, 1997, Being a stroke patient: a review of the literature, *Journal of Advanced Nursing*, vol. 26, no. 3, pp. 580–588.

Henry, C, & Seymour, J, 2007, *Advance Care Planning: A Guide for Health and Social Care Professionals*, NHS End of Life Care Programme, Leicester.

Hotopf, M, Chidgey, J, Addington-Hall, J, & Ly, KL, 2002, Depression in advanced disease: a systematic review. Part 1. Prevalence and case finding, *Palliative Medicine*, vol. 16, no. 2, pp. 81–97.

Indredavik, B, Bakke, F, Slordahl, SA, Rokseth, R, & Haheim, LL, 1999, Treatment in a combined acute and rehabilitation stroke unit: which aspects are most important? *Stroke*, vol. 30, no. 5, pp. 917–923.

Intercollegiate Stroke Working Party, 2008, *National Clinical Guidelines for Stroke*, Royal College of Physicians, London.

Jack, C, Jones, L, Jack, BA, Gambles, M, Murphy, D et al., 2004, Towards a good death: the impact of the care of the dying pathway in an acute stroke unit, *Age and Ageing*, vol. 33, no. 6, pp. 625–626.

Jaracz, K, Mielcarek, L, & Kozubski, W, 2007, Clinical and psychological correlates of poststroke fatigue. Preliminary results, *Neurologia i Neurochirurgia Polska*, vol. 41, no. 1, pp. 36–43.

Le, BH, Pisasale, M, & Watt, J, 2008, Palliative care in stroke, *Palliative Medicine*, vol. 22, no. 1, pp. 95–96.

Low, JT, Payne, S, & Roderick, P, 1999, The impact of stroke on informal carers: a literature review, *Social Science and Medicine*, vol. 49, no. 6, pp. 711–725.

McGeough, E, Pollock, A, Smith, LN, Dennis, M, Sharpe, M, Lewis, S, Mead, GE. Interventions for post-stroke fatigue. Cochrane Database of Systematic Reviews 2009, Issue 3. Art. No.: CD007030. DOI: 10.1002/14651858.CD007030.pub2

McPherson, CJ, Wilson, KG, & Murray, MA, 2007, Feeling like a burden to others: a systematic review focusing on the end of life, *Palliative Medicine*, vol. 21, no. 2, pp. 115–128.

Mental Capacity Act, 2005, (C.9), HMSO, London.

National Audit Office, 2005, *Reducing Brain Damage – Faster Access to Better Stroke Care*, The Stationery Office, London.

National Council for Hospice and Specialist Palliative Care Services, 2002, *Definitions of Supportive and Palliative Care*, National Council for Hospice and Specialist Palliative Care Services, London.

National Institute for Health and Clinical Excellence (NICE), 2004, *Improving Supportive and Palliative Care for Adults with Cancer*, National Institute for Health and Clinical Excellence, London.

Payne, S, Seymour, J, & Ingleton, C, 2008, *Palliative Care Nursing*, 2nd edn, McGraw Hill, Maidenhead.

Rogers, A, & Addington-Hall, JM, 2005, Care of the dying stroke patient in the acute setting, *Journal of Research in Nursing*, vol. 10, no. 2, pp. 153–167.

Sepulveda, C, Marlin, A, Yoshida, T, & Ullrich, A, 2002, Palliative care: the World Health Organization's global perspective, *Journal of Pain and Symptom Management*, vol. 24, no. 2, pp. 91–96.

Shipman, C, Gysels, M, White, P, Worth, A, Murray, SA et al., 2008, Improving generalist end of life care: national consultation with practitioners, commissioners, academics, and service user groups, *British Medical Journal*, vol. 337, p. a1720.

Stevens, T, Payne, SA, Burton, C, Addington-Hall, J, & Jones, A, 2007, Palliative care in stroke: a critical review of the literature, *Palliative Medicine*, vol. 21, no. 4, pp. 323–331.

Stone, P, 2002, The measurement, causes and effective management of cancer-related fatigue, *International Journal of Palliative Nursing*, vol. 8, no. 3, pp. 120–128.

Stone, P, Ream, E, Richardson, A, Thomas, H, Andrews, P et al., 2003, Cancer-related fatigue – a difference of opinion? Results of a multicentre survey of healthcare professionals, patients and caregivers, *European Journal of Cancer Care*, vol. 12, no. 1, pp. 20–27.

Thomas, K, 2004, *The Gold Standards Framework. A Programme for Community Palliative Care*, Macmillan Cancer Relief, London.

第十三章　减少脑卒中风险

要点

1. 一级预防和二级预防是降低脑卒中发病率的关键措施，同时也能减少脑卒中引起的死亡和残疾。

2. 二级预防措施对于所有的短暂性脑缺血发作（TIA）和脑卒中患者都很重要。

3. 为了最大化二级预防的益处，对发生短暂性脑缺血发作（TIA）和脑卒中的患者提供紧急评估、诊断和治疗的专业服务是至关重要的。

4. 目前英国大部分急症医院有神经血管救治服务。

5. 目前只有1/3的神经血管诊所能在七天之内接诊、评估和管理患者。

6. 只有1/3的脑卒中患者按照推荐，出院带阿司匹林和双嘧达莫。

我多年来一直告诉他做一些事情：他抽烟太多、喝酒太多 […] 也许明天 […] 也许现在他会听话，今天就会去做。

（John 的妻子 Margaret 因左侧大脑中动脉脑卒中收入院）

一、引言

在过去的 20 年，由于血管危险因素管理的改善，及抗血小板药物、抗凝血药、手术的应用，脑卒中的发病率在下降（Rothwell et al. 2004）。脑卒中患者患心肌梗死和周围动脉缺血等其他心血管疾病事件的风险也很高，并且很多减少脑卒中风险的干预措施也会降低这些相关事件的风险。这些干预措施的发展，能降低脑卒中风险，是急性和长期护理干预中的一个重要环节。

无论患者的严重程度如何，二级预防对于 TIA 和完全性卒中的预后都非常重要。然而，TIA 症状短暂、出现晚或无症状可能会导致二级预防的启动延迟或错失良机。

正如第三章所述，要实施合理的治疗和合适的二级预防，理解脑卒中病理生理学是很重要的。例如，颈动脉狭窄和心房颤动很可能导致皮质栓塞性、缺血性脑卒中，而不是深层白质皮质下缺血性脑卒中（Hankey et al. 1991；Kappelle et al. 1988；Kumar& Caplan 2007）。因此，在实施二级预防前，准确地判断脑卒中或 TIA 的病因及解剖部位是至关重要的。正如第三章所述，大多数脑卒中在病因学上归为缺血性脑卒中，来源于影响脑循环的动脉粥样硬化性血栓引起，或者源于其他来源血栓栓塞（例如心房颤动）。这些占英国所有脑卒中患者的85%，其余的部分应归于出血原因。

二、一级预防

脑卒中是一种常见病，给医疗保健和脑卒中患者及其家人都带来了沉重的负担。而降低脑卒中发病率的循证措施的实施，可非常有效地降低财政和人力成本。最近才开始重视脑卒中的急性治疗和康复，并开始在研究、卫生政策和临床实践中占据主导地位。虽然急性护理和康复的重要性是毋庸置疑的，但降低脑卒中死亡和残疾负担更为直接的策略是：实施预防措施来降低脑卒中的发病率（Wolf 1998）。两种主要方法是

1．一级预防——通过采取措施降低病因和危险因素，来减少普通人群中脑血管疾病的发展。

2．二级预防——对于那些已知处于高风险的人，确定针对性的干预措施，并进行早期诊断和治疗（Tones & Green 2004）。

缺血性脑卒中的许多可控性危险因素，与冠心病和周围性血管疾病等动脉粥样硬化相似。在普通人群中，即无卒中史的人群中，实施有效手段控制这些危险因素，将会降低发生严重脑血管疾病的风险，从而降低脑卒中的发病率。

（一）危险因素

主要的可控性危险因素是高血压、吸烟、糖尿病、运动、高血脂、肥胖和饮食因素，如钠盐饮食摄入量和鱼、水果以及蔬菜的摄入量。

1．高血压

舒张压升高被认为与脑卒中风险增加有关，舒张压每增加7.5mmHg相对风险就会增加46%。相反，降压药的使用能相应降低脑卒中的发病率（平均血压降低5.8mmHg相对风险下降42%）。即使舒张期压力正常（低于90mmHg）时，这种关系也是明显的（Collins et al. 1990）。在那些单纯收缩期高血压的人群中，以老年人最常见（收缩压高于160mmHg，但舒张压低于90mmHg），抗高血压药物治疗4.5年以上，能使脑卒中的风险降低36%（SHEP Cooperative Research Group 1991）。同样，在60～79岁年龄组中，收缩压每下降10mmHg，脑卒中风险大约下降1/3（Lawes et al. 2004）。

众所周知，限制钠盐的摄入量对高血压的治疗是有益的，通常低钠饮食的患者可以比高钠饮食的患者收缩压下降约5 mmHg（Jurgens & Graudal 2004）。有些患者则取得更好的效果，甚至可以停止或减少抗高血压药物治疗（Hooper et al. 2004）。然而，减少食盐摄入量对于血压正常的人作用不大，收缩压平均下降值平均只有1.27mmHg，不具有临床显著性（Jurgens & Graudal 2004）；低钠饮食也不

影响这些人 5 年新患高血压的风险（Hooper et al. 2004）。尽管低盐饮食可能对脑卒中和其他心血管事件后的二级预防有好处，但还没有可靠的长期证据表明那些无症状的血管疾病患者也能通过低盐饮食降低心血管发病率和死亡率（Scientific Advisory Committee on Nutrition 2003）。

2. 吸烟

由于吸烟使相对危险增加约 50%，所以吸烟和脑卒中关系密切。这种危险性有剂量依赖性，如果不考虑其他危险因素的影响，重度吸烟的人风险最高（Shinton & Beevers 1989）。然而，一旦停止吸烟，脑卒中和其他血管疾病的风险就会迅速下降，与那些戒烟后 5 年内未再吸烟的人达到同样的水平（Wolf et al. 1988）。如果结合专业支持（Rice & Stead 2004）和药物治疗，如尼古丁替代疗法（Silagy et al. 2004）或安非他酮（Hughes et al. 2003），戒烟很可能成功。最近研究显示，Varenicline（http：//www.nps.org.au/__data/assets/pdf_file/0012/17031/varenicline.pdf）有前景但尚缺乏长期评价。与对照组相比，伐尼克兰戒烟率通常提高 1.5 ～ 2 倍。

3. 运动

运动有利于减少高血压、肥胖、血脂异常和葡萄糖耐量等脑卒中危险因素。已有研究证明，中等和高强度运动都可以降低缺血性和出血性脑卒中的相对风险（Lee et al. 2003）。

4. 血脂异常

胆固醇升高和低密度脂蛋白（LDL）升高都与脑卒中风险增加有关。他汀类药物治疗随机试验已经表明能使脑卒中相对风险降低 25%（Straus et al. 2002）～ 30%（Warshafsky et al. 1999）。他汀类药物具有治疗效果，一部分原因是其稳定动脉粥样硬化斑块的能力、减少促凝性以及它对自身血脂异常的作用。贝特类、降脂树脂或饮食调整等其他降脂治疗尚未证明可以降低脑卒中风险（Bucher et al. 1998）。

5. 糖尿病

虽然糖尿病（Ⅰ 或 Ⅱ 型）本身是脑卒中的独立危险因素，但没有证据表明血糖控制差本身会增加脑卒中风险（Diabetes Control and Complications Trial Research Group（DCCTRG）1993；UK Prospective Diabetes Study Group 1998；University Group Diabetes Program 1970）。与那些没有糖尿病的人相比，人们认为糖尿病患者脑卒中风险增加归因于过高的血压和高血脂发病率（Straus et al.2002）。

6. 饮食措施

前瞻性队列研究已经证明肥胖是脑卒中的独立危险因素。体重指数（BMI）为 30 或更高的男性脑卒中发病率是那些 BMI 为 20 ～ 29 男性的 2 倍，并且 BMI 每升高一个单位脑卒中相对风险增加 6%（Kurth et al.2002）。其他可降低脑卒中风险的饮食措施包括减少钠盐摄入、进食鱼肉或鱼油（Skerrett & Hennekens

2003）、水果和蔬菜（Johnsen et al. 2003）。血浆同型半胱氨酸升高与脑卒中风险增加之间也存在联系（Perry et al. 1995）。虽然通过饮食摄入或补充叶酸可以降低血浆同型半胱氨酸（Boushey et al. 1995），但没有证据表明这种方法可以降低脑卒中风险。

（二）药物治疗：抗血小板药和抗血栓药

阿司匹林等抗血小板药物建议用于有血管疾病的人以降低脑卒中风险。冠状动脉疾病或外周动脉疾病的患者，以及脑卒中或 TIA 患者，采用抗血小板结合阿司匹林治疗能降低脑卒中危险（Antiplatelet Trialists' Collaboration 1994）。新制剂氯吡格雷对于完全不能耐受阿司匹林的患者有帮助（CAPRIE Steering Committee 1996）。以前没有研究对比氯吡格雷和阿司匹林的治疗效果，但氯吡格雷可能降低长期风险略好，除了不能耐受低剂量阿司匹林、经历过闭塞的血管事件、或有症状性外周动脉疾病的人，目前临床指南不推荐其优先于阿司匹林使用（National Institute for Health and Clinical Excellence（NICE）2005）。联合使用阿司匹林和氯吡格雷对于减少血管事件没有任何显著效果，与单独使用氯吡格雷相比，反而增加了出血的风险（Diener et al. 2004）。

心房颤动的患者来自心脏血栓栓塞的脑卒中风险高。使用华法林抗凝能明显降低此类风险（较安慰剂比值比：0.3）。阿司匹林也有温和效果，较安慰剂优势比为 0.68，但是在比较研究中效果不如华法林（比值比：0.64）。虽然抗凝治疗能增加出血的风险，但在降低脑卒中风险方面利大于弊（Aguilar & Hart 2005）。

三、二级预防——识别脑卒中高危人群

一级预防重点是设法解决整个人群的脑卒中风险，而二级预防重点是减少已知患有明显脑血管疾病患者的主要脑缺血性事件风险。二级预防措施的目标人群是有脑卒中或 TIA 病史者，以及那些没有明显症状的脑血管疾病患者。英国每年 TIA 的发病率约为 0.035%（Coull et al. 2004）～ 0.04%（Dennis et al. 1989），也就是相当于英国每年有 21 000 人患此病。多数脑卒中患者能安全、迅速恢复。美国一项大样本（n=10112）的电话调查显示，TIA 患病率为 2.3%（Johnston et al. 2003），许多患者（54%）有大脑半球支配症状，并且 9% 仅仅有一过性黑蒙（一只眼睛短暂性失明）。此外，还有 3.2% 的调查对象表示经历过 TIA 但并没有就医。在经历 TIA 后曾寻求建议的那些人中，36% 的人是在病发超过 24h 后才去寻求建议（Johnston et al. 2003）。这些结果表明，只有 1/4 的 TIA 患者在 24h 内寻求医疗咨询，并且约 60% 的 TIA 患者从未向健康专家报告，可能是由于症状的短暂性特点和对其潜在的严重性缺乏了解。其他人的确寻求了医疗建议，但是并未诊断出 TIA（Koudstaal et al. 1989）。这些现象是公共健康的一个严重的挑战，也是有效预防脑卒中的一大障碍。

当务之急是伴有 TIA 症状的患者应寻求紧急医学建议。TIA 是预测未来脑卒

中风险的重要指标，甚至比先前完全性脑卒中的预示性更强。TIA 发生后早期（3个月）脑卒中风险报道为 10% ~ 20.1%（Coull et al. 2004；Eliasziw et al. 2004；Johnston et al. 2000），TIA 患者 3 个月脑卒中风险的估计值比首次经历完全性脑卒中的患者高 8 倍（Kennedy et al. 2002）。据估计，半数这种脑卒中发生在首次出现 TIA 后两天内（Johnston et al. 2000）。由于许多患者在 TIA 发生 24h 后或更长时间后才寻求医疗建议，因此，脑卒中早期预防是个挑战。然而，EXPRESS研究结果（Rothwell et al. 2007）表明，TIA 和小卒中后尽早寻求现有医疗服务可以降低后续大约 80% 的脑卒中风险。用来预测患者发生 TIA 后早期脑卒中风险的预后评分，其最新研究进展和验证可能是紧急管理的一个重要工具（Johnston et al. 2007）。目前已知，在 TIA 后的 3 个月中，某些进一步不良事件的风险为25.1%，包括复发性 TIA、脑卒中，心律失常和死亡（Johnston et al. 2000）。TIA发生后最初的几个月中脑卒中的风险最高，且长期脑卒中风险（第 1 年后每年3.4%）和心肌梗死风险（3.1%）也有所增加（Hankey et al. 1991）。TIA 后每年的死亡率约为 7%，其中 2/3 死于脑卒中或心脏病（Hankey et al. 1991）。据估计，任何首次缺血性事件（TIA 或脑卒中）5 年内脑卒中总风险为 30 ~ 43%（Mant et al. 2004）。即使已经度过 TIA 高风险阶段的"低风险"患者，10 年内重大血管事件（脑卒中、心肌梗死或血管性死亡）风险也会达到 42.8%（Clark et al. 2003）。因此，降低短期和长期二次风险的措施对于减轻死亡率和发病率过高这一负担至关重要。

　　除了那些已经确诊患 TIA 或脑卒中的患者外，一般人群中的很多人有严重的无症状性脑血管疾病，因此他们也可以从减少二级风险的措施中获益。然而，由于这些无症状性患者顾名思义没有症状，他们可能永远不会被诊断为正处于脑卒中风险中。尽管对无症状颈动脉疾病的筛查被认为是减少脑卒中发病率必要的措施（Toole 2004），但英国并没有实施系统性的筛查。由于没有明显症状或缺乏识别、报告自身症状的能力，即使许多脑卒中高风险人群可以从降低二次风险的措施中收益，却不能被筛查出来接受社会卫生服务的治疗。

　　英国国家老年人服务框架（Department of Health 2001）以及较之更新的国家脑卒中战略（Department of Health 2007），均对疑似 TIA 或脑卒中患者快速获得神经血管服务的可用性提出了要求。当前指南规定符合条件的患者应由神经血管诊疗单位进行评估，其中 TIA 患者或首次发作的低风险脑卒中患者应在 7 天内采取必要的措施，高危脑卒中人群在 24 小时内采取措施（Department of Health 2007）。但要诊断 TIA 并不易，因为并不是所有颈动脉范围 TIA 或脑卒中患者都有典型症状，TIA 的症状出现时间短暂，并且通常无法察觉到。事实上，一组转到地方神经血管诊所并被非专家诊所医生诊断为 TIA 的患者中，40% 的患者事实上并未患TIA（Martin et al. 1997）。如果不能正确诊断 TIA，那么有些患者在非脑血管事件后可能接受不恰当的治疗，导致医疗资源浪费，更有可能将患者置于药物不良反应等风险中。而其他真正有 TIA 或脑卒中的患者则可能病情并未被识别、诊查，导致不能接受适当的治疗。目前，91% 以上的英国急性综合医院设有卒中单元，其中95% 设有神经血管诊所，能够为 TIA 患者或不需立即住院的 TIA 或脑卒中患者提供快速评估和治疗。这些医院中，只有 35% 能在 7 天内为门诊患者提供检查，更不用说在对高危患者建议的 24h 内了（Intercollegiate Stroke Working Party 2008）。因此，目前英国近 2/3 的急性医院除了通过住院部入院和调查，无法为 TIA 或脑卒中后提供所需的紧急调查研究和治疗。

由此得出，如果 TIA 或脑卒中患者打算获取他们所需的紧急评估、调查和建议，他们（或亲戚或朋友）必须：

1. 首先识别症状很重要

2. 及早就医

他们咨询的健康专家必须相应地认识到以下几点重要问题：

1. 所呈现的症状

2. 紧急调查和治疗的必要性

3. 了解当地紧急通道和神经血管服务的提供情况

即使实现了这些标准，在英国，最多有约 1/3 的患者有机会获得他们所需的快速评估和治疗。因此，很多英国人实际上并没有得到解决他们脑卒中危险因素的机会，因而在 TIA 或脑卒中后，发展为致残性或致命性脑卒中，也不足为奇。

（一）短暂性脑缺血发作

短暂性缺血发作（TIA）常用定义为（National Institutes of Health 1975）"起源于脑或特定眼灌注区域动脉的血管，持续不到24h 的突发局灶性神经功能障碍"。如果功能障碍的症状 24h 内并没有消失，即使 24h 内只消失了一部分，这类患者也被定义脑卒中而非 TIA。然而，选择 24h 的时限只是为了便利，而不是由于任何与病情自然史和潜在病理的关联。约 50% 的 TIA 患者症状仅持续 30 分钟，然而所有脑血管事件患者中只有 13.8% 能够在 1 ~ 24h 内完全消除症状（Levy 1988）。症状持续不到 1h 的短暂性 TIA 患者，其 CT 扫描上很少出现缺血性病变。然而，持续时间为几个小时的 TIA 患者，虽然症状完全消失，但其缺血性病变与致残性脑卒中引起的病变几乎无法辨别。因此，TIA 的诊断应该重新定义。即任何症状持续时间超过一个小时的，或在 CT 扫描上显示缺血性病变的，或以上两种情况同时存在的，都应重新定义为脑卒中（Albers et al. 2002）。

这种差别是不能忽视的。为了获得最大效益，应尽快实施急性脑卒中的治疗，特别是溶栓治疗，在症状发作的 3 小时内或最多 4.5 小时内（Hacke et al. 2008）实施。如果按照 TIA 的经典定义，症状发作 3h 后尚未消失的一些患者仍可能在随后 21 小时内康复，这样就被视为没有发生脑卒中了。伴有缺血性脑卒中症状的患者应该尽快接受溶栓治疗，临床医生不应该等到 24h 之后才确诊 TIA 或脑卒中；这就意味着一些 TIA 患者会接受溶栓治疗。修正 TIA 的定义就可以帮助更早确诊，从而制定治疗决策。因此，新推荐的定义不仅进一步反应了潜在的病理学基础，又在改进急性脑卒中治疗途径方面迈出了实用的一步。然而实际上，许多患者在症状发作的几个小时甚至几天后都不寻求医疗建议，特别是那些症状轻微或症状在几分钟内消除了的患者。

何种程度的 TIA 是脑血管疾病的预警标志，也是一个值得讨论的问题。虽然 TIA 发生早期（1 个月内）脑卒中风险高，但是患有颈动脉狭窄的和后来发展为脑卒中的多数人，从来没有过或者没有意识到有任何 TIA 症状。其他人可能有轻微症状，但被患者自己或卫生专业人员误判了；也可能有非典型症状，或可能有"安静"TIA，即发生在睡眠中或仅有短暂性局灶脑缺血而没有引发症状（Toole 2004）。此外，65 岁以上人群中，多达 10% 的脑成像均可以发现曾有过安静脑梗死（Brott et al. 1994）。尽管颈动脉内膜切除术可能会使部分患者围手术期发生脑卒中，但有很好的证据表明用这种方法治疗无症状（或"先兆症状"）（Toole 2004）高度颈动脉狭窄可以减少脑卒中的发病率（Halliday et al. 2004）。由于没有病情筛查的程序，所以没有识别那些有风险患者的系统化方法。目前，无症状性狭窄通常是偶然被发现的，可能是在检查另一种病情中发现，或是通过颈动脉杂音（它本身不是一个可靠的标志）初始检测。

（二）当前脑卒中二级预防指南

降低二次风险是减少脑卒中死亡率和发病率的一个重要组成部分，因此得到了临床实践指南的广泛关注。然而，即使在专门的神经血管诊所里（Mouradian et al. 2002），TIA 或脑卒中之后的脑卒中危险因素也得不到很好的控制（Joseph et al. 1999；Sappok et al. 2001）。

现在指南建议，所有急性脑卒中或 TIA 患者都应该在发病 7 天内实施降低脑卒中风险的个性化方案（Intercollegiate Stroke Working Party 2008；National Institute for Health and Clinical Excellence（NICE）2008）。需要考虑的因素包括改变生活方式（吸烟、运动、饮食和控制体重、减少食盐和酒精摄入）、血压管理、抗血栓治疗、降脂药物、颈动脉狭窄的评估和治疗、考虑停止激素替代疗法。虽然个体需求不同，但是，除非禁忌，所有患者均应该使用抗血小板药或抗凝药，如果总血清胆固醇超过 3.5 mmol/L 应使用他汀类药物。一些研究人员还建议所有的患者，即使是那些血压正常的人，也应该联合使用培哚普利 4mg 和吲达帕胺 2 ~ 2.5mg 的抗高血压药物治疗（PROGRESS Collaborative Group 2001）。在这些患者中，仅仅治疗明显高血压或高脂血症对于减少脑卒中风险是不够的（Muir 2004）。应监测他们的血压，并且如果血压持续高于 140/85mmHg（或糖尿病患者高于 130/80mmHg）应开始应用降压药。在不引起症状性低血压的情况下，应该调整降压药物治疗以达到尽可能低的血压水平。

框 13.1　英国 TIA 管理的实例说明

Vernon 先生是一位 78 岁的退休老人，他和妻子生活在一起。他不吸烟，没有糖尿病或高血压，健康状况良好。一天当他购物后开车回家时，他的妻子注意到他开车不稳。Vernon 先生本人并没有注意到有问题，但到家 10 分钟后，他发现他的右腿不能移动，并持续了大约 20 分钟。他觉得没必要寻求建议，但他的妻子给医生打电话咨询，医生评估后建议他住院。他当时的血压是 170/90mmHg。

问题：

（a）Vernon 先生的 ABCD2 评分是多少？（见下文 ABCD2 解释）

（b）下一步该做什么检查？

Vernon 先生的血液检测是正常的，总胆固醇 4.6 mmol/l。心电图也是正常的。他进行的颈动脉双侧扫描发现右侧颈内动脉狭窄率为 1 ~ 14%，左侧颈内动脉狭窄为 15 ~ 49%。

问题：

（c）Vernon 先生需要的进一步治疗和药物是什么？

（d）所需的其他建议和长期随访是什么？

答案：

（a）ABCD2 评分为 5（年龄 = 1；BP= 1；临床症状 = 2；持续时间 = 1；糖尿病 = 0）。这表明需要在不超过 48 小时的时间内，立即进行二级预防措施的评估和实施。

（b）Vernon 先生需要全面的神经系统评估、血液测试、包括血糖和胆固醇、进一步评估血压、心电图和颈动脉双侧扫描。

（c）Vernon 先生需要开始长期服用降压药物、他汀类药物、阿司匹林（开始 300mg/d，随后 75mg/d）。他还需要双嘧达莫 200mg，每日两次持续 2 年。暂时不需进行颈动脉内膜切除术，因为颈内动脉狭窄的程度为中度（15% ~ 49%）。

（d）如果另一个类似的事件发生，必须建议 Vernon 先生立即寻求进一步医疗帮助。

他需要停止驾车 4 周。应根据当地服务安排随访，以确保他正确服用指定的药物及高血压等危险因素得以控制。为了方便长期随访，将他纳入医生的脑卒中登记簿。

（三）短暂性缺血发作的评估和治疗

英国 TIA 管理的示例如框 13.1 所示。显然，在过去 5 年，二级预防措施的实施是预防进一步脑卒中的关键因素。为完全体现治疗的益处，脑卒中或 TIA 必须被视为一个临床急症，同时必须彻底改变脑卒中的管理。处于早期脑卒中易复发高危人群的是那些伴有大动脉粥样硬化，通常是颈动脉狭窄的人，而那些小血管疾病的患者，通常位于皮质下或腔隙，早期再复发的风险最低（Lovett et al. 2004）。EXPRESS 研究（Rothwell et al. 2007）已表明，要想从二级预防获得显著益处，就需要立即安排 TIA 或脑卒中患者就医，并且需要当场采取预防措施，如果做不到这些就不足以预防脑卒中。

ABCD2 评分有助于鉴别那些早期脑卒中风险较高的患者（Johnston et al. 2003；Rothwell et al. 2006），见表 13.1。评分为 4 分及以上标志着接下来 7 天发生脑卒中的风险高。这类患者需要在最多 2 天的时间内进行评估，同时尽快实施二级预防措施。低风险患者（得分为3或更少）需要在7天内重新评估，并且二级预防措施要尽快到位。

表13.1　ABCD2评分（Johnston et al. 2003；Rothwell et al.2006）

		得分
年龄	≥ 60岁	1
血压	收缩压 ≥ 140mmHg 和 / 或舒张 ≥ 90mmHg	1
临床特征	单侧无力	2
	没有无力表现但有语言障碍	1
	其他，例如一过性黑蒙	0
TIA 持续时间	≥ 60min	2
	10 ~ 59min	1
	< 10min	0
糖尿病	是	1
	否	0
总分（最大值）		7

大多数TIA是栓子性的，来源于重度（超过70%；European Carotid Surgery Trialists' Collaborative Group（ECSTCG）1991）颈内动脉狭窄的远端栓子进入大脑循环。然而，也有少数的发作是由血液动力学因素引起的（由于缺血），而不是栓子。这些一般可以通过临床特点识别，并且只有在有严重的动脉疾病的情况下发生，通常发生在多个部位，例如，一根甚至两根颈内动脉堵塞。虽然没有确切证据，但是改善大脑或眼部血液的手术或支架治疗有可能减轻血液动力学症状。抗血小板治疗等其他措施对于减少此类症状的频率没有帮助。血液动力学性TIAs可能与血压下降引发的先前晕厥症状有关，因为可能是由血压下降引发的，或者可能出现其他非典型症状。

年龄歧视

脑卒中主要发病于晚年。有充分证据表明，对老年人缺血事件的检查和治疗少于年轻人（de Lusignan et al. 2006；Fairhead & Rothwell 2006）。如果要减少脑卒中发病率，那么也要解决这一问题。症状性颈动脉狭窄发病率随着年龄增长而急剧增加；尽管已有较为充足的证据表明，老年患者颈动脉内膜切除手术的效果很好，并且他们也愿意做手术，但对80岁以上老年人的TIA或缺血性脑卒中的常规临床实践的研究较少（Fairhead & Rothwell 2006）。如颈动脉内膜切除手术是一种成熟的长期治疗方法，经常被忽略的一点是，该手术的主要作用是降低术后12 ~ 24个月内的脑卒中风险。假如个人预期寿命超过这个时间段，那么应该用于治疗所有年龄段的适宜做手术的患者。

类似的年龄歧视还体现在使用抗凝药物治疗老年人心房颤动和脑卒中（Brass et al. 1998）以及使用他汀类药物上。尽管抗凝治疗对于年龄超过 75 岁患者的心房颤动是安全、有效的（Mant et al. 2007）；然而，必须考虑跌倒风险和药物协同作用风险。

（四）抗血小板治疗

三种抗血小板药物被广泛用于预防缺血性脑卒中：阿司匹林、双嘧达莫和氯吡格雷。总的来说，抗血小板治疗可使血管事件相对风险降低 20%（Antithrombotic Trialists' Collaboration 2002）。

- 低剂量阿司匹林（75 ~ 150 mg）是所选的标准治疗；最初起始剂量应该是单一 300mg 片剂，随后每天 75mg 长期服用。
- 单独使用双嘧达莫可使血管事件的风险降低 10%。这种药物可能会导致约 1/3 的患者在开始用药时诱发头痛，可以通过简单的对乙酰氨基酚等镇痛药缓解，并且通常在几周内会消失。
- 欧洲脑卒中预防研究 2 和 ESPRIT 试验证实每天一次 75 mg 阿司匹林和每日两次双嘧达莫 200mg 联合用药比单独用阿司匹林更有效（Diener et al. 1996；Sudlow 2007；The ESPRIT Study Group 2006）。NICE 建议，TIA 或缺血性脑卒中应联合用药 2 年，此后单独服用阿司匹林。然而，这是根据成本 - 效果而不是本身的有效性。
- 氯吡格雷（每天 75mg）可用于那些不能耐受阿司匹林的患者（CAPRIE Steering Committee 1996）。

阿司匹林和氯吡格雷都有轻微出血的风险，但是，和降低心血管疾病和脑血管事件风险的获益相比，这点风险是微不足道的。阿司匹林引起胃肠道出血的可能性比氯吡格雷更大，而氯吡格雷则更可能引起皮疹或腹泻。阿司匹林和埃索美拉唑在防止复发性溃疡出血方面可能优于氯吡格雷（Chan et al. 2005）。

Match 研究比较了阿司匹林和氯吡格雷联合使用与氯吡格雷单独使用的效果：缺血性事件数量的减少同时伴随着出血性并发症的增加（Diener et al. 2004）。一些缺血性脑卒中高危患者可从联合用药中受益，但这仍有待考证（Howard et al. 2007），并且，与不稳定性心绞痛或心肌梗死的患者不同，目前脑卒中患者的这种联合用药没有临床迹象。然而，在 CARESS 实验中，症状性颈动脉狭窄患者经颅超声检查显示，联合使用阿司匹林和氯吡格雷比单独使用阿司匹林栓子信号更少（Markus et al . 2005）。在撰写本文时，EXPRESS 研究正在进行试验，首次缺血性事件后尝试联合使用阿司匹林和氯吡格雷 1 个月，然后依据 NICE 方案转换为阿司匹林和双嘧达莫。

假如患者使用阿司匹林和双嘧达莫治疗后仍有持续性 TIA，那么阿司匹林抵抗是 TIA 复发的一个可能性因素，并且需要进一步研究。可以考虑转换为单独使用氯吡格雷，尽管在这种情况下它的效果未经证实。此外，由于 TIA 发作实际上可能是血液动力学原因或有其他不相关的原因，因此应该重新评估栓塞性 TIA 的诊断。

（五）抗凝治疗

对所有心房颤动（房颤）和曾有 TIA 或脑卒中的患者都应考虑抗凝治疗。华法林使脑卒中风险每年从 12% 降低到 4%——相对风险降低 66%（EAFT Study Group 1993）。相比之下，阿司匹林降低的相对风险只有 17%。国际标准化比值（INR）目标为 2 ~ 3.5。有充分的证据表明，即使华法林明显是最好的选择，但通常也不用于房颤的老年人（Hart & Halperin 2001）。华法林出现出血并发症的风险较小，尽管比阿司匹林稍大，但对这类老年人来说弊远远大于利，特别是如果患者有未治疗的房颤时，往往会出现大的缺血性卒中并伴有严重肢体功能障碍。抗凝治疗的禁忌证（如颅内出血史、最近胃肠道出血或已确诊的消化性溃疡、严重高血压、痴呆、频繁跌倒或出血紊乱）必须谨记于心。

在预防心房颤动血管事件上，阿司匹林和氯吡格雷双重抗血小板治疗效果比单独使用华法林差（The ACTIVE Investigator 2006），并且出血并发症的风险更大。

无心源性栓子的缺血性脑卒中患者应用抗凝药物的效果仍未证实。TIA 与脑卒中患者的标准化抗血小板疗法与抗凝治疗相比效果相当。抗凝治疗也适用于症状性颅内动脉狭窄患者，或出现抗磷脂抗体或者狼疮抗凝物的患者（APASS Investigators 2004；Chimowitz et al. 2005）。

对伴有心房颤动的缺血性脑卒中或 TIA 患者何时开始抗凝治疗有很大争议。对 TIA 或轻度缺血性脑卒中患者立即开始抗凝治疗似乎是安全的，但中度或严重临床缺陷患者似乎延迟 10 ~ 14 天进行初始治疗更好（National Institute for Health and Clinical Excellence（NICE）2008）。

TIA 频繁发作的患者可以应用肝素等速效静脉注射剂进行短期抗凝治疗。通常发现这类患者存在一个主要的心源性栓子或严重颈内动脉狭窄。尽管没有临床试验支持这种做法，然而在找到像紧急颈动脉内膜切除术这样的更彻底的治疗之前，临床经验和专家共识表明短期抗凝治疗可能是控制症状的唯一方法。

由于抗凝和抗血小板联合治疗的额外好处很少，反而会增加出血并发症，所以很少有研究验证其合理性（Gorelick 2007）。新抗凝药物 Dabigatrine 正在接受审查，它不需要监控并且疗效可能与华法林相当。

（六）高血压治疗

高血压被认为是脑卒中最重要的危险因素，收缩压每上升 10 ~ 12mmHg 或舒张压每上升 7 ~ 8mmHg，脑卒中长期风险增加一倍（Lawes et al. 2004）。因此治疗高血压是预防脑卒中最重要的因素。在 PROGRESS 研究中，培哚普利和吲达帕胺联合治疗使血压整体降低 12mmHg（收缩压）和 5mmHg（舒张压）结果脑卒中相对风险减少 43%（PROGRESS Collaborative Group 2001）。血压正常的脑卒中患者也有类似的效果。TIA 发作后应该立即开始治疗，但脑卒中发作后应延迟 2 周开始治疗。脑卒中早期降压的试验正在进展中。

以前我们担心脑卒中后长期应用降压药可能减少脑血流。但现已证明长期预后更好，即便在血压正常的患者中亦是如此（Heart Outcomes Prevention Evaluation（HOPE）Study Investigators 2000；PROGRESS Collaborative Group 2001；Schrader et al. 2005）。

脑卒中护理的审计表明，血压控制差是脑卒中死亡最重要的因素，而这是一个可避免和可处理的危险因素（Rashid et al. 2003；Rudd et al. 2004）。一般来说，脑卒中后血压应该降低到所能耐受的最低水平，甚至明显低于正常水平的血压，也就是 130/70mmHg。极少数患者不能耐受血压过度下降，如双侧颈动脉严重闭塞和（或）狭窄的患者，但他们也应该接受降压治疗，在没有引起低血压症状时尽可能地降低血压。目前尚不清楚上述实验所用治疗血压药物的疗效具有普遍性还是特异性。

（七）降低胆固醇水平

目前，安慰剂组与对照组的大规模随机试验，提供了有关他汀类药物对血管疾病患者疗效可靠的数据（Cholesterol Treatment Trialists'Collaborators（CTTC）2005；Heart Protection Study Collaborative Group（HPSCG）2004；Sever et al. 2003），可使血管事件相对风险减少 20%～30%。这不仅适用于总胆固醇升高超过 5.2mmol/l 的患者，也适用于随机"正常"总胆固醇低至 3.5mmol/l 的患者。他汀类药物作为羟甲基戊二酰辅酶 A（HMG–CoA）还原酶抑制剂，能控制胆固醇在肝脏的合成速度，还有稳定动脉内的动脉粥样硬化斑块的额外保护作用，可减少斑块破裂和血栓形成的风险。强化类他汀药物治疗使用高剂量他汀类药物，例如阿托伐他汀 80 mg，似乎疗效更好（Amarenco et al. 2006；Topol 2004）。

除非禁忌，推荐所有总胆固醇超过 3.5mmol/L 的 TIA 或脑卒中患者使用辛伐他汀每日 40 mg（现在是非专利药并且价格比所有其他高剂量他汀类药物低很多）（Drugs and Therapeutics Bulletin 2007；Hankey 2006），这种药的成本效益高（Heart Protection Study Collaborative Group（HPSCG）2006）。他汀类药物的风险小，每10000 患者中不到 1 人出现肌肉病变，同时他汀类药物神经病变的风险小（Heart Protection Study Collaborative Group（HPSCG）2004）。

依泽替米贝穿过小肠壁抑制胆固醇的吸收，可以考虑用于已经使用最大剂量他汀类药物而胆固醇水平仍然高的患者（Drugs and Therapeutics Bulletin2004）。

脑卒中相关贝特类的数据是有限的。非诺贝特可能是有效的，特别是用于甘油三酯高的患者，但可能会影响糖尿病患者和代谢综合征患者。

（八）吸烟

吸烟是一个脑卒中的一个独立危险因素（Donnan et al. 1993；Shinton& Beevers 1989）。戒烟可以降低脑卒中风险（Peto et al. 1994）。经历过脑卒中或 TIA 的患者戒烟的动力可能会提高。理想情况下，如果脑卒中患者想要取得长期成功，应该鼓励家庭其他成员也戒烟。

护士可以提供适当戒烟建议和支持，如果需要，可以推荐戒烟诊所或社区医务工作者。尼古丁替代、丁氨苯丙酮和伐尼克兰等辅助药物能够提高戒烟成功的机会，并且一般可以在 TIA 或脑卒中后安全使用。还可以使用咨询和其他支持；例如，在澳大利亚通过戒烟咨询热线（Quitline）和戒烟助手网站（Quitnow）。伐尼克兰（varenicline）的制造商（Chantix/Champix）也提供了支持网站和博客。专业戒烟服务为需要帮助戒烟的吸烟者提供行为支持（以小组或个人为单位），并且许多卫生服务和（或）职业卫生服务提供专业戒烟顾问。普通医师和专业医务人员应充分利用机会劝吸烟者戒烟，商业规划助手和自我帮助策略也比比皆是。有计划的、阶段式的戒烟方法可能适合一些吸烟者，但对另一些吸烟者来说，自发偶然的决策也同样可能成功（West et al. 2000）。

（九）糖尿病

糖尿病是一个经过证实的脑卒中危险因素；血糖最佳控制可以减少血管并发症的风险（Wilcox et al . 2007）。患者血压和胆固醇的一并积极治疗也至关重要（（Costa et al. 2006；Heart OutcomesPrevention Evaluation（HOPE）Study Investigators 2000；Reckless 2006），可能和严格的血糖控制同等重要或比之更重要。

（十）常规饮食措施

即使饮食变化效果不显著，但也应该建议所有血管疾病患者采取减少食盐和饱和脂肪摄入量等常规饮食措施，即使这样的饮食变化一般来说效果有限（Cappuccio 2007）。过度饮酒易诱发脑卒中，尤其是脑出血，建议患者的酒精摄入量低于英国每周推荐剂量——男性为 21 个单位，女性为 14 个单位（Reynolds et al. 2003）。

关于减肥和规律性锻炼的建议也可能是适当的，尽管没有客观资料支持减肥和规律性锻炼的科学性（Hankey 2006），但该建议同样适用。

大量研究支持同型半胱氨酸水平和血管疾病之间的联系。迄今为止，虽然更多的试验正在进行中，但是试图使用叶酸和维生素 B 降低同型半胱氨酸的结果令人失望（Goldstein & Rothwell 2007）。血管事件后补充维生素 A、维生素 C 和维生素 E 已经被证明无效（Heart Protection Study Collaborative Group（HPSCG）2002）。

框 13.2 阐述了一个常见生活方式场景和危险因素。

表框 13.2　实例 2
Chambers 先生是一名 50 岁男性，经营一家当地餐馆，但工作时间长。他每天大约吸 15 根烟体重正常。自觉健康状况良好，不定期服用药物，并且很少咨询医生。 Chambers 先生经历过一次左侧肢体短暂性无力发作，只持续了片刻，他没有理睬，并形容为"小波动"。然而两天后，工作时，他又经历了一次更严重的左侧肢体无力，跌倒在地上，且口齿不清。一个同事叫了救护车，并将他送入急诊进一步评估，在到达医院时他的症

状已经消失。

Chambers 先生的紧急颈动脉成像显示右颈内动脉狭窄为 80% ~ 89%，左侧颈内动脉为 15% ~ 49%，胆固醇升高到 5.7mmol/l，血压为 160/70mmHg。

问题

（a）Chambers 先生的诊断是什么？ABCD2 评分是多少？

（b）为了进行进一步检查，你会怎么做？

（c）Chambers 先生在最好的治疗条件下，或除了最好的治疗还进行了紧急颈动脉内膜切除手术的条件下，他未来三年的脑卒中风险是多少？

（d）除了指定的药物和手术治疗外，Chambers 先生进一步可以采取什么措施来降低患脑卒中的风险？

答案

Chambers 先生的 ABCD2 评分为 5（年龄 = 0；BP= 1；临床症状 = 2；持续时间 = 2（复发事件）；糖尿病 = 0；由于这是 2 天内第二次事件，所以刚入院时的诊断是复发性 TIA）。

（b）Chambers 先生需要住院，最好是卒中单元，以便于紧急检查和治疗。

（c）在最好治疗下，Chambers 先生三年脑卒中风险估计为 16.8%。颈动脉动脉内膜切除术后减少到 2.8%，但有额外 7.5% 的外科脑卒中或死亡概率（数据来源于欧洲颈动脉手术试验）。颈动脉内膜切除手术后脑卒中或死亡的当地审计数据可能会有所不同。

（d）Chambers 先生必须戒烟，并可能需要建议和支持以实现这一目标。虽然他没有超重，但鉴于工作性质和工作时间长的特点，建议调整饮食结构，并变更繁忙的生活方式以减少压力，并需锻炼身体。

（十一）颈动脉内膜切除术（CEA）

1. CEA的发展

约 2400 年前，希波克拉底是第一位报道了短暂性脑缺血发作可能是脑卒中发生的先兆。然而，几个世纪以来，人们一直认为只有颅内动脉的出血或闭塞性疾病会导致脑卒中，但颈动脉除外。20 世纪初，当人们意识到颈动脉粥样硬化栓塞可以通过远端进入颅内动脉，进而导致脑卒中时，才对脑卒中病因学有了更好地理解（Hunt 1914）。到了 20 世纪 50 年代，颈动脉内膜切除术（CEA）开始得到发展。第一例 CEA 手术治疗是由 DeBakey 在 1953 年完成的（DeBakey 1975）。一年后，Eastcott 等（1954）发表了英国首例对颈动脉闭塞疾病实施颈总动脉与远端颈内动脉端 - 端吻合术的报告。

这些早期成果发表以后，CEA 迅速成为颈动脉闭塞性疾病的标准手术。从上世纪 60 年代到 80 年代，CEA 作为一种减少无症状或症状性颈动脉狭窄患者脑卒中风险的方法，在欧洲和美国得到了广泛应用。据估计，英国和爱尔兰在 1984 之前每年约进行 1500 台手术，在 1974—1985 年全球大约有 100 万人做过这种手术（Barnett 1990，1991）。然而，80 年代开始，CEA 的安全性问题令人担心，可能会带来脑卒中围手术期风险，这种风险虽小但是很重要。目前还不知道这种风险是否超过手术降低未来脑卒中风险的效果，这个问题很重要，因为 CEA 手术的目的主要是为了降低脑卒中风险而不是缓解持续的症状。这个时期报道的几个系列案例之间死亡率和患病率（即脑卒中患病率）的差别巨大，最高和最低并发症之间的差异有 10 倍之多（表 13.2）。

表13.2　颈动脉内膜切除术后案例系列结果

研究	死亡率（%）	死亡率和患病率（%）
Easton and Sherman（1977）	未陈述	21.1
Muuronen（1984）	3.6	14.5
Brott and Thalinger（1984）	2.8	9.5
Slavish et al.（1984）	2.7	8.0
Zeiger et al.（1987）	1.4	2.1

由于缺乏最好的内科治疗支持的病史知识，高死亡率和发病率非常令人担心。由于发表存在偏倚，被报道的案例也可能低估了实际的死亡率和发病率。关于 CEA 最恰当的适应症还有分歧，当一个专家小组进行一项研究的回顾评审时，认同只有 1/3 的患者行手术是安全的（Winslow et al. 1988）。

由于这些担忧，为支持治疗决策而产生了更严格的审计、研究标准，在 20 世纪 80 年代，曾经有人强烈反对 CEA，其应用也减少了。在美国，CEA 由 1971 年的 15 000 次增加到 1985 年的 107 000 次，到了 1986 年却急剧下降到 83 000 次（Pokras & Dyken 1988）。人们确定有必要寻找强有力的证据证明 CEA 是否在降低症状性或无症状患者脑卒中发病率方面有效。20 世纪 80 年代中期到后期也陆续开展了一些随机试验。

2．CEA试验

首次 CEA 随机试验是颅外动脉闭塞联合研究（Fields et al. 1970）。虽然研究证明术后脑卒中长期风险下降，但是此项研究围手术期的高死亡率和患病率超过了试验的效果。随后，两个大型试验：欧洲颈动脉手术试验协作 – ECST（1991，1998）和北美症状性颈动脉内膜切除术试验 –NASCET（1991）验证近期出现颈动脉疾病症状的患者实施 CEA 的有效性。ECST 样本量为 3024 例患者；NASCET 为 2885 例。这两项试验将近期（少于 6 个月）症状的 TIA 或恢复性脑卒中患者随机分到两个治疗组中：对照组为当前最好的内科治疗（BMT），试验组为 BMT + CEA。虽然这些试验的目标和设计上非常相似，但是存在两个重要的差异。首先，颈动脉狭窄的测量方法不同。其次，ECST 根据是否有轻度（0% ～ 29%），中度（30% ～ 69%）和重度（70% ～ 99%）颈内动脉狭窄分层抽样，而 NASCET 只分为两类：中度 0% ～ 69% 和重度（70% ～ 99%）。

尽管两项试验方法有差异，他们报道的结果却具有较高的可比性。两项试验都发现，对于近期颈动脉症状（一过性黑矇或 TIA）和 70% ～ 99% 的同侧颈内动脉狭窄的患者，手术在降低长期脑卒中 / 手术死亡率上比单独的内科治疗更有效。在 ECST 围手术期脑卒中或手术死亡率为 7.5%，在接下来 3 年额外的同侧脑卒中风险为 2.8%，相比之下对照组 3 年的风险为 16.8%（European Carotid Surgery Trialists' Collaborative Group（ECSTCG）1991）。在 NASCET 中，严重狭窄的围手术期脑卒中或死亡率为 5.8%，2 年脑卒中的风险为 3.2%，而对照组为 26%。虽然在两个治疗组中的许多脑卒中患者都完全恢复了，但在手术后脑卒中致命或致残的发生率也有所减少，从 13.1% 降至 2.5%（North American Symptomatic Carotid Endarterectomy Trial Collaborators（NASCETC）1991）。对于 ECS 中狭窄不到 30% 的患者，发现其手术不如内科治疗效果好，而对于这两项研究狭窄为 30％～69% 的患者，两种治疗的结果是均衡的。

进一步分析两个试验的最终结果提示可以进行一些完善。能够使 CEA 获得更好效果的可能因素包括：男性、年龄大于 75 岁、高度狭窄（90％～99%）、半球症状（感觉运动 TIA）而不是眼部症状、对侧闭塞、颈动脉不规则斑块和其他精神障碍（Naylor et al. 2003）。虽然其中的一些因素（如年龄）也带来更高的脑卒中或死亡的手术风险，但是这些患者单独使用药物治疗脑卒中基线风险更高，超过了手术风险。

虽然，ECST 和 NASCET 都是大规模、多中心的临床试验，将试验对象随机分到 CEA 组和对照组，但是由于手术治疗的本质，临床团队和患者双盲是不可能的。但试验中由一个临床审计委员会按盲法将结果分类，试图克服在报告和评价结果事件（脑卒中或死亡）中出现任何潜在的偏倚。患者随访时间为 3 年或更长，当评估围手术期死亡率和发病率时，术前检查过程中引起的并发症，特别是血管造影都要包括在内。虽然这两项试验的研究方法的科学性得到公认，但也存在争议。第一，实验药物治疗的差异。例如，作为抗血小板药，阿司匹林的剂量由临床医生决定，但高血压等其他脑卒中危险因素的管理并未说明。第二，虽然试验最终结果关注的是脑卒中 / 死亡这两个主要终点事件，但并未评估患者的生活质量、焦虑和抑郁情况。而这些对于患者来说都是要考虑的重要因素，因为他们面临着没有长期效果保证、并具有潜在危害的手术（Rose 1981）。

3. CEA试验结果的运用

由于当今的内科治疗最佳方案发生了变化，很难再将 ECST 和 NASCET 的结果运用到临床实践中。改变了最佳的药物治疗方案。伦理上也不可能重新进行这两项试验，即使能，鉴于当今内科最佳治疗的进步，结果也可能大不一样。在手术试验组也有了变化。如今极少患者接受先前标准的颈动脉血管造影检查，因为这种检查本身就会带来一定的脑卒中风险。现在大多数医疗机构使用双侧扫描，附加磁共振血管造影，两者都是非侵入性的，因此实际上是无风险检查。一项卫生技术评估审查已经对成像技术用于检测颈动脉狭窄进行了评估（Wardlaw et al. 2006），表明成像方法不是完全可靠的，大部分单元使用两次成像检查来决定狭窄是否大于 70%（ECST）或 50%（NASCET），进而考虑是否手术。虽然有超声、CTA 和 MRA 这几类检查方法，但 MRA 似乎是最准确的、非侵入性的成像方法。

医院的设备和医生专业知识是影响准确性的重要因素，所以评估颈动脉狭窄的所有中心应定期审查颈动脉狭窄的评估结果。对于颈动脉狭窄的测量，评估者间的差异可能比成像技术的差异更重要（Young et al. 1996）。无论使用何种方式，英国国家脑卒中策略成像指南一直强调迅速获取成像和确保高质量、经核查的服务（Department of Health 2008）的重要性。

创新性治疗也有所进展，如使用局部麻醉（LA）代替全身麻醉（GA）。一项大型的欧洲范围随机试验证明 CEA 全麻和局麻主要并发症（脑卒中或死亡）发生率没有差异（GALA Trial Collaborative Group 2008）。局麻通常意味着住院时间更短（36 ～ 48 小时而不是全麻的 3 ～ 4 天），因此带来更大的成本效益，并且通常更容易被患者接受。然而，一些患者可能不愿在局麻状态下做手术或者不能耐受手术。

对于所有曾患非残疾颈动脉范围事件的患者，也应该通过双侧扫描评估和治疗颈动脉狭窄，如果有手术指征，可实施 CEA，因为颈动脉范围事件发生之后的脑卒中发生风险最高。所以如果手术是必要的，应尽早进行手术，英国国家脑卒中策略（Department of Health 2007）规定，为了最大限度的减少颈动脉范围事件后继续发展为完全性脑卒中的患者人数，ABCD2 评分为 4 或更高的患者，应该在 48 小时内进行 CEA，其他患者在 7 天内。NICE 指南（National Collaborating Centre for Chronic Conditions（NCCCC）2008）采取了更为保守的方法，建议在事件发生两周内做 CEA。

之前没有出现脑卒中或 TIA 症状，但有颈动脉狭窄的患者也有继发脑卒中的风险。无症状颈动脉外科手术试验——ACST（n = 3120）研究了 3 名患者手术后的长期风险（Halliday et al. 2004）。ICA 狭窄为 70% 或更多的患者，CEA 的长期（5 年）风险比保守治疗低。在 CEA 组，5 年脑卒中或死亡的净风险是 6.4%（包括 3.1% 的围手术期脑卒中 / 死亡），保守组为 11.8%。然而，这种优势只限于年龄在 75 岁以下的患者。对于年龄更大的患者，其他原因引起的 5 年死亡风险比 CEA 的潜在影响大。该研究的作者提出，这一结果应该只应用于围手术期风险与那些研究中心风险类似的机构中。围手术期较高的脑卒中 / 死亡率将抵消一些脑卒中长期风险降低的好处。

识别患有严重颈动脉狭窄但没有任何颈动脉范围症状的患者比较困难，因此 CEA 对于无症状颈动脉疾病的潜在效果有限。在缺乏症状的情况下，只能通过偶然发现或者通过筛查检测病情。然而，目前还没有广泛提倡引入筛查程序。

4．CEA的审核

连续审核实施 CEA 的所有医生、中心以及汇总结果是必要的。在英国，全国血管数据库（Vascular Society 2004）编译的审核数据显示，CEA 预后与 ECST 结果相当，即刻脑卒中和死亡率共 2.7%，值得一提的是并不是所有外科医生和中心都贡献了他们的数据，而且有时数据录入并不完整。在 51 项有关 CEA 研究结果的系统性回顾中，发现脑卒中和死亡的风险范围在 2.3% 至 7.7%，平均风险为

5.6%，与 ECST 和 NASCET 结果类似（Rothwell et al. 1996）。 鉴于这种差异性，那些做 CEA 的医生应该建议患者根据严格的临床审核跟踪记录自己的病情，而不是直接引用临床试验数据。

（十二）颈动脉血管成形术和支架植入

相比于颈动脉内膜切除术，颈动脉支架植入是一种微创手术，很少引起颅神经损伤，而 CEA 引起颅神经损伤概率约 8%（Sajid et al. 2007）。目前尚不清楚支架植入术是否是一个安全持久的替代方案，可用于替代动脉内膜切除术。重要的是要牢记颈动脉狭窄是由于远端栓塞导致脑卒中，而不是由于血流降低。因此颈动脉狭窄治疗的目的在于安全地移除栓子来源，而不是改善大脑血流量。

CAVATAS（颈动脉和椎动脉腔内血管成形术研究）比较了 CEA 与血管成形术的并发症情况，结果相似（CAVATAS Investigators 2001）。但两组脑卒中的风险为 10%——一个高得令人难以接受的水平。尽管一些个别中心已经证明了颈动脉支架植入并发症发生率低，特别是在使用了栓子保护装置用来防止栓子碎片进入颅内的情况下，但是其他大型随机试验并未表明支架植入的好处。

颈动脉支架植入试验的 Meta 分析表明，这是一种未经证实的治疗，可能适合某些外科手术并发症风险高的患者。今后还需要更多试验来了解其并发症及长期预后。目前不建议进行该手术。椎骨狭窄血管成形术也仍未经证实（Coward et al. 2007）。

四、公众意识和获取服务的途径

虽然许多因素都会导致脑卒中和 TIA 治疗的延误，但主要因素是人们不了解相关症状及不知道如何快速处理（Becker et al. 2001；Evenson et al. 2001；Yoon & Byles 2002）。 实现患者快速就诊主要依赖于公众识别脑卒中和 TIA 症状以及及时联系紧急医疗服务（Ferro et al. 1994; Harraf et al. 2002）。患者要明白寻求帮助的紧迫性和症状的严重性。同美国脑卒中联盟、澳大利亚国家脑卒中基金会一样，英国脑卒中协会也通过 FAST（脸部、手臂、语言、呼救时机）运动强调了这个问题。

教育水平较低的患者（Muller - Nordhorn et al. 2006；Yoon et al. 2001），所具备的脑卒中知识同样显示为低水平。已经证明的其他影响脑卒中知识的因素是年龄和种族。老年组对危险因素（Pancioli et al. 1998）以及脑卒中和 TIA 症状（Kothari et al. 1997）的知识较贫乏。已经历过脑卒中的患者知识缺乏尤其令人担忧。因为这些群体的脑卒中风险比普通人群更高，但是，这些群体的健康知识差的原因尚未明确，需要进一步研究了解。

许多人不重视早期 TIA 或脑卒中症状，只是等待他们的症状减轻，而不是立即寻求医疗建议（Williams et al. 1997）。大多数人没有意识到他们正在经历脑卒中症状（Parahoo et al. 2003）。约 50% 的人表示，怀疑自己有脑卒中时将会联系紧急医疗服务（Parahoo et al. 2003）。 然而实际上只有 18% 的人在这种情况下呼叫紧急服务。

提高脑卒中知识最有效的方法是：筛查脑卒中和 TIA 危险因素、教育计划和急救培训（DeLemos et al. 2003；Handschu et al. 2006；Stern et al. 1999）。虽然知识增加并不会自动导致行为改变，但是却可以促进行为改变（Rosenstock 2005）。

提高公众意识和教育干预措施应该有针对性，特别是针对那些处于脑卒中或 TIA 风险的人群，也就是，年长人群、少数民族和教育水平较低的人群。这几类人一般脑卒中知识水平较低，却受到脑卒中的严重影响（Bonita et al. 1997；Sacco et al. 1989）。

治疗的卫生保健系统本身也可能导致治疗延误。一级护理可能会有延迟，例如卫生专业人员评估患者时没有诊断为 TIA，或没有恰当地转诊患者。此外，一级护理转为二级护理时或者二级护理本身可能会有问题。虽然颈动脉狭窄的转诊应被视为一个需尽快处理的事件，但是患者从首次症状出现到最终做手术可能仍然需要数周（如果不是数月的话）（National Audit Office（NAO）2005）。耽搁时间越久，在此期间重大脑卒中发生的可能性越大。以上这些因素导致识别、迅速检查和治疗 TIA 患者存在困难，且不易解决。毫无疑问二级预防是有效的，但是如果患者没有能力或机会利用它那也没用。由于 TIA 或脑卒中症状发作后最初几天至几周内继发脑卒中风险最高，因此等待治疗时间越长，CEA 潜在效果就越差。如果延迟了 CEA，手术的风险可能大于预防卒中的益处。

即使患者在 TIA 或脑卒中后有条件接受适当的服务，他们对症状、急诊治疗和二级预防效果重要性的理解也远未达到一个足够的水平，以确保获得最佳的专业脑卒中护理。一级护理和二级护理需要共同以书面和口头形式为每一位患者提供个性化指导（Maasland et al. 2007）。

五、不常见病因和患者群的脑卒中二级预防

（一）脑出血

颅内出血后出血加重的预防首先需要考虑病因学。常见病因包括：微动脉瘤破裂引起的高血压、脑血管淀粉样改变（老年人群）、过度酗酒、动静脉畸形、药物滥用（例如安非他命、华法林和溶栓剂等专卖药）、血管炎、血流入肿瘤、出血性障碍、烟雾病或脑静脉血栓形成等（The European Stroke Initiative Writing Committee 2006）。治疗显然需要针对主要原因，以血压治疗为主，同时控制酒精摄入量。

（二）蛛网膜下腔出血

蛛网膜下腔出血（SAH）通常是由动脉瘤破裂引起，大多数发生在 Willis 环。蛛网膜下腔出血罕见病因包括自发性中脑周围出血以及动静脉畸形。动脉瘤破裂死亡率和再出血率高；在过去的 5 年内其治疗方法发生了巨大的变化，栓塞代替外科手术成为了现在治疗的主要选择。栓塞治疗并发症率远低于外科手术，此外

晚期癫痫的风险比外科手术低得多（Molyneux et al. 2002）。然而，栓塞治疗后复发率更高（Campi et al. 2007）。为减少 SAH 后缺血事件的发生，应该早期开始应用钙离子拮抗剂（通常是尼莫地平）（Rinkel et al. 2005）。

（三）年龄在45岁以下的脑卒中患者

只有不到 5% 的脑卒中发生在年龄小于 45 岁的人。年轻脑卒中的原因很少是由于动脉粥样硬化疾病（Bogousslavsky & Caplan 2001）。一旦出现这种案例，应由专业人员进行评估，不仅要识别罕见的病因，而且要防止脑卒中或 TIA 的过度诊断，否则将对患者的未来健康观念和结果产生严重的影响（Martin et al. 1997）。

年轻 TIA 或脑卒中最常见的原因是心源性血栓疾病或颈椎动脉夹层：大约各占 25%。其他脑卒中罕见病因也占 25%（Nedeltchev et al. 2005），剩下的 25% 是原发性的。

（四）年轻女性和孕妇

有脑卒中史的女性应避免使用口服避孕药。然而，曾患有脑卒中随后怀孕的年轻女性，在此期间或任何以后妊娠中复发风险似乎都比较低。那些有明确病因和处于产褥期间的患者风险更高，但即使这样绝对风险也很小（Lamy et al. 2000）。因此，脑卒中史不影响妊娠。

（五）脑静脉血栓形成

这与缺血性脑卒中有类似的症状，除了癫痫（不但是局灶的而且是全部性的）可能发生在多达 50% 的脑静脉血栓患者身上，并且可能会先于其他脑卒中症状出现（癫痫在动脉脑卒中发生率小于 5%）。它的病因与动脉性脑卒中不同，包括血液学或凝血状况、感染或炎症疾病、肿瘤、产褥期、避孕药和头部损伤。通常短期内抗凝治疗是预防进一步发展的治疗选择（Stam 2005），并且似乎在那些出血性梗死的患者中是有效的。

六、结语

不论通过一级预防还是二级预防，人们可以采取很多有效措施来降低脑卒中风险。然而，使人们首先识别自己处于脑血管疾病风险中，然后根据所需寻求帮助减少脑卒中风险很重要。虽然在识别那些处于进一步脑血管事件最高风险的患者时，TIA 的作用尚未完全明确，但是仍需要组织服务来及时处理那些脑卒中高风险的 TIA。

有力证据表明，及时检查并实施上述干预措施将显著降低患者首次或再发脑卒中的风险。但是也必须考虑到，TIA 患者或脑卒中完全恢复者除了二级预防之外还有其他的健康保健需求。如会使患者产生焦虑，会影响患者的健康观念和状态。TIA 本身就会给患者造成痛苦，此外它会使患者处于进一步脑卒中高风险中。

（康莎　刘云娥　吕进　译）

参考文献

Aguilar, M, & Hart, R, 2005, Antiplatelet therapy for preventing stroke in patients with non-valvular atrial fibrillation and no previous history of stroke or transient ischemic attacks, *Cochrane Database of Systematic Reviews* no. 4, CD001925.

Albers, GW, Caplan, LR, Easton, JD, Fayad, PB, Mohr, JP et al., 2002, Transient ischemic attack–proposal for a new definition, *New England Journal of Medicine*, vol. 347, no. 21, pp. 1713–1716.

Amarenco, P, Bogousslavsky, J, Callahan, A, III, Goldstein, LB, Hennerici, M et al., 2006, High-dose atorvastatin after stroke or transient ischemic attack, *New England Journal of Medicine*, vol. 355, no. 6, pp. 549–559.

Antiplatelet Trialists' Collaboration, 1994, Collaborative overview of randomised trials of antiplatelet therapy – I: Prevention of death, myocardial infarction, and stroke by prolonged antiplatelet therapy in various categories of patients, *British Medical Journal*, vol. 308, no. 6921, pp. 81–106.

Antithrombotic Trialists' Collaboration, 2002, Collaborative meta-analysis of randomised trials of antiplatelet therapy for prevention of death, myocardial infarction and stroke in high risk patients, *British Medical Journal*, vol. 324, no. 7329, pp. 71–86.

APASS Investigators, 2004, Antiphospholipid antibodies and subsequent thrombo-occlusive events in patients with ischemic stroke, *Journal of the American Medical Association*, vol. 291, pp. 576–584.

Barnett, HJ, 1990, Symptomatic carotid endarterectomy trials, *Stroke*, vol. 21, no. 11 Suppl, pp. 1112–1115.

Barnett, HJM, 1991, Evaluating methods for prevention in stroke, *Annals of the Royal College of Physicians and Surgeons of Canada*, vol. 24, pp. 33–42.

Becker, K, Fruin, M, Gooding, T, Tirschwell, D, Love, P et al., 2001, Community-based education improves stroke knowledge, *Cerebrovascular Diseases*, vol. 11, no. 1, pp. 34–43.

Bogousslavsky, J, & Caplan, LR, 2001, *Uncommon Causes of Stroke*, Cambridge University Press, Cambridge.

Bonita, R, Broad, JB, & Beaglehole, R, 1997, Ethnic differences in stroke incidence and case fatality in Auckland, New Zealand, *Stroke*, vol. 28, no. 4, pp. 758–761.

Boushey, CJ, Beresford, SA, Omenn, GS, & Motulsky, AG, 1995, A quantitative assessment of plasma homocysteine as a risk factor for vascular disease. Probable benefits of increasing folic acid intakes, *Journal of the American Medical Association*, vol. 274, no. 13, pp. 1049–1057.

Brass, LM, Krumholz, HM, Scinto, JD, Mathur, D, & Radford, M, 1998, Warfarin use following ischemic stroke among Medicare patients with atrial fibrillation, *Archives of Internal Medicine*, vol. 158, no. 19, pp. 2093–2100.

Brott, T, & Thalinger, K, 1984, The practice of carotid endarterectomy in a large metropolitan area, *Stroke*, vol. 15, no. 6, pp. 950–955.

Brott, T, Tomsick, T, Feinberg, W, Johnson, C, Biller, J et al., 1994, Baseline silent cerebral infarction in the Asymptomatic Carotid Atherosclerosis Study, *Stroke*, vol. 25, no. 6, pp. 1122–1129.

Bucher, HC, Griffith, LE, & Guyatt, GH, 1998, Effect of HMGcoA reductase inhibitors on stroke. A meta-analysis of randomized, controlled trials, *Annals of Internal Medicine*, vol. 128, no. 2, pp. 89–95.

Campi, A, Ramzi, N, Molyneux, AJ, Summers, PE, Kerr, RS et al., 2007, Retreatment of ruptured cerebral aneurysms in patients randomized by coiling or clipping in the International Subarachnoid Aneurysm Trial (ISAT), *Stroke*, vol. 38, no. 5, pp. 1538–1544.

Cappuccio, FP, 2007, Salt and cardiovascular disease, *British Medical Journal*, vol. 334, no. 7599, pp. 859–860.

CAPRIE Steering Committee, 1996, A randomised, blinded, trial of clopidogrel versus aspirin in patients at risk of ischaemic events (CAPRIE). CAPRIE Steering Committee, *Lancet*, vol. 348, no. 9038, pp. 1329–1339.

Carroll, C, Hobart, J, Fox, C, Teare, L, & Gibson, J, 2004, Stroke in Devon: knowledge was good, but action was poor, *Journal of Neurology, Neurosurgery and Psychiatry*, vol. 75, no. 4, pp. 567–571.

CAVATAS Investigators, 2001, Endovascular versus surgical treatment in patients with carotid stenosis in the Carotid and Vertebral Artery Transluminal Angioplasty Study (CAVATAS): a randomised trial, *Lancet*, vol. 357, no. 9270, pp. 1729–1737.

Chan, FK, Ching, JY, Hung, LC, Wong, VW, Leung, VK et al., 2005, Clopidogrel versus aspirin and esomeprazole to prevent recurrent ulcer bleeding, *New England Journal of Medicine*, vol. 352, no. 3, pp. 238–244.

Chimowitz, MI, Lynn, MJ, Howlett-Smith, H, Stern, BJ, Hertzberg, VS et al., 2005, Comparison of warfarin and aspirin for symptomatic intracranial arterial stenosis, *New England Journal of Medicine*, vol. 352, no. 13, pp. 1305–1316.

Cholesterol Treatment Trialists' Collaborators (CTTC), 2005, Efficacy and safety of cholesterol-lowering treatment: prospective meta-analysis of data from 90 056 participants in 14 randomised trials of statins, *Lancet*, vol. 366, no. 9493, pp. 1267–1278.

Cina, CS, Clase, CM, & Haynes, RB, 2000, Carotid endarterectomy for symptomatic carotid stenosis, *Cochrane Database of Systematic Reviews* no. 2, CD001081.

Clark, TG, Murphy, MF, & Rothwell, PM, 2003, Long term risks of stroke, myocardial infarction, and vascular death in 'low risk' patients with a non-recent transient ischaemic attack, *Journal of Neurology Neurosurgery and Psychiatry*, vol. 74, no. 5, pp. 577–580.

Collins, R, Peto, R, MacMahon, S, Hebert, P, Fiebach, NH et al., 1990, Blood pressure, stroke, and coronary heart disease. Part 2, Short-term reductions in blood pressure: overview of randomised drug trials in their epidemiological context, *Lancet*, vol. 335, no. 8693, pp. 827–838.

Costa, J, Borges, M, David, C, & Vaz, CA, 2006, Efficacy of lipid lowering drug treatment for diabetic and non-diabetic patients: meta-analysis of randomised controlled trials, *British Medical Journal*, vol. 332, no. 7550, pp. 1115–1124.

Coull, AJ, Lovett, JK, & Rothwell, PM, 2004, Population based study of early risk of stroke after transient ischaemic attack or minor stroke: implications for public education and organisation of services, *British Medical Journal*, vol. 328, no. 7435, pp. 326–328.

Coward, LJ, McCabe, DJ, Ederle, J, Featherstone, RL, Clifton, A et al., 2007, Long-term outcome after angioplasty and stenting for symptomatic vertebral artery stenosis compared with medical treatment in the Carotid And Vertebral Artery Transluminal Angioplasty Study (CAVATAS): a randomized trial, *Stroke*, vol. 38, no. 5, pp. 1526–1530.

de Lusignan, S, Belsey, J, Hague, N, Dhoul, N, & van Vlymen J, 2006, Audit-based education to reduce suboptimal management of cholesterol in primary care: a before and after study, *Journal of Public Health*, vol. 28, no. 4, pp. 361–369.

DeBakey, ME, 1975, Successful carotid endarterectomy for cerebrovascular insufficiency. Nineteen-year follow-up, *Journal of the American Medical Association*, vol. 233, no. 10, pp. 1083–1085.

DeLemos, CD, Atkinson, RP, Croopnick, SL, Wentworth, DA, & Akins, PT, 2003, How effective are 'community' stroke screening programs at improving stroke knowledge and prevention practices? Results of a 3-month follow-up study, *Stroke*, vol. 34, no. 12, p. e247–e249.

Dennis, MS, Bamford, JM, Sandercock, PA, & Warlow, CP, 1989, Incidence of transient ischemic attacks in Oxfordshire, England, *Stroke*, vol. 20, no. 3, pp. 333–339.

Department of Health, 2001, *The National Service Framework for Older People*, Department of Health, London.

Department of Health, 2007, *National Stroke Strategy*, Department of Health, London.

Department of Health, 2008, *Implementing the National Stroke Strategy – An Imaging Guide*, Department of Health, London.

Diabetes Control and Complications Trial Research Group (DCCTRG), 1993, The effect of intensive treatment of diabetes on the development and progression of long term complications in insulin dependent diabetes mellitus, *New England Journal of Medicine*, vol. 329, pp. 977–986.

Diener, HC, Cunha, L, Forbes, C, Sivenius, J, Smets, P et al., 1996, European Stroke Prevention Study. 2. Dipyridamole and acetylsalicylic acid in the secondary prevention of stroke, *Journal of Neurological Sciences*, vol. 143, no. 1–2, pp. 1–13.

Diener, HC, Bogousslavsky, J, Brass, LM, Cimminiello, C, Csiba, L et al., 2004, Aspirin and clopidogrel compared with clopidogrel alone after recent ischaemic stroke or transient ischaemic attack in high-risk patients (MATCH): randomised, double-blind, placebo-controlled trial, *Lancet*, vol. 364, no. 9431, pp. 331–337.

Donnan, GA, You, R, Thrift, A, & McNeil, JJ, 1993, Smoking as a risk factor for stroke, *Cerebrovascular Diseases*, vol. 3, pp. 129–138.

Drugs and Therapeutics Bulletin, 2004, Ezetimibe – a new cholesterol-lowering drug, *Drugs and Therapeutics Bulletin 2004*, vol. 42, Sept., pp. 65–67.

Drugs and Therapeutics Bulletin, 2007, Which statin, what dose? *Drugs and Therapeutics Bulletin 2007*, vol. 45, May, pp. 33–37.

EAFT (European Atrial Fibrillation Trial) Study Group, 1993, Secondary prevention in non-rheumatic atrial fibrillation after transient ischaemic attack or minor stroke, *Lancet*, vol. 342, pp. 1255–1262.

Eastcott, HH, Pickering, GW, & Rob CG, 1954, Reconstruction of internal carotid artery in a patient with intermittent attacks of hemiplegia, *Lancet*, vol. 267, no. 6846, pp. 994–996.

Easton, JD, & Sherman, DG, 1977, Stroke and mortality rate in carotid endarterectomy: 228 consecutive operations, *Stroke*, vol. 8, no. 5, pp. 565–568.

Eliasziw, M, Kennedy, J, Hill, MD, Buchan, AM, & Barnett, HJ, 2004, Early risk of stroke after a transient ischemic attack in patients with internal carotid artery disease, *Canadian Medical Association Journal*, vol. 170, no. 7, pp. 1105–1109.

European Carotid Surgery Trialists' Collaborative Group (ECSTCG), 1991, MRC European Carotid Surgery Trial: interim results for symptomatic patients with severe (70–99%) or with mild (0–29%) carotid stenosis. European Carotid Surgery Trialists' Collaborative Group, *Lancet*, vol. 337, no. 8752, pp. 1235–1243.

European Carotid Surgery Trialists' Collaborative Group (ECSTCG), 1998, Randomised trial of endarterectomy for recently symptomatic carotid stenosis: final results of the MRC European Carotid Surgery Trial (ECST), *Lancet*, vol. 351, no. 9113, pp. 1379–1387.

Evenson, KR, Rosamond, WD, & Morris, DL, 2001, Prehospital and in-hospital delays in acute stroke care, *Neuroepidemiology*, vol. 20, no. 2, pp. 65–76.

Fairhead, JF, & Rothwell, PM, 2006, Underinvestigation and undertreatment of carotid disease in elderly patients with transient ischaemic attack and stroke: comparative population based study, *British Medical Journal*, vol. 333, no. 7567, pp. 525–527.

Ferro, JM, Melo, TP, Oliveira, V, Crespo, M, Canhao, P et al., 1994, An analysis of the admission delay of acute stroke, *Cerebrovascular Diseases*, vol. 4, pp. 72–75.

Fields, WS, Maslenikov, V, Meyer, JS, Hass, WK, Remington, RD et al., 1970, Joint study of extracranial arterial occlusion. V. Progress report of prognosis following surgery or nonsurgical treatment for transient cerebral ischemic attacks and cervical carotid artery lesions, *Journal of the American Medical Association*, vol. 211, no. 12, pp. 1993–2003.

Furlan, AJ, 2006, Carotid-artery stenting – case open or closed? *New England Journal of Medicine*, vol. 355, no. 16, pp. 1726–1729.

GALA Trial Collaborative Group, 2008, General anaesthesia versus local anaesthesia for carotid surgery (GALA): a multicentre, randomised controlled trial, *Lancet*, vol. 372, no. 9656, pp. 2132–2142.

Goldstein, LB, & Rothwell, PM, 2007, Primary prevention and health services delivery, *Stroke*, vol. 38, no. 2, pp. 222–224.

Gorelick, PB, 2007, Combining aspirin with oral anticoagulant therapy: is this a safe and effective practice in patients with atrial fibrillation? *Stroke*, vol. 38, no. 5, pp. 1652–1654.

Hacke, W, Kaste, M, Bluhmki, E, Brozman, M, Davalos, A et al., 2008, Thrombolysis with alteplase 3 to 4.5 hours after acute ischemic stroke, *New England Journal of Medicine*, vol. 359, pp. 1317–1329.

Halliday, A, Mansfield, A, Marro, J, Peto, C, Peto, R et al., 2004, Prevention of disabling and fatal strokes by successful carotid endarterectomy in patients without recent neurological symptoms: randomised controlled trial, *Lancet*, vol. 363, no. 9420, pp. 1491–1502.

Handschu, R, Reitmayer, M, Raschick, M, Erbguth, F, Neundorfer, B et al., 2006, First aid in acute stroke : introducing a concept of first action to laypersons, *Journal of Neurology*, vol. 253, no. 10, pp. 1342–1346.

Hankey, GJ, 2006, *Stroke Treatment and Prevention*, Cambridge University Press, Cambridge.

Hankey, GJ, Slattery, JM, & Warlow, CP, 1991, The prognosis of hospital-referred transient ischaemic attacks, *Journal of Neurology, Neurosurgery and Psychiatry*, vol. 54, no. 9, pp. 793–802.

Harraf, F, Sharma, AK, Brown, MM, Lees, KR, Vass, RI et al., 2002, A multicentre observational study of presentation and early assessment of acute stroke, *British Medical Journal*, vol. 325, no. 7354, p. 17.

Hart, RG, & Halperin, JL, 2001, Atrial fibrillation and stroke: concepts and controversies, *Stroke*, vol. 32, no. 3, pp. 803–808.

Heart Outcomes Prevention Evaluation (HOPE) Study Investigators, 2000, Effects of ramipril on cardiovascular and microvascular outcomes in people with diabetes mellitus: results of the HOPE study and MICRO-HOPE substudy, *Lancet*, vol. 355, p. 253.

Heart Protection Study Collaborative Group (HPSCG), 2002, MRC/BHF Heart Protection Study of cholesterol lowering with simvastatin in 20 536 high-risk individuals: a randomised placebo-controlled trial, *Lancet*, vol. 360, no. 9326, pp. 7–22.

Heart Protection Study Collaborative Group (HPSCG), 2004, Effects of cholesterol-lowering with simvastatin on stroke and other major vascular events in 20 536 people with cerebrovascular disease or other high risk conditions, *Lancet*, vol. 363, pp. 757–767.

Heart Protection Study Collaborative Group (HPSCG), 2006, Lifetime cost effectiveness of simvastatin in a range of risk groups and age groups derived from a randomised trial of 20,536 people, *British Medical Journal*, vol. 333, p. 1145.

Hooper, L, Bartlett, C, Davey, SG, & Ebrahim, S, 2004, Advice to reduce dietary salt for prevention of cardiovascular disease, *Cochrane Database of Systematic Reviews*, no. 1, CD003656.

Howard, G, McClure, LA, Krakauer, JW, & Coffey, CS, 2007, Stroke and the statistics of the aspirin/clopidogrel secondary prevention trials, *Current Opinion in Neurology*, vol. 20, no. 1, pp. 71–77.

Hughes, JR, Stead, LF, & Lancaster, T, 2003, Antidepressants for smoking cessation, *Cochrane Database of Systematic Reviews* no. 2, CD000031.

Hunt, JR, 1914, The role of the carotid arteries in the causation of vascular lesions of the brain, with remarks on certain special features of the symptomatology, *American Journal of the Medical Sciences*, vol. 147, pp. 704–713.

Intercollegiate Stroke Working Party, 2008, *National Sentinel Stroke Audit. Phase 1 Organisational audit 2008*. Report for England, Wales and Northern Ireland, Royal College of Physicians, London.

Johnsen, SP, Overvad, K, Stripp, C, Tjonneland, A, Husted, SE et al., 2003, Intake of fruit and vegetables and the risk of ischemic stroke in a cohort of Danish men and women, *American Journal of Clinical Nutrition*, vol. 78, no. 1, pp. 57–64.

Johnston, SC, Gress, DR, Browner, WS, & Sidney, S, 2000, Short-term prognosis after emergency department diagnosis of TIA, *Journal of the American Medical Association*, vol. 284, no. 22, pp. 2901–2906.

Johnston, SC, Fayad, PB, Gorelick, PB, Hanley, DF, Shwayder, P et al., 2003, Prevalence and knowledge of transient ischemic attack among US adults, *Neurology*, vol. 60, no. 9, pp. 1429–1434.

Johnston, SC, Rothwell, PM, Nguyen-Huynh, MN, Giles, MF, Elkins, JS et al., 2007, Validation and refinement of scores to predict very early stroke risk after transient ischaemic attack, *Lancet*, vol. 369, no. 9558, pp. 283–292.

Joseph, LN, Babikian, VL, Allen, NC, & Winter, MR, 1999, Risk factor modification in stroke prevention: the experience of a stroke clinic, *Stroke*, vol. 30, no. 1, pp. 16–20.

Jurgens, G, Graudal, NA, 2004, Effects of low sodium diet versus high sodium diet on blood pressure, renin, aldosterone, catecholamines, cholesterols, and triglyceride, *Cochrane Database of Systematic Reviews* no. 1, CD004022.

Kappelle, LJ, Koudstaal, PJ, van Gijn, J, Ramos, LM, & Keunen, JE, 1988, Carotid angiography in patients with lacunar infarction. A prospective study, *Stroke*, vol. 19, no. 9, pp. 1093–1096.

Kennedy, J, Hill, MD, Eliasziw, M, Buchan, AM, & Barnett, HJ, 2002, Short-term prognosis following acute cerebral ischaemia, *Stroke*, vol. 33, p. 382.

Kothari, R, Sauerbeck, L, Jauch, E, Broderick, J, Brott, T et al., 1997, Patients' awareness of stroke signs, symptoms, and risk factors, *Stroke*, vol. 28, no. 10, pp. 1871–1875.

Koudstaal, PJ, Gerritsma, JG, & van Gijn J, 1989, Clinical disagreement on the diagnosis of transient ischemic attack: is the patient or the doctor to blame? *Stroke*, vol. 20, no. 2, pp. 300–301.

Kraaijeveld, CL, van Gijn J, Schouten, HJ, & Staal, A, 1984, Interobserver agreement for the diagnosis of transient ischemic attacks, *Stroke*, vol. 15, no. 4, pp. 723–725.

Kumar, S, & Caplan, LR, 2007, Why identification of stroke syndromes is still important, *Current Opinion in Neurology*, vol. 20, no. 1, pp. 78–82.

Kurth, T, Gaziano, JM, Berger, K, Kase, CS, Rexrode, KM et al., 2002, Body mass index and the risk of stroke in men, *Archives of Internal Medicine*, vol. 162, no. 22, pp. 2557–2562.

Lamy, C, Hamon, JB, Coste, J, & Mas, JL, 2000, Ischemic stroke in young women: risk of recurrence during subsequent pregnancies. French Study Group on Stroke in Pregnancy, *Neurology*, vol. 55, no. 2, pp. 269–274.

Lawes, CM, Bennett, DA, Feigin, VL, & Rodgers, A, 2004, Blood pressure and stroke: an overview of published reviews, *Stroke*, vol. 35, no. 3, pp. 776–785.

Lee, CD, Folsom, AR & Blair, SN, 2003, Physical activity and stroke risk. A meta analysis, *Stroke*, vol. 34, pp. 2475–2481.

Levy, DE, 1988, How transient are transient ischemic attacks? *Neurology*, vol. 38, no. 5, pp. 674–677.

Lovett, JK, Coull, AJ, & Rothwell, PM, 2004, Early risk of recurrence by subtype of ischemic stroke in population-based incidence studies, *Neurology*, vol. 62, no. 4, pp. 569–573.

Maasland, L, Koudstaal, PJ, Habbema, JD, & Dippel, DW, 2007, Knowledge and understanding of disease process, risk factors and treatment modalities in patients with a recent TIA or minor ischemic stroke, *Cerebrovascular Diseases*, vol. 23, no. 5–6, pp. 435–440.

Mant, J, Wade, D, & Winner, S, 2004, Health care needs assessment: stroke, in *Health Care Needs Assessment: The Epidemiologically Based Needs Assessment Reviews*, 2nd edn, A Stevens et al., eds., Radcliffe Medical Press, Oxford.

Mant, J, Hobbs, FD, Fletcher, K, Roalfe, A, Fitzmaurice, D et al., 2007, Warfarin versus aspirin for stroke prevention in an elderly community population with atrial fibrillation (the Birmingham Atrial Fibrillation Treatment of the Aged Study, BAFTA): a randomised controlled trial, *Lancet*, vol. 370, no. 9586, pp. 493–503.

Markus, HS, Droste, DW, Kaps, M, Larrue, V, Lees, KR et al., 2005, Dual antiplatelet therapy with clopidogrel and aspirin in symptomatic carotid stenosis evaluated using doppler embolic signal detection: the Clopidogrel and Aspirin for Reduction of Emboli in Symptomatic Carotid Stenosis (CARESS) trial, *Circulation*, vol. 111, no. 17, pp. 2233–2240.

Martin, PJ, Young, G, Enevoldson, TP, & Humphrey, PR, 1997, Overdiagnosis of TIA and minor stroke: experience at a regional neurovascular clinic, *Quarterly Journal of Medicine*, vol. 90, no. 12, pp. 759–763.

Molyneux, A, Kerr, R, Stratton, I, Sandercock, P, Clarke, M et al., 2002, International Subarachnoid Aneurysm Trial (ISAT) of neurosurgical clipping versus endovascular coiling in 2143 patients with ruptured intracranial aneurysms: a randomised trial, *Lancet*, vol. 360, no. 9342, pp. 1267–1274.

Mouradian, MS, Majumdar, SR, Senthilselvan, A, Khan, K, & Shuaib, A, 2002, How well are hypertension, hyperlipidemia, diabetes, and smoking managed after a stroke or transient ischemic attack? *Stroke*, vol. 33, no. 6, pp. 1656–1659.

Muir, KW, 2004, Secondary prevention for stroke and transient ischaemic attacks, *British Medical Journal*, vol. 328, no. 7435, pp. 297–298.

Muller-Nordhorn, J, Nolte, CH, Rossnagel, K, Jungehulsing, GJ, Reich, A et al., 2006, Knowledge about risk factors for stroke: a population-based survey with 28,090 participants, *Stroke*, vol. 37, no. 4, pp. 946–950.

Murie, JA, & Morris, PJ, 1986, Carotid endarterectomy in Great Britain and Ireland, *British Journal of Surgery*, vol. 73, no. 11, pp. 867–870.

Muuronen, A, 1984, Outcome of surgical treatment of 110 patients with transient ischemic attack, *Stroke*, vol. 15, no. 6, pp. 959–964.

National Audit Office (NAO), 2005, *Reducing Brain Damage – Faster Access to Better Stroke Care*, The Stationery Office, London.

National Collaborating Centre for Chronic Conditions (NCCCC), 2008, *Stroke: National Clinical Guideline for Diagnosis and Initial Management of Acute Stroke And Transient Ischaemic Attack (TIA)*, Royal College of Physicians (RCP), London.

National Institute for Health and Clinical Excellence (NICE), 2005, *Technological Appraisal 90 Clopidogrel and Dipyridamole for the Prevention Of Artherosclerotic Events*, NICE, London.

National Institute for Health and Clinical Excellence (NICE), 2008, *Stroke: The Diagnosis and Acute Management of Stroke and Transient Ischaemic Attacks*, NICE, *nosis and Acute Management of Stroke and Transient Ischaemic Attacks*, NICE, London.

National Institutes of Health, 1975, A classification and outline of cerebrovascular diseases, *Stroke*, vol. 6, pp. 564–616.

Naylor, AR, Rothwell, PM, & Bell, PR, 2003, Overview of the principal results and secondary analyses from the European and North American randomised trials of endarterectomy for symptomatic carotid stenosis, *European Journal of Vascular and Endovascular Surgery*, vol. 26, no. 2, pp. 115–129.

Nedeltchev, K, der Maur, TA, Georgiadis, D, Arnold, M, Caso, V et al., 2005, Ischaemic stroke in young adults: predictors of outcome and recurrence, *Journal of Neurology, Neurosurgery and Psychiatry*, vol. 76, no. 2, pp. 191–195.

North American Symptomatic Carotid Endarterectomy Trial Collaborators (NASCETC), 1991, Beneficial effect of carotid endarterectomy in symptomatic patients with high-grade stenosis, *New England Journal of Medicine*, vol. 325, pp. 445–453.

Pancioli, AM, Broderick, J, Kothari, R, Brott, T, Tuchfarber, A et al., 1998, Public perception of stroke warning signs and knowledge of potential risk factors, *Journal of the American Medical Association*, vol. 279, no. 16, pp. 1288–1292.

Parahoo, K, Thompson, K, Cooper, M, Stringer, M, Ennis, E et al., 2003, Stroke: awareness of the signs, symptoms and risk factors – a population-based survey, *Cerebrovascular Diseases*, vol. 16, no. 2, pp. 134–140.

Perry, IJ, Refsum, H, Morris, RW, Ebrahim, SB, Ueland, PM et al., 1995, Prospective study of serum total homocysteine concentration and risk of stroke in middle-aged British men, *Lancet*, vol. 346, no. 8987, pp. 1395–1398.

Peto, R, Lopez, AD, Boreham, J, Thun, M, & Heath Jr, C, 1994, *Mortality from Smoking in Developed in Developed Countries 1950–2000: Indirect Estimates from National Vital Statistics*, Oxford University Press, Oxford.

Pokras, R, & Dyken, ML, 1988, Dramatic changes in the performance of endarterectomy for diseases of the extracranial arteries of the head, *Stroke*, vol. 19, no. 10, pp. 1289–1290.

Powers, WJ, 2001, Oral anticoagulant therapy for the prevention of stroke, *New England Journal of Medicine*, vol. 345, no. 20, pp. 1493–1495.

PROGRESS Collaborative Group, 2001, Randomised trial of a perindopril-based blood pressure lowering regimen among 6105 individuals with previous stroke or transient ischaemic attack, *Lancet*, vol. 358, pp. 1033–1041.

Rashid, P, Leonardi-Bee, J, & Bath, P, 2003, Blood pressure reduction and secondary prevention of stroke and other vascular events: a systematic review, *Stroke*, vol. 34, no. 11, pp. 2741–2748.

Reckless, JP, 2006, Diabetes and lipid lowering: where are we? *British Medical Journal*, vol. 332, no. 7550, pp. 1103–1104.

Reynolds, K, Lewis, B, Nolen, JD, Kinney, GL, Sathya, B et al., 2003, Alcohol consumption and risk of stroke: a meta-analysis, *Journal of the American Medical Association*, vol. 289, no. 5, pp. 579–588.

Rice, VH, & Stead, LF, 2004, Nursing interventions for smoking cessation, *Cochrane Database of Systematic Reviews* no. 1, CD001188.

Rinkel, GJ, Feigin, VL, Algra, A, van den Bergh, WM, Vermeulen, M et al., 2005, Calcium antagonists for aneurysmal subarachnoid haemorrhage, *Cochrane Database of Systematic Reviews* no. 1, CD000277.

Rose, G, 1981, Strategy of prevention: lessons from cardiovascular disease, *British Medical Journal*, vol. 282, no. 6279, pp. 1847–1851.

Rosenstock, IM, 2005, Why people use health services, *Milbank Quarterly*, vol. 83, pp. 1–32.

Rothwell, PM, Slattery, J, & Warlow, CP, 1996, A systematic review of the risks of stroke and death due to endarterectomy for symptomatic carotid stenosis, *Stroke*, vol. 27, no. 2, pp. 260–265.

Rothwell, PM, Eliasziw, M, Gutnikov, SA, Warlow, CP, & Barnett, HJ, 2004, Endarterectomy for symptomatic carotid stenosis in relation to clinical subgroups and timing of surgery, *Lancet*, vol. 363, no. 9413, pp. 915–924.

Rothwell, PM, Giles, MF, Flossmann, E, & Nielsen, E, 2006, A simple score (ABCD) to identify individuals at high early risk of stroke after transient ischemic attack, *Journal of Emergency Medicine*, vol. 30, no. 2, pp. 251–252.

Rothwell, PM, Giles, MF, Chandratheva, A, Marquardt, L, Geraghty, O et al., 2007, Effect of urgent treatment of transient ischaemic attack and minor stroke on early recurrent stroke (EXPRESS study): a prospective population-based sequential comparison, *Lancet*, vol. 370, no. 9596, pp. 1432–1442.

Rudd, AG, Lowe, D, Hoffman, A, Irwin, P, & Pearson, M, 2004, Secondary prevention for stroke in the United Kingdom: results from the National Sentinel Audit of Stroke, *Age and Ageing*, vol. 33, no. 3, pp. 280–286.

Sacco, RL, Foulkes, MA, Mohr, JP, Wolf, PA, Hier, DB et al., 1989, Determinants of early recurrence of cerebral infarction. The Stroke Data Bank, *Stroke*, vol. 20, no. 8, pp. 983–989.

Sajid, MS, Vijaynagar, B, Singh, P, & Hamilton, G, 2007, Literature review of cranial nerve injuries during carotid endarterectomy, *Acta Chirurgica Belgica*, vol. 107, no. 1, pp. 25–28.

Sappok, T, Faulstich, A, Stuckert, E, Kruck, H, Marx, P et al., 2001, Compliance with secondary prevention of ischemic stroke: a prospective evaluation, *Stroke*, vol. 32, no. 8, pp. 1884–1889.

Schrader, J, Luders, S, Kulschewski, A, Hammersen, F, Plate, K et al., 2005, Morbidity and mortality after stroke: eprosartan compared with nitrendipine for secondary prevention: principal results of a prospective randomized controlled study (MOSES), *Stroke*, vol. 36, pp. 1218–1226.

Scientific Advisory Committee on Nutrition, 2003, *Salt and Health*, The Stationery Office, London.

Sever, PS, Dahlof, B, Poulter, NR, Wedel, H, Beevers, G et al., 2003, Prevention of coronary and stroke events with atorvastatin in hypertensive patients who have average or lower-than-average cholesterol concentrations, in the Anglo-Scandinavian Cardiac Outcomes Trial–Lipid Lowering Arm (ASCOT-LLA): a multicentre randomised controlled trial, *Lancet*, vol. 361, no. 9364, pp. 1149–1158.

SHEP Cooperative Research Group, 1991, Prevention of stroke by antihypertensive drug treatment in older persons with isolated systolic hypertension: final results of the Systolic Hypertension in the Elderly Program (SHEP), *Journal of the American Medical Association*, vol. 265, pp. 3255–3264.

Shinton, R, & Beevers, G, 1989, Meta-analysis of relation between cigarette smoking and stroke, *British Medical Journal*, vol. 298, no. 6676, pp. 789–794.

Silagy, C, Lancaster, T, Stead, L, Mant, D, & Fowler, G, 2004, Nicotine replacement therapy for smoking cessation, *Cochrane Database of Systematic Reviews* no. 3, CD000146.

Skerrett, PJ, & Hennekens, CH, 2003, Consumption of fish and fish oils and decreased risk of stroke, *Prevention Cardiology*, vol. 6, no. 1, pp. 38–41.

Slavish, LG, Nicholas, GG, & Gee, W, 1984, Review of a community hospital experience with carotid endarterectomy, *Stroke*, vol. 15, no. 6, pp. 956–959.

Stam, J, 2005, Thrombosis of the cerebral veins and sinuses, *New England Journal of Medicine*, vol. 352, no. 17, pp. 1791–1798.

Stern, EB, Berman, M, Thomas, JJ, & Klassen, AC, 1999, Community education for stroke awareness: an efficacy study, *Stroke*, vol. 30, no. 4, pp. 720–723.

Straus, SE, Majumdar, SR, & McAlister, FA, 2002, New evidence for stroke prevention: scientific review, *Journal of the American Medical Association*, vol. 288, no. 11, pp. 1388–1395.

Sudlow, C, 2007, Dipyridamole with aspirin is better than aspirin alone in preventing vascular events after ischaemic stroke or TIA, *British Medical Journal*, vol. 334, no. 7599, p. 901.

The ACTIVE Investigator, 2006, Clopidogrel plus aspirin versus oral anticoagulation for atrial fibrillation in the Atrial Fibrillation Clopidogrel Trial with Irbesartan for Prevention of Vascular Events: a randomised controlled trial, *Lancet*, vol. 367, pp. 1903–1912.

The ESPRIT Study Group, 2006, Aspirin plus dipyridamole versus aspirin alone after cerebral ischaemia of arterial origin (ESPRIT): randomised controlled trial., *Lancet*, vol. 367, no. 9523, pp. 1665–1673.

The European Stroke Initiative Writing Committee for the EUSI Executive Committee, 2006, Recommendations for the management of intracranial haemorrhage – Part I: Spontaneous intracerebral haemorrhage, *Cerebrovascular Diseases*, vol. 22, pp. 294–316.

Tones, K, & Green, J, 2004, *Health Promotion: Planning and Strategies*, Sage, London.

Toole, JF, 2004, Surgery for carotid artery stenosis, *British Medical Journal*, vol. 329, no. 7467, pp. 635–636.

Topol, EJ, 2004, Intensive statin therapy – a sea change in cardiovascular prevention, *New England Journal of Medicine*, vol. 350, no. 15, pp. 1562–1564.

UK Prospective Diabetes Study Group, 1998, Intensive blood-glucose control with sulphonylureas or insulin compared with conventional treatment and risk of complications in patients with type 2 diabetes, *Lancet*, vol. 352, no. 9131, pp. 837–853.

University Group Diabetes Program, 1970, A study of the effects of hypoglycemic agents on vascular complications in patients with adult-onset diabetes. II. Mortality results, *Diabetes*, vol. 19 Suppl, pp. 789–830.

Vascular Society, 2004, *Fourth National Vascular Database Report*, http://www.vascularsociety.org.uk/Docs.nvdr2004.pdf (Accessed 27/12/06), Vascular Society of Great Britain and Ireland; accessed 12 May 2009.

average or lower-than-average cholesterol concentrations, in the Anglo-Scandinavian Cardiac Outcomes Trial–Lipid Lowering Arm (ASCOT-LLA): a multicentre randomised controlled trial, *Lancet*, vol. 361, no. 9364, pp. 1149–1158.

SHEP Cooperative Research Group, 1991, Prevention of stroke by antihypertensive drug treatment in older persons with isolated systolic hypertension: final results of the Systolic Hypertension in the Elderly Program (SHEP), *Journal of the American Medical Association*, vol. 265, pp. 3255–3264.

Shinton, R, & Beevers, G, 1989, Meta-analysis of relation between cigarette smoking and stroke, *British Medical Journal*, vol. 298, no. 6676, pp. 789–794.

Silagy, C, Lancaster, T, Stead, L, Mant, D, & Fowler, G, 2004, Nicotine replacement therapy for smoking cessation, *Cochrane Database of Systematic Reviews* no. 3, CD000146.

Skerrett, PJ, & Hennekens, CH, 2003, Consumption of fish and fish oils and decreased risk of stroke, *Prevention Cardiology*, vol. 6, no. 1, pp. 38–41.

Slavish, LG, Nicholas, GG, & Gee, W, 1984, Review of a community hospital experience with carotid endarterectomy, *Stroke*, vol. 15, no. 6, pp. 956–959.

Stam, J, 2005, Thrombosis of the cerebral veins and sinuses, *New England Journal of Medicine*, vol. 352, no. 17, pp. 1791–1798.

Stern, EB, Berman, M, Thomas, JJ, & Klassen, AC, 1999, Community education for stroke awareness: an efficacy study, *Stroke*, vol. 30, no. 4, pp. 720–723.

Straus, SE, Majumdar, SR, & McAlister, FA, 2002, New evidence for stroke prevention: scientific review, *Journal of the American Medical Association*, vol. 288, no. 11, pp. 1388–1395.

Sudlow, C, 2007, Dipyridamole with aspirin is better than aspirin alone in preventing vascular events after ischaemic stroke or TIA, *British Medical Journal*, vol. 334, no. 7599, p. 901.

The ACTIVE Investigator, 2006, Clopidogrel plus aspirin versus oral anticoagulation for atrial fibrillation in the Atrial Fibrillation Clopidogrel Trial with Irbesartan for Prevention of Vascular Events: a randomised controlled trial, *Lancet*, vol. 367, pp. 1903–1912.

The ESPRIT Study Group, 2006, Aspirin plus dipyridamole versus aspirin alone after cerebral ischaemia of arterial origin (ESPRIT): randomised controlled trial., *Lancet*, vol. 367, no. 9523, pp. 1665–1673.

The European Stroke Initiative Writing Committee for the EUSI Executive Committee, 2006, Recommendations for the management of intracranial haemorrhage – Part I: Spontaneous intracerebral haemorrhage, *Cerebrovascular Diseases*, vol. 22, pp. 294–316.

Tones, K, & Green, J, 2004, *Health Promotion: Planning and Strategies*, Sage, London.

Toole, JF, 2004, Surgery for carotid artery stenosis, *British Medical Journal*, vol. 329, no. 7467, pp. 635–636.

Topol, EJ, 2004, Intensive statin therapy – a sea change in cardiovascular prevention, *New England Journal of Medicine*, vol. 350, no. 15, pp. 1562–1564.

UK Prospective Diabetes Study Group, 1998, Intensive blood-glucose control with sulphonylureas or insulin compared with conventional treatment and risk of complications in patients with type 2 diabetes, *Lancet*, vol. 352, no. 9131, pp. 837–853.

University Group Diabetes Program, 1970, A study of the effects of hypoglycemic agents on vascular complications in patients with adult-onset diabetes. II. Mortality results, *Diabetes*, vol. 19 Suppl, pp. 789–830.

Vascular Society, 2004, *Fourth National Vascular Database Report*, http://www. vascularsociety.org.uk/Docs.nvdr2004.pdf (Accessed 27/12/06), Vascular Society of Great Britain and Ireland; accessed 12 May 2009.

Wardlaw, JM, Chappell, FM, Best, JJ, Wartolowska, K, & Berry, E, 2006, Non-invasive imaging compared with intra-arterial angiography in the diagnosis of symptomatic carotid stenosis: a meta-analysis, *Lancet*, vol. 367, no. 9521, pp. 1503–1512.

Warshafsky, S, Packard, D, Marks, SJ, Sachdeva, N, Terashita, DM et al., 1999, Efficacy of 3-hydroxy-3-methylglutaryl coenzyme A reductase inhibitors for prevention of stroke, *Journal of General Internal Medicine*, vol. 14, no. 12, pp. 763–774.

West, R, McNeill, A, & Raw, M, 2000, Smoking cessation guidelines for professionals: and update, *Thorax*, vol. 55, pp. 987–999.

Wilcox, R, Bousser, MG, Betteridge, DJ, Schernthaner, G, Pirags, V et al., 2007, Effects of pioglitazone in patients with type 2 diabetes with or without previous stroke: results from PROactive (PROspective pioglitAzone Clinical Trial In macroVascular Events 04), *Stroke*, vol. 38, no. 3, pp. 865–873.

Williams, LS, Bruno, A, Rouch, D, & Marriott, DJ, 1997, Stroke patients' knowledge of stroke. Influence on time to presentation, *Stroke*, vol. 28, no. 5, pp. 912–915.

Winslow, CM, Solomon, DH, Chassin, MR, Kosecoff, J, Merrick, NJ et al., 1988, The appropriateness of carotid endarterectomy, *New England Journal of Medicine*, vol. 318, no. 12, pp. 721–727.

Wolf, PA, 1998, Prevention of stroke, *Lancet*, vol. 352 Suppl 3, pp. S1115–S1118.

Wolf, PA, D'Agostino, RB, Kannel, WB, Bonita, R, & Belanger, AJ, 1988, Cigarette smoking as a risk factor for stroke. The Framingham Study, *JAMA*, vol. 259, no. 7, pp. 1025–1029.

Yoon, SS, & Byles, J, 2002, Perceptions of stroke in the general public and patients with stroke: a qualitative study, *British Medical Journal*, vol. 324, no. 7345, pp. 1065–1068.

Yoon, SS, Heller, RF, Levi, C, Wiggers, J, & Fitzgerald, PE, 2001, Knowledge of stroke risk factors, warning symptoms and treatment among an Australian urban population, *Stroke*, vol. 32, pp. 1926–1930.

Young, GR, Sandercock, PA, Slattery, J, Humphrey, PR, Smith, ET et al., 1996, Observer variation in the interpretation of intra-arterial angiograms and the risk of inappropriate decision about carotid endarterectomy, *Journal of Neurology, Neurosurgery and Psychiatry*, vol. 60, pp. 152–157.

Zeiger, HE, Jr, Zampella, EJ, Naftel, DC, McKay, RD, Varner, PD, & Morawetz, RB, 1987, A prospective analysis of 142 carotid endarterectomies for occlusive vascular disease, 1979–1985, *Journal of Neurosurgery*, vol. 67, no. 4, pp. 540–544.

第十四章　康复患者和协助者的长期支持

要点

1. 脑卒中患者居家看护，需要机构、患者及协助者之间共同精心策划、组织和沟通。
2. 除了评估脑卒中患者外，还要评估和管理陪护者的个人需求和境况。
3. 脑卒中患者及其协助者已逐渐成为疾病管理的专家。
4. 康复与职业化康复的安排应考虑患者的意愿。
5. 需要脑卒中患者定期复查，以便为他及协助者适当地提供其他服务、组织和信息。

……只是坐下来，像正常人一样看其他人，而不是作为脑卒中受害者或脑卒中康复患者（实话说我不是特别喜欢这个称呼）。

……因为我并不觉得我是一名脑卒中幸存者，我觉得我正在抗争，我正在和脑卒中抗争，但我并不想被称为一名抗争者，我只是一个人，我觉得有时是一个被忽略的人。

c.DIPEx（http://www.healthtalkonline.org）

一、引言

本章探讨脑卒中患者的长期支持和治疗现状。长期支持的时间是指脑卒中后 3～6 个月的时间段，这通常也是出院计划早期的支持时间段（见第十一章），本章将讲述"真正"的长期。由于约 1/3 的脑卒中患者在发病后 1 年仍不能自理，因此他们及家属长期存在生活质量低下的问题（Wolfe 1996）。显然，专业人员需要辨别和处理这些问题；并尽可能在第一时间防止问题的发生和发展。

通常脑卒中患者应在疗养院进行康复，但实际大多数会选择居家照护（Australian Bureau of Statistics 2003；Office for National Statistics 2003）。因此脑卒中被描述为一种"家庭疾病"，它可能会影响整个家庭的生理、心理状况，以及社会地位和经济水平（Mackenzie et al. 2007）。

　　本章在强调陪护者的需要和专业人员如何支持长期护理前，首先介绍了脑卒中患者自己所关心的长期支持和管理。这种双重关注是很重要的，因为陪护者常提出，专业人员仅仅关注脑卒中患者的需要而忽略了他们的需要（Low et al. 2004）。出院计划是提供长期支持的第一步，帮助患者做好回家的准备是医院过渡到家庭的关键要素之一。并建立长期照护体系计划。这是一个关键的过渡，当然并不是唯一的。

　　过渡或转换护理模式（Young & Forster 2007）可以帮助我们更好理解为脑卒中患者及相关人群提供长期支持的一些广义原则。"那些相关人群"，这种说法通常指的是患者的家人或伙伴，但也可能包括朋友、邻居和更多的支持者。当今，脑卒中患者及相关人群得到越来越多的关注，专业人员也越来越需要准确判断长期支持的内容及对象（Dowswell et al . 2000）。

二、出院

（一）出院计划

　　有效的出院计划是改善患者预后的至关重要的环节（Intercollegiate Stroke Working Party 2008）。现阶段由于准备不充分、医疗保健团队间协调不到位、以及医院和社区服务之间沟通不足等，往往导致出院计划的有效性不足（Close & Tierney 1993；McKenna et al. 2000）。同时也面临许多挑战：如医院工作人员不能及时安排患者出院；患者和家属可能高估自己的疾病管理能力；社区和社会保健服务资源有限（Bull& Roberts 2001）。

　　出院计划安排得当，能确保脑卒中患者所需的各种服务之间衔接顺畅、提供高质量的连续性护理，并能提高患者和陪护者的疾病管理方面的知识和能力（Arts et al. 2000；Burton & Gibbon 2005；Dai et al. 2003）。出院计划安排得当能缩短住院时间、避免非计划性入院、并降低医疗费用（Kane et al. 2000；Saposnik et al. 2005）。

--- 案例 14.1　Mary（1）---------------------------------------

　　Mary 是一名 64 岁的单身女性，发病前自己独立生活，脑卒中导致她右半身严重无力，后被收入医院。她有一个 40 多岁已婚的同母异父妹妹 Natalie，和她生活在同一座城市，Natalie 在照顾丈夫和 3 个十几岁的孩子的同时，还从事兼职。随着 Mary 的康复，出院后她似乎不太可能继续独立在家生活。

　　出院计划是一个过程，而不是一个单一的或一次性事件（Shepperd et al. 2004），包括出院前评估、宣教指导、资金、设备等资源的获取、基本医疗保健和社会保障支持、医疗服务的协调及随访（Naylor et al . 1999）。这种跨领域的出院计划应该从入院时就开始拟定（Dai et al. 2003），在出院前由协调员实施（Burton & Gibbon 2005；Haddock 1994；Phillips - Harris 1998）。脑卒中康复时间的不确定性，增加了入院时拟定出院计划的难度，但并不妨碍基本信息的收集和早期照护关键人物的识别。在 Mary 的例子中（见案例 14.1 中），从收集信息开始，如果 Mary 无法提供信息，则可以从其妹处收集信息，包括：患者个人的意愿、社交网、家庭环境等。可帮助了解患者接触的人和事、物理环境、以及其他相关事项。单一的评估过程或一个共享评估可以避免工作的重复。

在拟定出院计划的过程中，考虑纳入陪护者是非常重要的（Department of Health 2003），因为他们无论是反对出院、还是对出院持保留意见，都可以影响患者是否进入长期照护体系中（Zureik et al . 1995）。但陪护者常感到自己没有参与制订出院计划（Brazil et al. 2000）。让陪护者以正确的方式参与进来可能存在困难：原因有患者和陪护者之间的关系比较复杂，专业人员对陪护者的需求了解不充分，陪护者想要独立处理问题（Brereton & Nolan 2000）。因此，可能出现没有充分了解照护资源的问题（Bakas et al. 2002；Kerr & Smith 2001）。

护理团队有责任根据患者和照护者的意愿和能力情况提供专业服务，在案例 14.1 中，Natalie 也许能够提供一些帮助，并且也许实际上她也想如此，但她的能力可能有限。应与可能的陪护者进行交谈，他们的支持不该被认为是理所当然的，这一点在长期护理阶段和出院早期阶段都适用。在医院具备周密详尽的支持服务，而出院后随即获得较少的支持，这种"护理差距"所带来的风险很高。

（二）家庭评估

在患者出院前可进行一次家庭访视，以对患者居家时的自理能力及能否得到支持进行职业化治疗评估（College of Occupational Therapy（COT）2000）。护理团队的其他成员根据情况和能力可参加，但需要告知其探访所带来的结果以及由探访带来的问题。评估患者的运动功能、意愿和环境风险可以帮助更好的识别需求（Welch & Lowes 2005）。但此类访视需要时间和金钱。

由于家庭访视非常有效，能降低跌倒风险、预防二次卒中并提高长期独立活动能力，[Cumming et al. 1999；Nuffield Institute for Health & NHS Centre for Reviews and Dissemination（NHSCRD）1996；Pardessus et al. 2002]，但仍缺乏证据支持（Patterson & Mulley 1999）。由于家庭探视的资源和时间有限，可能会产生负面影响。时间有限可能会增加员工、患者和陪护者的压力，导致探视者主要关注设备和适应方面的问题，缺少时间了解脑卒中患者或其照顾者对未来的疑虑。将来需要进一步的研究以便更好地验证家庭探视在提高出院安全方面的作用及贡献（例如患者的生活质量和重复住院率），并进一步探索最佳探访时间、探访对象、探访效果影响因素等问题（Welch & Lowes 2005）。

（三）做好出院准备的其他方法

为患者和家属提供标准化的指导课程，根据情况使用老年急性病医护（Acute Care for Elders，ACE）措施和脑卒中患者护理模式、以及"有管理的看护"可能是有用的，但未得到验证（Allen et al. 2003；Monane et al. 1996；Reiley et al. 1996）。尽管联络护士被认为在医院和家庭照护人员之间能起到改善沟通和妥善安排出院计划的作用，但仍然会出现问题，如家庭照护人员和所需药物治疗提供不及时。此外，当护士觉得患者出院准备相当好时，患者不认同，经联络护士沟通解决之后，患者的满意程度有所下降（Arts et al. 2000）。

相比之下，患者参与制订的出院计划能够帮助他更好地进行出院准备，如果有朋友和家人参与则更好（Grimmer et al.2006），专业人员—伙伴关系模式通过保持护理和服务信息的持续性而改善出院计划，缩短入院的住院时间（Bull et al. 2000）。此外，陪护者也参与其中，对提供照护则更加积极。关于出院准备的干预方法现有的研究中未提供具体细节。一项比较常规照护管理和集中在医院和家庭之间转换的复杂干预（照护者通过观察治疗学习哪些干预是必要的）（Grasel et al. 2005，2006）的研究显示，除了常规护理，干预组出院前会提前在家中居住一个周末、接受个性化课程培训和家庭陪护心理教育课程培训，出院后 3 个月还将为其提供电话咨询。在出院后的最初 4 周，干预组新发病及跌倒后损伤发生极少，然而，出院后的最初 6 周内，干预组较对照组相比，需要更多门诊护理和社区服务（Grasel et al . 2005）。两年半后，干预组中死亡或因生活不能自理被送到收容机构（休养院或医院）的患者更少，且生活质量更好（Grasel et al . 2006）。

三、长期需求

（一）提高独立性

脑卒中的长期预后差别很大，70% ~ 85% 的患者首次脑卒中后有偏瘫，其中的 60% 在 6 个月后可以实现独立生活。70% 的脑卒中患者在日常生活及行动方面、融入社会及就业方面会遇到明显问题（Churchill1998；Dobkin 2003；Patel et al. 2000）。在美国，15% ~ 30% 的脑卒中患者存在永久性残疾，20% 卒中患者在 3 个月之后进入休养机构（American Heart Association 2003）。一半的脑卒中患者在患病后 3 个月至 5 年之间残疾等级没有变化，而另一半患者病情出现恶化（Wilkinson et al. 1997）。

脑卒中患者需要在协助下进行的日常活动包括洗澡、爬楼梯和穿衣服（Wade & Hewer 1987）。在英国，脑卒中患者，可以从公共服务处获取更多需要，许多患者实行家庭照护和公共服务支持相结合的照护模式（患者自己安排并能支付这部分费用）。

运动障碍是显而易见的，而情绪、认知问题和知觉缺陷通常只有通过特定测试才能发现（Edwards et al. 2006），这些问题均会影响患者的生活质量。一旦回家，运动障碍可能变得更难应付，情绪、认知等问题则变得更明显。这些问题可同时影响患者和陪护者的生活，如脑卒中后尿失禁的问题，难以处理，由于耻辱感和气味、排泄物引起的尴尬会导致患者处于孤立状态（Brittain & Shaw 2007）。

需要特定的测试来评估认知问题，尽管有时在医院就能确定，但不能确认它与脑卒中有关。如未能正确鉴定并治疗问题，可能导致患者与照护者关系破裂，甚至过早地使患者进入护理院（Anderson et al. 1995；Hajek et al. 1997）。这些问题在第九章中详细讨论。

提高患者独立性，不仅需要关注患者健康或医疗效果，也需要关注情感和社会影响。脑卒中康复涉及医疗、社会、教育和职业资源的结合和协调使用，以达到身体、心理、社会和职业的最大程度康复（Schwamm et al . 2005）。鼓励采用积极的应对策略并为患者提供与个人情况相符的信息，以及帮助照护者和康复患者适应生活中所出现的变化，以提高照护者解决问题的能力（Low et al. 1999）。遗留残疾生活是患者一生的挑战，他们需要寻找方法补偿或适应神经系统的缺陷，并且还需要面对他人的歧视和消极态度。许多人说真正的康复工作是在正规的康复治疗结束后，即患者在无专业人员监督的情况下，在实际生活练习实践技巧时开始（Bates et al. 2005），重新开始工作就是这样的一个过渡。

（二）如何帮助人们重返工作岗位？

工作是患者康复的一个关键因素，重返工作岗位可以显著影响情绪、心理健康和社会生活水平（Zerwic et al. 2002）。对大多数人来说，重返脑卒中前的岗位和生活方式是一个重要的目标（Parker et al.1997）。然而，数据显示脑卒中后的就业率仅有 7% ~ 10%（Nai et al. 2006），有 20%（Hofgren et al. 2007），也有高达 78%（Neau et al . 1998）。

失业可能会给整个家庭带来重大的经济负担（O' Neill et al. 1998；参见例 14.2）。显然，良好的身体状况（Hofgren et al . 2007）和沟通能力与卒中后能否重返工作岗位密切相关（Ramsing et al. 1991），而无法重新工作的原因有：入院时严重的神经功能障碍，遗留严重残疾（Hofgren et al. 2007；Neau et al. 1998）。

因此，及时提供经济支持和就业指导，会提高患者工作的机会（Department of Health 2007a）。尽管许多康复期患者在短期内可能无法重返工作岗位，但长期还是有可能的，可承担有报酬的工作，毕竟工作是最好的康复方式之一（Department of Health 2007a；Waddell 2006）。职业康复（vocational rehabilitation，VR）是指让残疾人进入、返回工作岗位、或保持现有工作岗位（Nai et al.2006），有可能是重返他们已有的工作，也可能需要一段时间的再就业培训。脑卒中后职业康复干预可以帮助多达 2/3 的患者重返工作岗位（Nai et al. 2006）。

尽管伴有身体、认知和心理健康问题的患者在重返工作岗位过程中面临着特殊的困难，但英国立法支持残疾人就业的权利，如 1995 年和 2005 年的残疾歧视法案，支持残疾人享有调整并适应工作环境的权利。平等和人权委员会是一个非政府公共机构（non-deparmented public body，NDPB），2006 年平等法案建立，有专门公共资金支持其运营，但独立于政府，该委员会除监管 1998 年人权法案的工作外（见其网站 http://www.equalityhumanrights.com），还接管了平等机会委员会、种族平等委员会、残疾人权利委员会的职能，该委员会建议保障残疾人权利，正如其他志愿团体组织一样（在英国这些团体包括脑卒中协会和残疾人权利协会）。

　　然而，职业康复（VR）服务匮乏，且常常只针对年轻群体（Bates et al. 2005）。且每个患者重返工作岗位的过程是极其个性化的，并且受多种因素影响，但目前缺乏依据来指导员工如何实施职业康复服务（Saeki 2000）。此外，员工需要对雇主的义务和被雇佣者的权利有一个清楚地了解，以使患者做好重返工作岗位准备。这些信息可以从英国劳务与退休金部门（the Department for Work and Pensions，DWP）获取。例如，"获得工作"（Acess to Work）是一项为残疾人提供工作支持的计划项目，雇佣一个人在工作场所陪伴残疾人、或陪伴其去工作。在 John 的案例中（见案例 14.2），早期财务建议可能对家庭非常有帮助，而这可以通过劳务和退休金部门、当地专家建议中心和福利机构三者共同来获得。家庭关系紧张可能比单纯的金钱问题更复杂，因此那些支持 John 及其家庭的人可能发现，为他们联系缓解家庭关系的咨询部门和其他方式的帮助非常有用。对于 Natalie 来说，相关建议可能会帮助她评估是否能够请部分假来承担看护工作。

（三）脑卒中复查

　　长期支持的关键目标是防止脑卒中复发及相关并发症的出现（Zerwic et al . 2002）。患者应出院 6 周、6 个月，而后每年在初级医疗服务机构进行复查（Department of Health 2007a）。正如案例 14.3 所示，患者的病情可能会有变化，并且随着时间的推进，出院时交代的医疗服务需求可能也得不到满足。因此必要时应当组织专家进一步复查以提供建议、信息、支持和康复（Department of Health 2007a），及风险因素的治疗和二级预防建议（Intercollegiate Stroke Working Party 2008；见第 13 章）。此外，脑卒中复查也可评估患者是否需要专业人员的帮助。

┌-- **案例 14.3　John（2）** --------------------------------┐

　　John 回家后 8 个月，情况恶化。他的妻子 Karen 不得不在当地的肉品加工厂工作，此外 Ewan 放学后的看管也让她非常有压力。John 只去过一次脑卒中俱乐部，似乎挤满了比他年长的人。Ewan 在学校读书吃力，John 经常下午喝酒，而且和孩子们的关系已经破裂，让孩子们感觉被抛弃了。整个家庭负债累累，正考虑搬到一个汽车停车场以使他们摆脱巨大的经济压力。

└--┘

四、陪护者想要什么?

陪护者的重要性是国际公认的（Pearlin et al.2001），因为陪护者影响着患者对服务的需要量（Wilkinson et al. 1997），提倡专业人员-陪护者工作伙伴关系（Archbold et al. 1995；Audit Commission 2004；Hanson et al. 2006；Nolan et al. 2003；Stewart et al. 1993）。专业人员应以患者家庭为中心，评估患者及陪护者的需求（Low et al. 2004；van der Smagt-Duijnstee et al. 2001b）。在医院和长期护理的转换过程中，应该从一开始就评估综合需求 [Duncan et al. 2005；Intercollegiate Stroke Working Party 2008；National Stroke Foundation 2005；Scottish Intercollegiate Guidelines Network（SIGN）2004]。可为卒中家庭提供以下信息，脑卒中疾病信息，国家和地方支持服务（包括社区及地方志愿部门）。各方均应参与计划和决策的制订。如果脑卒中患者有隐性障碍如认知丧失、易怒、抑郁症、人格改变和尿失禁，那么陪护者可能更会有压力甚至患上抑郁（Manthorpe & Iliffe 2006），且脑卒中引起的言语问题也会（见第八章）对陪护者造成压力（Draper & Brocklehurst 2007），并能影响他们与患者之间的关系。

（一）陪护者评估

推荐对陪护者定期进行需求评估（Department of Health 1995，2004，2006），但实际情况并不是这样（Guberman 2005）。但这对定期或主要照顾者尤为重要，如同界定"主要"可由专业人员依据自己的理解进行判断。1995 年，英格兰和威尔士已制定陪护者评估的权利法案。三条立法强调陪护者需求评估的权利：

1. 1995 陪护者（识别和服务）法案
2. 2000 年陪护者和残疾儿童法案
3. 2004 年陪护者（平等机会）法案

陪护者评估在澳大利亚的政策中也有所体现，为《全面评估法案》的一部分，是新南威尔士病例管理的基础（NSW Department of Ageing 2006）。

评估应包括陪护者的认知情况、与患者关系、护理任务、继续提供护理的意愿和能力、其他承诺，和他们的应对策略等方面。根据评估可制定护理计划，不仅包括所需的服务细节，还包括病情监测和复查的安排，当地政府可以授予医疗服务人员评估陪护者的权利，但只有在陪护者的需求符合地方当局的标准下才可以执行。然而，《2004 年陪护者（机会平等）法案》规定，地方当局应告知陪护者拥有的权利。还应考虑陪护者的照护、就业和休闲等偏好，甚至必要时纳入其他部门一起提供服务。

与陪护者工作的护士应保证：

1. 提供陪护评估的相关信息。
2. 解释评估的目的，避免让陪护者感到羞愧。

3．鼓励陪护者寻求评估（即使患者拒绝进行评估）。

4．向陪护者说明，评估可以避开患者，单独或私下进行。

5．与陪护者讨论他们期望的评估结果。

6．记录评估的情况和结论。

7．留意陪护者关于参与社会服务的担忧。

8．确保陪护者收到评估和护理计划的纸质版。

9．如果需求或环境发生变化，建议陪护者请求复查。

脑卒中后，陪护者有时会立即寻求帮助，试图通过与专业人士建立合作关系，为自己和患者获得最好的护理（Brereton 2005）。陪护者的需求主要表现在三个方面：

1．现在的情况到底如何？——对信息的需求和对处境的了解。

2．能胜任工作吗？——提供护理所需的技能和资源。

3．我呢？——需要了解自身的需求、自身的优势及可在照护中发挥的作用。

然而，需求会变，有些人能学会护理专业知识，有些人会选择放弃护理。一些陪护者认为与专业人员存在"紧密伙伴关系"，另一些人则认为"很少或根本没有伙伴关系的存在"，另一些人可能不愿和专业人员发展伙伴关系。

陪护者评估往往关注的是压力和负担，也反映了研究者认为的最常见问题。然而，这忽略了其他方面的评估（Ory 2000）。Nolan 及其同事意识到现有评估工具的局限，因而制订了三项陪护者评估指标：陪护者评估困难指标（CADI）、陪护者评估满意度指标— CASI（Nolan & Grant 1992）和陪护者评估管理指标— CAMI（Nolan et al. 1995）。共 30 个条目组成了这些指标，不仅适应于脑卒中患者，还可用于其他长期照顾者，具有使用方面快捷，可靠等特点，英国、欧洲大陆、北美和澳大利亚的使用结果表明，指标在各种护理情况下都是有效的。2003 年 Nolan 等建议专业人员评估自己在陪护评估中的角色，他描述了当前的评估过程是"分配"或"告知"服务，而不是专业人员探索如何应对陪护者需求的过程，但他同时肯定了专业人员的专业特长。

"陪护专家"也逐渐得到认可（Allen 2000；Department of Health 2006；Nolan et al. 1996）。提倡专业人员与陪护者结成伙伴关系工作（Bauer & Nay 2003；Gallant et al. 2002；Hervey & Ramsay 2004；MacIntosh & McCormack 2001），且要主动认同陪护者（Audit Commission 2004）及与陪护者建立良好的关系（Nolan et al. 2006）。

（二）什么对陪护者有帮助？

人们普遍认为，陪护者可能需要信息、教育、技能培训、情感支持和咨询（Audit Commission 2003；Brazil et al. 2000；Smith et al. 2004；van der Smagt-Duijnstee et al. 2001a）。然而，现在并不清楚如何回应这些需求、什么样的干预可

能是合适的、应该如何实施以及影响效果如何。这需要了解陪护者个人特点和意愿，同时需认识到一些陪护者可能在某些方面比专业人员了解得更多。

1. 提供信息和教育

陪护者的信息需求有时甚至超过患者（McLennan et al. 1996）。然而，尽管审计委员会（2004）建议陪护者应该得到清晰、简洁的关于他们权利、利益和支持的相关信息，而不需要通过咨询或寻找来获得，但这类信息却长期提供不充分（Close & Procter 1999；Dai et al. 2003；Forster et al. 2001；Rodgers et al. 2001；Wiles et al. 1998）。陪护者抱怨信息不充分导致他们对角色准备的不足（Hanger et al. 1998；Hart 1999，2001；Kelson et al. 1998；O'Connell et al. 2003；Smith et al. 2004），即使专业人员为陪护者提供信息，也可能不相关或缺乏必要的关键细节（Hanger et al. 1998；Hart 1999，2001；Kelson et al. 1998；O'Connell et al. 2003；Smith et al. 2004），因此，许多陪护者生活在不确定中（Close & Procter 1999）。

患者和陪护者常见的信息需求（改编自 Young & Forster 2007）：

1. 脑卒中的危险因素和病因。
2. 当地服务和脑卒中、残疾人的支持团体及陪护者团体的可用性。
3. 经费和住房建议。
4. 驾驶和交通指南。
5. 药物和二级预防。
6. 理解共同决定的或共享的护理计划。
7. 重返工作岗位的建议，包括志愿者和社区工作和参与休闲活动的支持。
8. 关于两性和相互关系问题的讨论。

陪护者经常提出，他们不确定自己应该提供何种服务和接受何种支持。（Brereton 2005；Close & Procter 1999；van Veenendaal et al. 1996）。当陪护者缺乏如何提供服务的知识时，比较难获得健康和社会保障的服务（Brereton 2005；Kelson et al. 1998；Smith et al. 2004；Wiles et al. 1998），尤其当患者的问题比较复杂多样时（Dowswell et al . 2000）。

患者和陪护者的信息缺乏会导致依从性不佳及满意度不高（Clark & Smith 1998）。然而，医护人员与伤心的亲属沟通会有困难（Dewar et al. 2003），或为了避免使他们产生焦虑及压力而隐瞒信息（Gladden 2000），这可能导致陪护者对自己的情况理解不足。此外，这种家长式的行为破坏了伙伴关系的本质，即通过共享资源和共同努力达到共同的目标（MacIntosh & McCormack 2001）。医护人员应根据陪护者的偏好和需求为其提供信息。

脑卒中后信息和教育干预措施的系统性回顾表明，提供信息时同时结合教育培训比单独提供信息可能更为有效（Forster et al. 2001）。一项测试陪护者培训和信息提供有效性的大型多中心试验正在进行（见英国注册护士网址 :http://www.uksrn.ac.uk）。教育培训可填补单纯信息提供的不足，因为有时信息比较令人费解（Eames et al. 2003；Hoffman et al. 2004）。这些不足可以通过在培训中使用简单的语言、大号字体、颜色和补充文本的图解来克服（Eames et al. 2003）。基于网络的干预措施可满足患者和陪护者的个性化需求，如呈现不同的字体大小和风格。具体可见，脑卒中协会网站（http://www.stroke.org.uk），该网站是一个全面的资源，包括常见问题和专业科目。

2. 技能培训和资源

脑卒中患者及其陪护者在设备使用及其他技能方面（例如帮助基本活动等方面）通常需要接受培训（Archbold et al. 1995；Bates et al. 2005；Brown et al. 1997；Chesson et al. 1999；Schumacher et al. 1998，2000）。及时的技能培训可使陪护者获得一系列的情感、认知和实践技能（Archbold et al. 1995；Nolan & Grant 1992；Stewart et al. 1993），促进健康水平的提高（Evans et al. 1994）。直接参与康复，加强学习，实施新技能被证明是有益的。

目前，陪护者称其接受的护理准备信息极少（Audit Commission 2004；Bakas et al. 2002；Brereton 2005；Dowswell et al. 2000；Hart1999，2001；Kerr & Smith 2001；Simon & Kendrick 2002；Smith et al. 2004）。在没有足够支持时，陪护者必须逐渐掌握技巧，因为医护人员可能忙于为患者提供护理和治疗。

由于不能及时得到辅助设备或无法很快适应家中环境，陪护者的困难会加剧（Smith et al. 2004）。这可能是由信息缺乏或错误信息（Brereton 2005）或者由于社会健康保障体系的不足引起，即"由体制导致的失误"Hart（2001）。尤其是在提供服务方面，通常存在不及时和缺少持续性的问题（Kerr & Smith 2001；Schwamm et al. 2005）。专业人员经常低估了陪护者为获取社区服务所面临的困难（Brazil et al. 2000），并忽视该问题，认为这种现象无法改变（Hart 2001）。一项纳入 23 项研究的文献回顾发现卫生和社会保健保障体系的不足是脑卒中患者的第二大问题，占社区卒中幸存者和陪护者所有问题的 29%（Murray et al . 2003）。

英国卫生部的个性化政策（2007 b）是解决上述问题，并为需要支持和护理的人提供更多选择，鼓励人们自我评估需求和目标，并自己判断是否需要外在支持。Mary 和 Natalie（见案例 14.1）发现这种个性化政策非常有效（案例 14.4）。建议将这种个性化的预算延伸至英国国家医疗服务系统（NHS），应用于具有慢性病的患者中（Darzi 2008）。

---- 案例 14.4　Mary（2）-----------------------------------

Mary 的妹妹 Natalie 开始意识到如果她的姐姐如她所愿待在家里，那么，她在家里、外出和 Mary 的个人护理方面需要很大的帮助。他们与医院社会工作者就各种选择进行了详细的讨论，医院社会工作者结合她的养老金和其他社会保障收入，给予一些当地委员会可以提供给 Mary 可用资源的建议，帮助他们完成了评估和支持计划。结果可用资金总数超过了家庭的预期，并且 Natalie 可以考虑放弃她的兼职工作来照顾她的姐姐。她们对此都非常高兴。社会工作者告诉 Mary，当地相关支持机构（志愿者部门）将帮助处理经费事务，并且由家庭决定何时开始使用该项服务，特别是建立关于就业和自我就业工作职责的合同，并且分出 Natalie 该得的经费。既然公共汽车出行对于 Mary 来说太困难，家庭决定从委员会得到的钱用来支付出租车费，这样 Mary 可以每周去教堂。这些钱还可以购买一个可以使 Mary 在紧急情况下呼救的报警系统。Mary 决定将用这笔钱的一部分每年去拜访她的表哥，当作度假，并给 Natalie 一次休息。社会工作者应保持联系来调整支持计划以满足 Mary 不断变化的需求。

----

3. 情感支持和咨询

家庭陪护者对康复的成功所起的作用至关重要（Bates et al. 2005），不仅应该承认陪护者的贡献，也应为其提供支持和服务（Audit Commission 2004），应当评估脑卒中患者和陪护者所需的支持，并且帮助那些希望重返工作岗位的人群。

新技术是否可获得，以及是否适用于患者及其家庭，在提供支持方面发挥着重要作用，例如，通过如护理网站（Pierce et al. 2004）和行动模型（Magnussonet al. 2002）等电话和网络方式提供支持。

护士对陪护者的情感支持也很重要（Boland& Sims 1996；Davis & Grant 1994）。正如 John 和他家人的情况（见案例 14.2 和 14.3），陪护者可能会面临特定的和多样化的问题，需要特定的支持。文化和其他特性可能在家属认为可理解可接受方面起到一定作用，需要护士对诸如年龄（John 可能会觉得他比其它患脑卒中的人年轻得多并且他们没有共同点）、种族和性取向等方面体察入微。

迄今为止，针对陪护者研发的干预措施，几乎都没有经过验证（Brereton et al. 2007），但这使得为陪护者提供支持、服务评估和结果鉴定变得更为重要。通过干预措施的回顾研究，Brereton 等（2007）发现了 6 项有效的干预措施，分别来自从美国、英国、瑞典和荷兰。包括陪护人员培训（Kalra et al. 2004）、教育和咨询（Young & Forster 2007）、解决社会问题的伙伴关系（Grant 1999；Grant et al. 2002）、心理教育电话群（Hartke & King2003）、护士引导的支持和教育项目（Larson et al. 2005）和住院期间或居家期间的支持项目（van den Heuvel et al. 2000，2002），这些都显示对陪护者有一定的益处，但是，研究的质量有差异。

4. 社区支持和支持团队

患者和陪护者需要短期和长期的支持，并且与其他患者和陪护者的联系是很有帮助的（Schure et al. 2006）。卫生部门（2007a）建议，如果可以的话，可通过社区基础保健、社会护理服务和志愿者部门（Department of Health 2007a），从专业的脑卒中服务中获得终身康复和持续性支持。

国家、区域和当地的一系列的支持团体是可以利用的，这些组织通常由患者及其陪护者创立（Zorowitz 1999）。在英国，脑卒中协会、北爱尔兰和苏格兰的心胸及脑卒中协会以及不同的脑卒中机构可提供一系列的服务，包括脑卒中俱乐部、家属和陪护者支持服务、网站、脑卒中服务热线电话和信息服务，这些服务使境况相似的患者和陪护者相互联系，并且专项服务可用于解决脑卒中患者的特定问题。例如，英国脑动脉畸形支持、互动阅览服务、一键便捷联通服务，都可以为有沟通问题的人提供帮助（见第十五章网址）。医院有时通过明星患者和明星陪护者项目为患者和陪护者提供支持群组。专业人员需要熟知当地脑卒中支持网络和很多公共宣传、社交活动、筹款的支持群组，并有效利用这些资源。

患者和陪护者也可能从独立生活中心或陪护者群体等非脑卒中特定的资源获得支持。例如，在英国，陪护者可以通过英国陪护者协会，陪护者皇家信托基金，陪护者关怀十字协会，咨询和照护网（苏格兰）等获得支持、建议、信息和倡导（见第十五章）。正如本章所描述的那些案例一样，不同阶段需要采取不同的方法。Mary 可能发现去脑卒中支持群组很有帮助并且很愉快，她会喜欢走出房间，而 Natalie 可能利用这段时间去购物和理发，John 和 Karen 已经获取当地支持群组的信息，但可能觉得不适合他们，此外，Karen 经常倒班且心事重重，专业人员需要调整 Karen 的需求，并与他们建立伙伴关系，以此减轻 Karen 的多重压力。

五、结语

脑卒中不仅影响患者，还影响其照护团队。患者出院并不是护理的结束，脑卒中患者及其陪护者应该参与计划制订，并取得能够为其提供帮助和咨询的联系方式，可用的服务建议，以及当地法律、私人和志愿服务信息。应正确地使用家庭评估访问，将重点放在长期支持上，考虑和积极倾听家庭成员和陪护者的需求。专业人员不能假想看护者会喜欢被评估，以及能够自己发掘有关支持性资源的信息，并应该理解影响他们生活质量的重要因素。

康复后重返工作岗位是富有挑战性的，但越来越多的关注和资源使残疾患者能够返回工作岗位，目前在英国陪护者就业权也已增大（Department of Health2004）（见英国陪护者信息：http://www.carersuk.org/Home）。

　　有循证证据支持的临床指南推荐专业人员不仅要为脑卒中和陪护者提供信息、教育和技能培训，还要与其建立良好关系并相互理解。专业人员应关注压力与家庭动态，并提供提高看护满意度的方法和管理日常照护的策略。如果专业人员想要和患者与陪护者建立合作关系，就需要培养并认可患者和陪护者的专业技能。

　　在英国，越来越多的研究为脑卒中后的长期支持提供指导服务，且对脑卒中患者的病情进行长期管理已成为一项国家性的重要工作。应为脑卒中患者及其防护人员提供干预措施，并不断评估效果。

（吕进　刘云娥　王伶俐　译）

参考文献

Allen, D, 2000, Negotiating the role of expert carers on an adult hospital ward, *Sociology of Health and Illness*, vol. 22, no. 2, pp. 149–171.

Allen, KR, Hazelett, SE, Palmer, RR, Jarjoura, DG, Wickstrom, GC et al., 2003, Developing a stroke unit using the acute care for elders intervention and model of care, *Journal of American Geriatrics Society*, vol. 51, no. 11, pp. 1660–1667.

American Heart Association, 2003, *Heart Disease and Stroke Statistics – 2004 – Update*, American Heart Association, Dallas Texas.

Anderson, CS, Linto, J, & Stewart-Wynne, EG, 1995, A population-based assessment of the impact and burden of caregiving for long-term stroke survivors, *Stroke*, vol. 26, no. 5, pp. 843–849.

Archbold, PG, Stewart, BJ, Miller, LL, Harvath, TA, Greenlick, MR et al., 1995, The PREP system of nursing interventions: a pilot test with families caring for older members. Preparedness (PR), enrichment (E) and predictability (P), *Research in Nursing and Health*, vol. 18, no. 1, pp. 3–16.

Arts, SE, Francke, AL, & Hutten, JB, 2000, Liaison nursing for stroke patients: results of a Dutch evaluation study, *Journal of Advanced Nursing*, vol. 32, no. 2, pp. 292–300.

Audit Commission, 2003, *What Seems To Be the Matter? Communication Between Hospitals and Patients*, HMSO, London.

Audit Commission, 2004, *Support for Carers of Older People. Independence and Wellbeing*, HMSO, London.

Australian Bureau of Statistics, 2003, *Disability, Ageing and Carers, Australia: Caring in the Community*, http://www.abs.gov.au/ausstats/abs@.nsf/0/c258c88a7aa5a87eca2568a9001393e8?OpenDocument; accessed 12 May 2009.

Bakas, T, Austin, JK, Okonkwo, KF, Lewis, RR, & Chadwick, L, 2002, Needs, concerns, strategies, and advice of stroke caregivers the first 6 months after discharge, *Journal of Neuroscience Nursing*, vol. 34, no. 5, pp. 242–251.

Bates, B, Duncan, PW, Glasberg, JJ, Graham, GD, Katz, RC et al., 2005, Clinical Practice Guideline for the Management of Adult Stroke Rehabilitation, *Stroke*, vol. 36, p. 2049.

Bauer, M, & Nay, R, 2003, Family and staff partnerships in long-term care. A review of the literature, *Journal of Gerontological Nursing*, vol. 29, no. 10, pp. 46–53.

Boland, DL, & Sims, SL, 1996, Family care giving at home as a solitary journey, *Image: Journal of Nursing Scholarship*, vol. 28, no. 1, pp. 55–58.

Brazil, K, Roberts, J, Hode, M, & Vanderbent, SD, 2000, Managing the transition from hospital to home from family carers of stroke survivors, *National Academies of Practice Forum*, vol. 2, no. 4, pp. 259–266.

Brereton, ML, 2005, *The needs of 'new' family carers following stroke: A constructivist study*, University of Sheffield, Sheffield.

Brereton, L, & Nolan, M, 2000, 'You do know he's had a stroke, don't you?' Preparation for family care-giving – the neglected dimension, *Journal of Clinical Nursing*, vol. 9, no. 4, pp. 498–506.

Brereton, L, Carroll, C, & Barnston, S, 2007, Interventions for adult family carers of people who have had a stroke: a systematic review, *Clinical Rehabilitation*, vol. 21, no. 10, pp. 867–884.

Brittain, KR, & Shaw, C, 2007, The social consequences of living with and dealing with incontinence – a carer's perspective, *Social Science and Medicine*, vol. 65, no. 6, pp. 1274–1283.

Brown, SM, Humphry, R, & Taylor, E, 1997, A model of the nature of family-therapist relationships: implications for education, *American Journal of Occupational Therapy*, vol. 51, no. 7, pp. 597–603.

Bull, MJ, & Roberts, J, 2001, Components of a proper hospital discharge for elders, *Journal of Advanced Nursing*, vol. 35, no. 4, pp. 571–581.

Bull, MJ, Hansen, HE, & Gross, CR, 2000, A professional-patient partnership model of discharge planning with elders hospitalized with heart failure, *Applied Nursing Research*, vol. 13, no. 1, pp. 19–28.

Burton, C, & Gibbon, B, 2005, Expanding the role of the stroke nurse: a pragmatic clinical trial, *Journal of Advanced Nursing*, vol. 52, no. 6, pp. 640–650.

Chesson, R, Massie, S, & Reid, A, 1999, Carers' perceptions of rehabilitation in a stroke unit, *British Journal of Therapy and Rehabilitation*, vol. 6, no. 1, pp. 32–37.

Churchill, C, 1998, Social problems post acute stroke, *Physical Medicine and Rehabilitation: State of the Art Reviews*, vol. 7, pp. 213–214.

Clark, MS, & Smith, DS, 1998, Factors contributing to patient satisfaction with rehabilitation following stroke, *International Journal of Rehabilitation Research*, vol. 21, no. 2, pp. 143–154.

Close, H, & Procter, S, 1999, Coping strategies used by hospitalized stroke patients: implications for continuity and management of care, *Journal of Advanced Nursing*, vol. 29, no. 1, pp. 138–144.

Closs, SJ, & Tierney, AJ, 1993, The complexities of using a structure, process and outcome framework: the case of an evaluation of discharge planning for elderly patients, *Journal of Advanced Nursing*, vol. 18, no. 8, pp. 1279–1287.

College of Occupational Therapy (COT), 2000, *Standards for Practice: Home Assessment with Hospital Inpatients*, COT, London.

Cumming, RG, Thomas, M, Szonyi, G, Salkeld, G, O'Neill, E et al., 1999, Home visits by an occupational therapist for assessment and modification of environmental hazards: a randomized trial of falls prevention, *Journal of the American Geriatrics Society*, vol. 47, no. 12, pp. 1397–1402.

Dai, YT, Chang, Y, Hsieh, CY, & Tai, TY, 2003, Effectiveness of a pilot project of discharge planning in Taiwan, *Research in Nursing and Health*, vol. 26, no. 1, pp. 53–63.

Darzi, 2008, *High Quality Care for All – NHS Next Stage Review Final Report*, Department of Health, London.

Davis, LL, & Grant, JS, 1994, Constructing the reality of recovery: family home care management strategies, *Advances in Nursing Science*, vol. 17, no. 2, pp. 66–76.

Department of Health, 1995, *The Carers (Recognition and Services) Act*, HMSO, London.

Department of Health, 2003, *The Community Care (Delayed Discharges) Act*, The Stationery Office, London.

Department of Health, 2007a, *A New Ambition for Stroke: A Consultation on a National Strategy*, The Stationery Office, London.

Department of Health, 2007b, *Putting People First*, Department of Health, London.

Department of Health, 2004, *Carers Equal Opportunities Act*, The Stationery Office, London.

Department of Health, 2006, *Our Health, Our Care, Our Say: A New Direction for Community Services*, The Stationery Office, London.

Dewar, B, Tocher, R, & Watson, W, 2003, Enhancing partnerships with relatives in care settings, *Nursing Standard*, vol. 17, no. 40, pp. 33–39.

Dickens, J, McAdam, J, Leathley, MJ, Watkins, CL, Jack, CIA, & Crighton, M, 2005, A pilot study of rehabilitation support: improving outcome after discharge following an acute stroke, *Clinical Rehabilitation*, vol. 19, pp. 572–578,

Dobkin, BH, 2003, *The Clinical Science of Neurologic Rehabilitation*, Oxford University Press, New York.

Dowswell, G, Lawler, J, Dowswell, T, Young, J, Forster, A et al., 2000, Investigating recovery from stroke: a qualitative study, *Journal of Clinical Nursing*, vol. 9, no. 4, pp. 507–515.

Draper, P, & Brocklehurst, H, 2007, The impact of stroke on the well-being of the patient's spouse: an exploratory study, *Journal of Clinical Nursing*, vol. 16, no. 2, pp. 264–271.

Duncan, PW, Zorowitz, R, Bates, B, Choi, JY, Glasberg, JJ et al., 2005, Management of Adult Stroke Rehabilitation Care: a clinical practice guideline, *Stroke*, vol. 36, no. 9, pp. e100–e143.

Eames, S, McKenna, K, Worrall, L, & Read, S, 2003, The suitability of written education materials for stroke survivors and their carers, *Topics in Stroke Rehabilitation*, vol. 10, no. 3, pp. 70–83.

Edwards, DF, Hahn, MG, Baum, CM, Perlmutter, MS, Sheedy, C et al., 2006, Screening patients with stroke for rehabilitation needs: validation of the post-stroke rehabilitation guidelines, *Neurorehabilitation and Neural Repair*, vol. 20, no. 1, pp. 42–48.

Evans, RL, Connis, RT, Bishop, DS, Hendricks, RD, & Haselkorn, JK, 1994, Stroke: a family dilemma, *Disability and Rehabilitation*, vol. 16, no. 3, pp. 110–118.

Forster, A, Smith, J, Young, J, Knapp, P, House, A, & Wright, J, 2001, Information provision for stroke patients and their caregivers, *Cochrane Database of Systematic Reviews*, CD001919.

Gallant, MH, Beaulieu, MC, & Carnevale, FA, 2002, Partnership: an analysis of the concept within the nurse-client relationship, *Journal of Advanced Nursing*, vol. 40, no. 2, pp. 149–157.

Gladden, JC, 2000, Information exchange: critical connections to older adult decision-making during health care transitions, *Geriatric Nursing*, vol. 21, no. 4, pp. 213–218.

Grant, JS, 1999, Social problem-solving partnerships with family caregivers, *Rehabilitation Nursing*, vol. 24, no. 6, pp. 254–260.

Grant, JS, Elliott, TR, Weaver, M, Bartolucci, AA, & Giger, JN, 2002, Telephone intervention with family caregivers of stroke survivors after rehabilitation, *Stroke*, vol. 33, no. 8, pp. 2060–2065.

Grasel, E, Biehler, J, Schmidt, R, & Schupp, W, 2005, Intensification of the transition between inpatient neurological rehabilitation and home care of stroke patients. Controlled clinical trial with follow-up assessment six months after discharge, *Clinical Rehabilitation*, vol. 19, no. 7, pp. 725–736.

Grasel, E, Schmidt, R, Biehler, J, & Schupp, W, 2006, Long-term effects of the intensification of the transition between inpatient neurological rehabilitation and home care of stroke patients, *Clinical Rehabilitation*, vol. 20, no. 7, pp. 577–583.

Grimmer, KA, Dryden, LR, Puntumetakul, R, Young, AF, Guerin, M et al., 2006, Incorporating patient concerns into discharge plans: evaluation of a patient-generated checklist, *The Internet Journal of Allied Health Services and Practice*, vol. 4, no. 2.

Guberman, N, 2005, *Caregiver Assessment: What's new and where do we go from here? Symposium at 18th Congress of the International Association of Gerontology*, IAG, Rio de Janeiro, Brazil.

Haddock, KS, 1994, Collaborative discharge planning: nursing and social services, *Clinical Nurse Specialist*, vol. 8, no. 5, pp. 248–252.

Hajek, VE, Gagnon, S, & Ruderman, JE, 1997, Cognitive and functional assessments of stroke patients: an analysis of their relation, *Archives of Physical Medicine and Rehabilitation*, vol. 78, no. 12, pp. 1331–1337.

Hanger, HC, Walker, G, Paterson, LA, McBride, S, & Sainsbury, R, 1998, What do patients and their carers want to know about stroke? A two-year follow-up study, *Clinical Rehabilitation*, vol. 12, no. 1, pp. 45–52.

Hanson, E, Nolan, J, Magnusson, L, Sennemark, E, Johansson, L, & Nolan, M, 2006, *COAT: The Carer Outcome Agreement Tool: A new approach to working with family carers*, University College of Boras, Sweden: AldreVast Sjuharad Research Centre.

Hart, E, 1999, The use of pluralistic evaluation to explore people's experiences of stroke services in the community, *Health and Social Care in the Community*, vol. 7, no. 4, pp. 248–256.

Hart, E, 2001, System induced setbacks in stroke recovery, *Sociology of Health and Illness*, vol. 3, no. 1, pp. 101–123.

Hartke, RJ, & King, RB, 2003, Telephone group intervention for older stroke caregivers, *Topics in Stroke Rehabilitation*, vol. 9, no. 4, pp. 65–81.

Hervey, N, & Ramsay, R, 2004, Carers as partners in care, *Advances in Psychiatric Treatment*, vol. 10, pp. 81–84.

Hoffman, T, McKenna, K, Worral, L, & Read, SJ, 2004, Evaluating current practice in the provision of written information to stroke patients and their carers, *International Journal of Therapy and Rehabilitation*, vol. 11, no. 7, pp. 303–310.

Hofgren, C, Bjorkdahl, A, Esbjornsson, E, & Sunnerhagen, KS, 2007, Recovery after stroke: cognition, ADL function and return to work, *Acta Neurologica Scandinavica*, vol. 115, no. 2, pp. 73–80.

Intercollegiate Stroke Working Party, 2008, *National Clinical Guidelines for Stroke*, 3rd edn, Royal College of Physicians, London.

Kalra, L, Evans, A, Perez, I, Melbourn, A, Patel, A, Knapp, M, & Donaldson, N, 2004, Training carers of stroke patients: randomised controlled trial, *British Medical Journal*, vol. 328, no. 7448, p. 1099.

Kane, RL, Chen, Q, Finch, M, Blewett, L, Burns, R et al., 2000, The optimal outcomes of post-hospital care under Medicare, *Health Services Research*, vol. 35, no. 3, pp. 615–661.

Kelson, M, Ford, C, & Rigge, M, 1998, *Stroke Rehabilitation: Patient and Carer Views. A Report by the College of Health for the Intercollegiate Working Party for Stroke*, Royal College of Physicians, London.

Kerr, SM, & Smith, LN, 2001, Stroke: an exploration of the experience of informal caregiving, *Clinical Rehabilitation*, vol. 15, no. 4, pp. 428–436.

Larson, J, Franzen-Dahlin, A, Billing, E, Arbin, M, Murray, V, & Wredling, R, 2005,

The impact of a nurse-led support and education programme for spouses of stroke patients: a randomized controlled trial, *Journal of Clinical Nursing*, vol. 14, no. 8, pp. 995–1003.

Low, JT, Payne, S, & Roderick, P, 1999, The impact of stroke on informal carers: a literature review, *Social Science and Medicine*, vol. 49, no. 6, pp. 711–725.

Low, JT, Roderick, P, & Payne, S, 2004, An exploration looking at the impact of domiciliary and day hospital delivery of stroke rehabilitation on informal carers, *Clinical Rehabilitation*, vol. 18, no. 7, pp. 776–784.

MacIntosh, J, & McCormack, D, 2001, Partnerships identified within primary health care literature, *International Journal of Nursing Studies*, vol. 38, no. 5, pp. 547–555.

Mackenzie, A, Perry, L, Lockhart, E, Cottee, M, Cloud, G et al., 2007, Family carers of stroke survivors: needs, knowledge, satisfaction and competence in caring, *Disability and Rehabilitation*, vol. 29, no. 2, pp. 111–121.

Magnusson, L, Hanson, E, & Nolan, M, 2002, Assisting carers using the ACTION model for working with family carers, *British Journal of Nursing*, vol. 11, no. 11, pp. 759–763.

Manthorpe, J, & Iliffe, S, 2006, *Depression in Later Life*, Jessica Kingsley, London.

McKenna, H, Keeney, S, Glenn, A, & Gordon, P, 2000, Discharge planning: an exploratory study, *Journal of Clinical Nursing*, vol. 9, no. 4, pp. 594–601.

McLennan, M, Anderson, GS, & Pain, K, 1996, Rehabilitation learning needs: patient and family perceptions, *Patient Education and Counselling*, vol. 27, no. 2, pp. 191–199.

Monane, M, Kanter, DS, Glynn, RJ, & Avorn, J, 1996, Variability in length of hospitalization for stroke. The role of managed care in an elderly population, *Archives of Neurology*, vol. 53, no. 9, pp. 875–880.

Murray, J, Ashworth, R, Forster, A, & Young, J, 2003, Developing a primary care-based stroke service: a review of the qualitative literature, *British Journal of General Practice*, vol. 53, no. 487, pp. 137–142.

Nai, A, Turner-Stokes, L, & Tyerman, A, 2006, Vocational rehabilitation for acquired brain injury in adults (protocol), *Cochrane Database of Systematic Reviews*, CD006021.

National Stroke Foundation, 2005, *Clinical Guidelines for Stroke Rehabilitation and Recovery*, National Stroke Foundation, Melbourne.

Naylor, MD, Brooten, D, Campbell, R, Jacobsen, BS, Mezey, MD et al., 1999, Comprehensive discharge planning and home follow-up of hospitalized elders: a randomized clinical trial, *Journal of American Medical Association*, vol. 281, no. 7, pp. 613–620.

Neau, JP, Ingrand, P, Mouille-Brachet, C, Rosier, MP, Couderq, C et al., 1998, Functional recovery and social outcome after cerebral infarction in young adults, *Cerebrovascular Diseases*, vol. 8, no. 5, pp. 296–302.

Nolan, MR, & Grant, G, 1992, *Regular Respite: An Evaluation of a Hospital Rota Bed Scheme for Elderly People*, Age Concern, London.

Nolan, M, Keady, J, & Grant, G, 1995, CAMI: a basis for assessment and support with family carers, *British Journal of Nursing*, vol. 4, no. 14, pp. 822–826.

Nolan, M, Grant, G, & Keady, J, 1996, *Understanding Family Care*, Open University Press, Buckingham.

Nolan, MR, Grant, G, Keady, J, & Lundh, U, 2003, New directions for partnerships: relationship centred care, in *Partnerships in Family Care: Understanding the Caregiving Career*, MR Nolan et al., eds., Open University Press, Maidenhead.

Nolan, MR, Brown, J, Davies, S, Nolan, J, & Keady, J, 2006, *The Senses Framework:*

Improving Care for Older People Through a Relationship-Centred Approach. Getting Research into Practice (GRiP), University of Sheffield, Report No. 2.

NSW Department of Ageing, Disability and Home Care (DADHC), 2006, *Good Practice Guide for HACC Funded Case Management Projects*, http://www.dadhc.nsw.gov.au/NR/rdonlyres/39C1876A-27F6-4C70-ABAD-CAD56D4F64E1/2094/GoodPracticeGuidefinal.pdf; accessed 13 May 2009.

Nuffield Institute for Health, NHS Centre for Reviews and Dissemination (NHSCRD), 1996, Preventing falls and subsequent injury in older people, *Effective Health Care*, vol. 2, no. 4, pp. 1–16.

O'Connell, B, Baker, L, & Prosser, A, 2003, The educational needs of caregivers of stroke survivors in acute and community settings, *Journal of Neuroscience Nursing*, vol. 35, no. 1, pp. 21–28.

Office for National Statistics, 2003, *Carers*, http://www.statistics.gov.uk/cci/nugget.asp?id=347; accessed 12 May 2009.

O'Neill, J, Hibbard, MR, Brown, M, Jaffe, M, Sliwinski, M et al., 1998, The effect of employment on quality of life and community integration after traumatic brain injury, *Journal of Head Trauma Rehabilitation*, vol. 13, no. 4, pp. 68–79.

Ory, MG, 2000, Dementia caregiving at the end of the 20th Century, in *Interventions in Dementia Care: Towards Improving Quality of Life*, MP Lawton & RL Rubinstein, eds., Springer Publishing Company, New York.

Pardessus, V, Puisieux, F, Di, PC, Gaudefroy, C, Thevenon, A et al., 2002, Benefits of home visits for falls and autonomy in the elderly: a randomized trial study, *American Journal of Physical Medicine and Rehabilitation*, vol. 81, no. 4, pp. 247–252.

Parker, CJ, Gladman, JR, & Drummond, AE, 1997, The role of leisure in stroke rehabilitation, *Disability and Rehabilitation*, vol. 19, no. 1, pp. 1–5.

Patel, AT, Duncan, PW, Lai, SM, & Studenski, S, 2000, The relation between impairments and functional outcomes poststroke, *Archives of Physical Medicine and Rehabilitation*, vol. 81, no. 10, pp. 1357–1363.

Patterson, CJ, & Mulley, GP, 1999, The effectiveness of predischarge home assessment visits: a systematic review, *Clinical Rehabilitation*, vol. 13, no. 2, pp. 101–104.

Pearlin, LI, Harrington, C, Lawton, MP, Montgomery, RJ, & Zarit, SH, 2001, An overview of the social and behavioral consequences of Alzheimer's disease, *Aging and Mental Health*, vol. 5 Suppl 1, pp. S3–S6.

Phillips-Harris, C, 1998, Case management: high-intensity care for frail patients with complex needs, *Geriatrics*, vol. 53, no. 2, pp. 62–68.

Pierce, LL, Steiner, V, Govoni, AL, Hicks, B, Cervantez Thompson, TL et al., 2004, Internet-based support for rural caregivers of persons with stroke shows promise, *Rehabilitation Nursing*, vol. 29, no. 3, pp. 95–99, 103.

Ramsing, S, Blomstrand, C, & Sullivan, M, 1991, Prognostic factors for return to work in stroke patients with aphasia, *Aphasiology*, vol. 5, pp. 583–588.

Reiley, P, Pike, A, Phipps, M, Weiner, M, Miller, N et al., 1996, Learning from patients: a discharge planning improvement project, *Joint Commission Journal on Quality Improvement*, vol. 22, no. 5, pp. 311–322.

Rodgers, H, Bond, S, & Curless, R, 2001, Inadequacies in the provision of information to stroke patients and their families, *Age and Ageing*, vol. 30, no. 2, pp. 129–133.

Saeki, S, 2000, Disability management after stroke: its medical aspects for workplace accommodation, *Disability and Rehabilitation*, vol. 22, no. 13–14, pp. 578–582.

Saposnik, G, Webster, F, O'Callaghan, C, & Hachinski, V, 2005, Optimizing discharge planning: clinical predictors of longer stay after recombinant tissue plasminogen activator for acute stroke, *Stroke*, vol. 36, no. 1, pp. 147–150.

Schumacher, KL, Stewart, BJ, & Archbold, PG, 1998, Conceptualization and measurement of doing family caregiving well, *Image: Journal of Nursing Scholarship*, vol. 30, no. 1, pp. 63–69.

Schumacher, KL, Stewart, BJ, Archbold, PG, Dodd, MJ, & Dibble, SL, 2000, Family caregiving skill: development of the concept, *Research in Nursing and Health*, vol. 23, no. 3, pp. 191–203.

Schure, LM, van den Heuvel, ET, Stewart, RE, Sanderman, R, de Witte, LP et al., 2006, Beyond stroke: description and evaluation of an effective intervention to support family caregivers of stroke patients, *Patient Education and Counselling*, vol. 62, no. 1, pp. 46–55.

Schwamm, LH, Pancioli, A, Acker, JE, III, Goldstein, LB, Zorowitz, RD et al., 2005, Recommendations for the establishment of stroke systems of care: recommendations from the American Stroke Association's Task Force on the Development of Stroke Systems, *Stroke*, vol. 36, no. 3, pp. 690–703.

Scottish Intercollegiate Guidelines Network (SIGN), 2004, *Management of Patients with Stroke part III: Identification and Management of Dysphagia No. 78.*, Scottish Intercollegiate Guidelines Network, Edinburgh.

Shepperd, S, Parkes, J, McClaren, J, & Phillips, C, 2004, Discharge planning from hospital to home, *Cochrane Database of Systematic Reviews*, CD000313.

Simon, C, & Kendrick, T, 2002, Community provision for informal live-in carers of stroke patients, *British Journal of Community Nursing*, vol. 7, no. 6, pp. 292–298.

Smith, LN, Lawrence, M, Kerr, SM, Langhorne, P, & Lees, KR, 2004, Informal carers' experience of caring for stroke survivors, *Journal of Advanced Nursing*, vol. 46, no. 3, pp. 235–244.

Stewart, BJ, Archbold, PG, Harvath, TA, & Nkongho, NO, 1993, Role acquisition in family caregivers of older people who have been discharged from hospital, in *Key Aspects of Caring for the Chronically Ill: Hospital and Home*, SG Funk et al., eds., Springer, New York.

van den Heuvel, ET, de Witte, LP, Nooyen-Haazen, I, Sanderman, R, & Meyboom-de, JB, 2000, Short-term effects of a group support program and an individual support program for caregivers of stroke patients, *Patient Education and Counselling*, vol. 40, no. 2, pp. 109–120.

van den Heuvel, ET, Witte, LP, Stewart, RE, Schure, LM, Sanderman, R, & Meyboom-de, JB, 2002, Long-term effects of a group support program and an individual support program for informal caregivers of stroke patients: which caregivers benefit the most? *Patient Education and Counselling*, vol. 47, no. 4, pp. 291–299.

van der Smagt-Duijnstee ME, Hamers, JP, bu-Saad, HH, & Zuidhof, A, 2001a, Relatives of hospitalized stroke patients: their needs for information, counselling and accessibility, *Journal of Advanced Nursing*, vol. 33, no. 3, pp. 307–315.

van der Smagt-Duijnstee ME, Hamers, JP, bu-Saad, HH, & Zuidhof, A, 2001b, Relatives of hospitalized stroke patients: their needs for information, counselling and accessibility, *Journal of Advanced Nursing*, vol. 33, no. 3, pp. 307–315.

van Veenendaal, H, Grinspun, DR, & Adriaanse, HP, 1996, Educational needs of stroke survivors and their family members, as perceived by themselves and by health professionals, *Patient Education and Counselling*, vol. 28, no. 3, pp. 265–276.

Waddell, G, 2006, *Is Work Good for Your Health and Wellbeing*, The Stationery Office, London.

Wade, DT, & Hewer, RL, 1987, Functional abilities after stroke: measurement, natural history and prognosis, *Journal of Neurology, Neurosurgery and Psychiatry*, vol. 50, no. 2, pp. 177–182.

Welch, A, & Lowes, S, 2005, home assessment visits within the acute setting: a discussion and literature review, *British Journal of Occupational Therapy*, vol. 68, no. 4, pp. 158–164.

Wiles, R, Pain, H, Buckland, S, & McLellan, L, 1998, Providing appropriate information to patients and carers following a stroke, *Journal of Advanced Nursing*, vol. 28, no. 4, pp. 794–801.

Wilkinson, PR, Wolfe, CD, Warburton, FG, Rudd, AG, Howard, RS et al., 1997, A long-term follow-up of stroke patients, *Stroke*, vol. 28, no. 3, pp. 507–512.

Wolfe, C, 1996, *Stroke Services and Research: An Overview with Recommendations for Future Research*, The Stroke Association, London.

Young, J, & Forster, A, 2007, Review of stroke rehabilitation, *British Medical Journal*, vol. 334, no. 7584, pp. 86–90.

Zerwic, JJ, Ennen, K, & DeVon, HA, 2002, Stroke. Risks, recognition, and return to work, *Official Journal of the American Association of Occupational Health Nurses*, vol. 50, no. 8, pp. 354–359.

Zorowitz, RD, 1999, Returning to life. Stroke survivor community and Internet resources, *Physical Medicine and Rehabilitation Clinics of North America*, vol. 10, no. 4, pp. 967–985, x.

Zureik, M, Lang, T, Trouillet, JL, Davido, A, Tran, B et al., 1995, Returning home after acute hospitalization in two French teaching hospitals: predictive value of patients' and relatives' wishes, *Age and Ageing*, vol. 24, no. 3, pp. 227–234.

第十五章 专业人员、患者和陪护者的脑卒中资料

本章分为八个部分，最后一个附加部分提供前面章节参考信息的链接。本章中所列网站所包含的许多信息是与专业人员、患者和照护者相关的，尽管 8 个部分的标题中有一些体现了适用的阅读对象，但其中所包括的资源对所有人群来说都有用。这 8 个资源如下：

1. 国家级协会。
2. 患者和照护者资源。
3. 其他资源和组织结构。
4. 国际专业期刊。
5. 脑卒中非专业杂志集锦。
6. 临床实践指南。
7. 寻找当今开展的脑卒中研究。
8. 循证实践资源。

每个部分的资料按字母顺序呈现。由于这些网站没有声明所包含信息的真实性，因此对所提供信息不负任何责任。

一、国家级协会

这些网站包含很多有用的信息和资料，特别是为专业人员、患者和照护者提供研究、捐款、服务和联系等方面信息。

美国言语 - 语言 - 听力协会（American Speech - Language - Hearing Association，ASHA）

网址：http://www.asha.org/public/speech/disorders/dysarthria.htm

美国卒中协会（American Stroke Association），国家中心地址：7272 Greenville Avenue Dallad TX 75231

电话：1-888 - 478 - 7653

网址：http://www.strokeassociation.org/presenter.jhtml?identifi er=1200037

澳大利亚国家卒中基金会。脑卒中服务热线 1800 787 653

网址：http://www.strokefoundation.com.au/

英国国家卫生医疗质量标准署。参见文件：

Ischaemic stroke（acute）：Alteplase Technological Appraisal 2007,

Acure stroke and TIA：clinical Guidlines July 2008.

网址：http://www.nice.org.uk

美国国立神经疾病和脑卒中研究所

网址：http://www.ninds.nih.gov/disorders/stroke/stroke.htm

脑卒中及其亚型包括闭锁综合征在内的信息

网址：http://www.ninds.nih.gov/disorders/lockedinsyndrome/lockedinsyndrome.htm

英国脑卒中协会

地址：

电话：脑卒中热线：0845 3033 100（热线时间：星期一至星期五的早上 9 点—下午 5 点）

网址：http://www.stroke.org.uk/

电子邮件：info@stroke.org.uk

美国脑卒中协会

地址：9707 E. Easter Lane, Centennial, CO 80112.

电话：1-800-787-6537

网址：http://www.stroke.org/site/PageServer?pagename=HOME

英国皇家神经障碍医院：基于闭锁综合症和其他神经系统疾病的网络

网址：http://www.rhn.org.uk/institute/cat.asp?catid=1296

二、患者和陪护者资源

失语症：在英国 Gloucestershire 的失语互助网站和每周活动一次的志愿小组

网址：http://www.aphasianow.org

脑动脉畸形支持，英国的一个独特的团体，专为患动静脉畸形这一罕见疾病的患者提供免费的信息和支持。

网址：http://www.avmsupport.org.uk/

英国陪护人员

网址：http://www.carersuk.org/Home

改进联系和说话，沟通障碍网络

网址：http://www.ukconnect.org/index.aspx

网址：http://www.buryspeakeasy.org.uk/

不一样的脑卒中：为全英国年轻的脑卒中患者提供免费服务

网址：http://www.differentstrokes.co.uk/

政府直通车
网址：http://www.direct.gov.uk/en/CaringForSomeone/index.htm

针对患者陪护和家属的电子化质量信息（Electronic Quality Information for Patients，EQUIP）和社会保健信息
网址：http://www.equip.nhs.uk/index.html

闭锁综合症资料
网址 1：http://www.club-internet.fr/alis，单击页面左边的"Alis in English"选项卡
网址 2：http://www.locked-in-syndrom.org/englisch/index.htm
网址 3：http://www.marykoch.com/locked-in_syndrome.htm
网址 4：http://www.mikeydee.com/strokeinfo.html

美国女性健康信息中心：美国联邦政府女性的健康网站
网址：http://www.4women.gov/faq/stroke.htm

美国女性健康资源中心：根据医学研究和实践的最新进展，旨在提供最新的和最客观的女性健康信息
网址：http://www.healthywomen.org/aboutnwhrc

英国皇家公主基金会 - 陪护者
网址：http://www.carers.org/

斯坦福脑卒中中心：解释不同类型的脑卒中、危险信号、危险因素和降低脑卒中风险的步骤，并概述斯坦福脑卒中中心用于诊断和治疗的先进技术。
网址：http://strokecenter.stanford.edu/guide/

脑卒中（脑发作）：不同患者的资源
网址：http://www.doctorscorner.net/healthinfocenter/medical-conditions/cardiovascular /cardiac-conditions/untitled-folder/stroke.html

脑卒中幸存者：一名男性受脑卒中影响的经历
网址：http://www.positivepowerpublishing.com/index.html

包含脑卒中和失语症的资料：
网址：http://www.positivepowerpublishing.com/stroke_aphasia.html

全球脑卒中幸存者：全球链接列表
网址：http://strokesurvivors.org/International/index.html

三、其他资源和机构

康复护士协会：通过教育、宣传、合作和研究推动专业康复护理实践的发展，以提高受残疾和慢性病影响的患者的生活质量。

网址：http://www.rehabnurse.org/

Boehringer-Ingelheim 脑卒中社团网站，包括很多有用并相关的信息如相关期刊的链接，有些版块需要注册登录。

网址：http://www.boehringer-ingelheim.com/stroke/links/generalb.htm

英国脑卒中医师协会：目标是促进英国脑卒中医学的进步，包括很多有用的信息及其他协会和资源的链接。

网址：http://www.basp.ac.uk/

英国脑卒中医师协会 CT 扫描培训系列

网址：http://www.dcn.ed.ac.uk/ist3/20031205_BASP%20CT%20Sampler_files/frame.htm

苏格兰心胸和脑卒中网：通过医学研究、为社区提供建议和相关信息及支持，来提高苏格兰地区受心胸疾病和卒中影响患者的生活质量，并为专业医护人员提供良好的系列教育资源。

网址：http://www.chss.org.uk

脑卒中健康资源部门

网址：http://www.dh.gov.uk/stroke

脑卒中康复的循证审查：旨在提供及时、准确的脑卒中有效康复的信息，为进一步研究确定思路，并支持持续的同行评审和鼓励循证实践改善。第 11 版已发行。

网址：http://www.ebrsr.com

患者专家方案：一个给人们自信、技能和知识的自我管理课程，使患者可以更好地管理自己并独立生活。

网址：http://www.expertpatients.co.uk

英国国家脑卒中护理论坛：对象为任何对脑卒中护理感兴趣的专业人员

网址：http://uclan.ac.uk/nsnf

国家脑卒中研究所：澳大利亚研究基金会。

网址：http://www.nsri.org.au/

NHS（英国国家医疗服务系统）循症健康信息资源（原名国家健康图书馆）：脑卒中专家图书馆。

网址：http://www.library.nhs.uk/stroke/

乡村护士组织中有关脑卒中的数字化资源。

网址：http://ruralnurseorganization-dl.slis.ua.edu/clinical/neurology/cerebrovascular/ischemicstroke.htm

脑卒中信息网站：致力于改善医疗信息和促进发达国家和发展中国家共享脑卒中信息。

网址：http://www.stroke-information.net 包含了世界脑卒中邮件列表（World - stroke@jiscmail.ac.uk）。

SAFE（公众的脑卒中意识）：一个脑卒中患者及其家属、卒中医生、卒中护士和卒中治疗师的国际互联网联盟。

网址：http://www.strokesafe.org/

脑卒中溶栓治疗安全实施（SITS）登记：在此将所有溶栓病例加入一个国际数据库，此外，也包含其他有用的链接和资源。

网址：http://www.acutestroke.org/modules.php?op=modload&name=News&file=article&sid=82

脑卒中安全进展邮件列表

网址：http://www.lsoft.com/scripts/wl.exe?SL1=SAFE-STROKE_DEVELOPMENTS&H=LISTSERV.TBINET.ORG

健康技能：包括脑卒中救治在内的国家职业标准。

网址：www.skillsforhealth.org.uk

STARS 项目：为服务于脑卒中和冠心病患者的专业人员开发了一套核心能力体系。

网址：http://www.strokecorecompetencies.org/

起步项目：一项卒中自我管理项目，使患者日常生活能自理。

网址：http://www.steppingoutuk.org.uk

脑卒中论坛：汇集了多学科脑卒中团体以改进英国脑卒中救治。

网址：http://www.ukstrokeforum.org/

脑卒中改进项目：提供国家支持以改善当地脑卒中或 TIA 服务。这是 NHS（英国国家医疗服务系统）发出的一个倡议，以支持脑卒中救治网络的发展和国家脑卒中战略的实施。

网址：http://www.improvement.nhs.uk/stroke/

脑发作联盟：美国专业人员、志愿者和政府联盟旨在降低脑卒中发病率、残疾率和死亡率。

网址：http://www.stroke-site.org/index.html

脑卒中互联网中心：为健康专业人员提供的脑卒中信息。美国网站包括资源、基础科学、诊断、管理和新闻。

网址：http://www.strokecenter.org/prof/organizations_prof.htm

英国脑卒中研究网络：英国的一个脑卒中临床研究网络。

网址：https://www.uksrn.ac.uk

世界卫生组织分级：国际功能、残疾和健康分级（ICF）。

网址：www.who.int/classification/icf

四、国际专业杂志

脑血管病杂志：关于临床资料、诊断测试以及治疗问题等科学信息的论坛，能处理脑卒中和脑血管疾病的各个方面。

网址：http://content.karger.com/ProdukteDB/produkte.asp?Aktion=JournalHome&ProduktNr=224153

国际脑卒中杂志：关注具有基础科学有贡献的临床卒中方面问题。

网址：http://www.blackwellpublishing.com/journal.asp?ref=1747-4930&site=1

脑卒中和脑血管病杂志：出版脑卒中和脑血管病领域的基础和临床科学方面原创论文。

网址：http://www.strokejournal.org/

脑卒中：脑血管疾病杂志（美国心脏病协会）。

网址：http://stroke.ahajournals.org/

五、非专业脑卒中杂志

美国精神病学杂志（American Journal of Psychiatry）的脑卒中选集。

网址：http://ajp.psychiatryonline.org/cgi/collection/stroke

外科学文献集（Archives of Surgery）的脑卒中选集

网址：http://archsurg.ama-assn.org/cgi/collection/stroke

英国医学杂志（British Medical Journal）的脑卒中选集

网址：http://bmj.bmjjournals.com/cgi/collection/stroke

循环（Circulation）：急性脑卒中症状

网址：http://circ.ahajournals.org/cgi/collection/stroke_syndromes

循环（Circulation）：栓塞性卒中选集

网址：http://circ.ahajournals.org/cgi/collection/embol_str?notjournal=ahajournals&

page=9

美国医学会杂志（Journal of the American Medical Association）脑卒中选集

网址：http://pubs.ama-assn.org/cgi/collection/stroke?page=18

神经心理学和神经科学杂志（Journal of Neuropsychology and Neurosciences）的脑卒中选集。

网址：http://neuro.psychiatryonline.org/cgi/collection/stroke?page=2

新英格兰医学杂志（New England Journal of Medicine stroke collection）的脑卒中选集。

网址：http://content.nejm.org/cgi/collection/stroke

身心医学（Psychosomatics）的脑卒中选集

网址：http://psy.psychiatryonline.org/cgi/collection/stroke?notjournal=psy&page=4

六、临床实践指南

大量的指导方针已出台，需要有选择性地搜索这些网站。

澳大利亚和新西兰

可以通过访问澳大利亚国家脑卒中基金会网站获得澳大利亚指南：

网址：http://www.strokefoundation.com.au/component/option,com_docman/task,cat_view/gid,76/dir,DESC/order,date/limit,5/limitstart,5/

可以通过访问以下脑卒中基金会网站获得新西兰指南：

网址：http://www.nzgg.org.nz/guidelines/dsp_guideline_popup.cfm? guidelineID=37

英国

国家老年健康服务部门列出良好的临床实践病例以及与标准五（脑卒中）相关的个案研究。

网址：http://www.dh.gov.uk/PolicyAndGuidance/HealthAndSocialCareTopics/OlderPeoples Services/ OlderPeoplePromotionProject/OlderPeoplePromotionProjectArticle/fs/en?CONTENT_ID=4002291&chk=zrxP%2BG

老年人国家服务框架标准五：脑卒中

网址：http://www.dh.gov.uk/assetRoot/04/07/12/83/04071283.pdf

英国皇家医师学院：国家脑卒中临床指南

网址：http://www.rcplondon.ac.uk/pubs/books/stroke/

苏格兰校际指南网站. 脑卒中患者的管理

网址：http://www.sign.ac.uk/pdf/sign64.pdf

美国

美国神经病学会（AAN）：在这里可以找到当前 AAN 临床实践指南以及相关工具，包括患者和医生精选指南总结。

网址：http://www.aan.com/professionals/practice/guideline/index.cfm? fuseaction= home.welcome&Topics=20&Submit=Search

美国脑卒中协会

网址：http://www.americanheart.org/presenter.jhtml?identifi er=3004586

美国国立卫生研究院卒中量表（NIHSS）免费在线培训

网址：http://learn.heart.org/ihtml/application/student/interface.heart2/index2.html? searchstring=583

美国国家临床指南中心™是循证临床实践指南的公共资源。

网址：http://www.guideline.gov/

脑卒中互联网中心：为专业人员提供预防、管理和康复等脑卒中信息的一个完整指南列表。

网址：http://www.strokecenter.org/prof/guidelines.htm

七、寻找当今开展的脑卒中研究

澳大利亚和新西兰

澳大利亚临床试验注册中心

网址：http://www.actr.org.au/

英国

当前对照试验：允许使用者搜索、登记、分享随机试验相关信息。

http://www.controlled-trials.com/

脑卒中研究网（SRN）：提供世界级健康服务基础设施，来支持临床脑卒中研究，以及消除实施时的障碍（英国）。

网址：http://www.ukcrn.org.uk/index/networks/stroke.html

美国

官方临床试验：提供定期更新的联邦政府和私人支持的志愿者临床研究相关知识。

网址：http://www.clinicaltrials.gov/

脑卒中临床试验注册中心：脑卒中和心血管疾病随机临床试验，注册表不断更新。

网址：http://www.strokecenter.org/trials/

八、循证实践资源

BMJ 临床证据：告知治疗决策和改善患者诊疗的医疗资源。
网址：http://www.clinicalevidence.com/ceweb/conditions/index.jsp

循证护理：一本关于护理实践研究质量的评价杂志。
网址：http://ebn.bmj.com/

Joanna Briggs 研究所：采用联合的方法评估从多种资源包括经验、专长、所有形式的严谨研究等获得的证据，并将最好的证据转化应用到临床实践中。
网址：http://www.joannabriggs.edu.au/about/home.php

循证医学数据库和国际循证医学协作组：健康治疗的循证数据库和医学文献系统评价。
网址：http://www.cochrane.org/index.htm

九、章节联系

第一章

要达到国家卒中策略 NSS 推荐的规范，不仅要挑战英国国家医疗系统（NHS），而且也要挑战其他健康、社会和志愿者服务。为了实施规范，NSS 建议建立脑卒中救治网络，由国家脑卒中改善项目（http://www.improvement.nhs.uk/stroke）支持。（第 7 页）

通过国家脑卒中研究网促进临床试验的参与（SRN;http://www.uksrn.ac.uk）。（第 8 页）

第二章

2005 年英国脑卒中医师协会（参见 http://www.basp.ac.uk/LinkClick.aspx?fileticket=h6zszwmXQfk%3D&tabid=653&mid=1053&language=en-GB）采取了一种切实可行的方法，根据可用性和急性卒中救治实施的资源，将卒中单元划分为 3 个层级。

护理人员可从国家脑卒中护理论坛（http://uclan.ac.uk/nsnf）获得专业具体指南并且在 http://www.rcplondon.ac.uk/pubs/contents/0bcf7680-7e4b-4cd1-a863-6080efde9a12.pdf 可以下载。

很多脑卒中救治的发展似乎集中在"脑卒中路径"：什么时候应当发生什么、谁应该有能力去做。例如：英国健康技能组织提出脑卒中救治需具备的 6 种能力（http://www.skillsforhealth.org.uk/）

打算重新聚焦根据患者的需求和愿望来提供健康服务。在脑卒中，有大量脑卒中患者体会和期望的信息资源。包括大量的质性研究文献（e.g. Murray et al.2003）和基于互联网的资源（如 http://www.didip.org）

发展的重点为通过综合一系列的以工作为基础的学习活动，来批判性地评估卒中政策、患者和照顾者的重点、团队工作、个人领导技能和资源，并不断改进（http://uclan.ac.uk/nsnf）。

第四章

这是一个国际大型试验的一部分（CLOTS 试验 :http://www.dcn.ed.ac.uk/clots/），这个血栓实验早期结果证明仅使用弹力袜是无效的（The CLOTS Trial Collaboration 2009）。

第五章

最近一项关于改善医院饮食的研究项目研制的食谱、小吃和病房内进餐环境等成为了国家性的标准（Department of Health 2004）（http://195.92.246.148/nhsestates/better_hospital_food/bhf_content/protected_mealtimes/overview.asp）。

依赖临床体征进行营养筛查可能无效；建议使用有信效度的筛查工具（National Institute for Health and Clinical Excellence 2006）；例如，营养不良筛查工具（参见 http://www.bapen.org.uk/pdfs/must/must_full.pdf）。

2006 年，国家卫生医疗质量标准署（NICE）发布了一项临床指南来帮助英国卫生保健工作人员鉴别营养不良或具有营养不良危险的患者（National Institute for Health and Clinical Excellence 2006），欧洲委员会也发布了类似的指南（http://www.bapen.org.uk/res_council.html）。

（the UK Mental Capacity Act, 2005）提供了人们是否并且在多大程度上可以做出有利于自身健康决定的指南，以及何时使用持久授权书或任命代理（http://www.opsi.gov.uk/ACTS/acts2005/ukpga_20050009_en_1）。

对于所有没有经口进食的神经损伤患者，为了防止超敏口腔防御模式的建立，口腔刺激项目是必需的，否则将难以维持口腔常规卫生（http://www.fott.co.uk）。

第六章

在英国，去氨加压素鼻喷雾剂不再用于夜尿症患者（http://www.mhra.gov.uk）。由于去氨加压素也会导致钠潴留，所以应该定期监测血压和电解质。

第八章

有用的资料：脑卒中失语症手册（Parr et al. 2004）和脑卒中交谈手册（Cottrell & Davies 2006），链接（http://www.ukconnect.org）中都能获得。

在文献中有关于长期失语的患者获得新的满意生活的个人帐号（参见（Hinckley 2006），和当今失语的网站 :http://www.aphasianow.org.

第十一章

2001 年世界卫生大会采用了功能、残疾和健康国际分类（ICF）模式，可以在 http://www.who.int/classification/icf 中找到。

脑卒中救治模式和研究中的合作的比较有利于识别卒中救治中的重要的和有效的成分。在英国，可通过新的英国卒中研究网络来促进优质证据的实施。（见

http://www.uksrn.ac.uk）。

有很多来自脑卒中患者的有趣而深刻的故事，可访问 http://www.healthtalkonline.org.（Health talk online 2009）。

第十三章

最近介绍，varenicline（非尼古丁戒烟药物，http://www.nps.org.au/_data/assets/pdf_file/0012/17031/varenicline.pdf）具有应用前景，但尚未评估其长期疗效。

第十四章

我并不觉得我是一名脑卒中幸存者，我觉得我正在抗争，我正在和脑卒中抗争，但我也不想被称为一名抗争者，我只是一个人，我觉得有时是一个被忽略的人。（http://www.healthtalkonline.org）。

一个验证陪护者培训和信息提供有效性的大型多中心试验正在进行（见 SRN 网站 :http://www.uksrn.ac.uk）。

例如，脑卒中协会网站（http://www.stroke.org.uk）资源全面，覆盖常见问题和专业主题。

平等和人权委员会有关于残疾人权利的建议（http://www.equalityhumanrights.com）

（刘云娥　吕进　康莎　译）